不妊を語る

不妊を語る

19人のライフストーリー

白井千晶
Shirai Chiaki

海鳴社

はじめに

昨今「不妊」が注目されている。しかしそこで看過されがちなのは、女性は（あるいは男性は）「人生上の経験」として不妊を経験しているということである。不妊治療を経験して妊娠、出産し、育児しながらも不妊から卒業できていないと感じている女性もあれば、不妊治療をやめて、「親にならない人生」という目に見えない役割移行を経験し、その役割に適応しようとしている女性もある（「親にならないことへの役割移行」は目に見えないため困難であると言われる）。ライフコース上の経験という視点をもちながら、不妊当事者の語りを当事者の視点から共有することは、専門家にとっても、不妊当事者にとっても、一般の方にとっても、非常に有用であるだろう。

今やインターネットの掲示板、ブログ、ツイッターなどのSNSなどで不妊を経験している・した女性の書き込みを読むことは容易である。そこには当事者にしか語ることのできない叫びや吐露、ため息やつぶやきが満ちあふれている。一方で、その語りは、時に断片的で、背景がわからない。掲示板ではハウツー的な断片的な情報がやりとりされがちであったりする。

筆者はどうしても、「ライフストーリー」として、語りを聞きたいと切望した。ライフストーリーとは、当人が誰かに向けて自身の人生を語ったひとまとまりのものである（「あとがき」参照）。

（1）調査の概要

本書は、二〇〇四年に筆者が「不妊当事者の経験と意識に関する調査 2004」としてインタビューさせていただき、二〇〇九年に報告書として（ようやく）刊行したものを再編集したものである。

専門的になるが調査の概要を述べたい。「不妊当事者の経験と意識に関する調査」の特徴は二点ある。一つは、「不妊患者」ではなく、「不妊当事者」（不妊を経験した人、不妊の人）を対象にしたことだ。不妊治療をして妊娠・出産したけれども自身を「不妊」だと思っている人もいるし、不妊で悩んでいても不妊治療を選択しない人もいる。病院に行って検査・診察・治療を受ける「不妊患者」と、「不妊（の人）」は、同じではない（白井二〇〇九では計量的な調査結果から論じている）。病院経由で調査票が配布されると「不妊患者」が対象だが、本調査は不妊当事者団体の協力やウェブサイトでの募集、新聞雑誌への掲載などを通して「不妊を経験した人」を対象にしている。それにより、多様な経験、多様な意識が明らかになっていると思う。

二つ目の特徴は、継続的に調査をおこなっていることだ。調査法としては同一標本の「追跡パネル調査」という。二〇〇三年に第一回郵送調査を実施（三六六票）、それ自体は無記名調査だったが、インタビューを含む以降の調査に協力の意志がある人に連絡先の記入を請うた。二〇〇四年に現況をたずねる第二回郵送調査を実施（発送二一〇票、回収一二五票）、一九組二一人にインタビューをさせていただいた。二〇一〇年には再度、郵送調査を実施（発送一六六票、回収六七票、調査全体としては二三八票回収）、インタビューも二〇一一年現在まで継続的におこなっている。同じ人のなかで、不妊の位置づけが変わることは当然予想されるだろう。その人の立場・状況や経験の変化があったり、当人が人生を進めたことによる感じ方の変化があったり、不妊を取り巻く社会の変化があったりするからである。同じ人に継続的にたずねることにより、縦断的な変化（時間の経過による変化）と横断的な変化（時点ごと、時代ごとのスナップショット的な変化）の双方に接近することができるというのが、調査デザインである。

（2）不妊を語った女性（と男性）たちの概略

こうした調査の結果のなかから、二〇〇四年を中心におこなったインタビューの「語り」を取りだしたのが、本書である。一九組二一人の概要を次頁に表に示した。不妊治療中の女性、不妊治療をやめた女性、不妊治療で子どもをもった女性、減数手術を受けた（胎児の一人の心臓を停止させる施術を受けた）女性、不妊

表　不妊を語った女性（夫婦）の概要　（氏名は仮名、年齢はインタビュー当時）

氏名（仮名）、年齢、不妊事由	治療内容	現在の治療状態	子の有無・数・妊娠のきっかけ	治療歴	その他
①寺岡祐子（30代半ば） 排卵障害、男性不妊（精子の数・運動率の問題）	排卵誘発 AIH＊	終止	2人（2人ともAIH）	5年	
②岡山とも子（40代半ば） 排卵障害、精子の数・運動率の問題、夫の抗精子抗体	排卵誘発 IVF＊ ICSI＊	終止	1人（ICSI）	6年	
③梨本みゆき（30代後半） 排卵障害	排卵誘発	終止	3人（自然妊娠）	2年	2回目の出産は自然妊娠で多胎
④幸野美智子（30代前半） 男性不妊（精子の数・運動率の問題）	排卵誘発 IVF	IVF 治療中	なし	5年	IVF採卵で卵巣出血、緊急開腹手術
⑤石井理恵（30代半ば） 幸太 無排卵性月経、多嚢胞性卵巣、夫の乏精子症	排卵誘発	終止	3人（排卵誘発）	4年	思春期より排卵誘発、排卵誘発により三胎妊娠、減数手術を受ける
⑥藤田あかね（30代後半） 高プロラクチン血症、夫婦間同種免疫による習慣性流産	高プロラクチン治療 習慣性流産治療	終止	2人（習慣性流産治療、自然妊娠）	3年	2度流産、第1子は21トリソミー［ダウン症候群］
⑦沼波亮子（40代前半） 黄体機能不全、排卵障害	排卵誘発 AIH	終止	3人	2年	継子が2人。他の疾患のため不妊治療は困難
⑧ 飯島佐代子（40代前半） 特になし	排卵誘発 AIH GIFT＊ IVF	終止	なし	5年	
⑨浅井美代子（40代前半） 排卵障害、夫婦間の同種免疫	排卵誘発 免疫療法 AIH、IVF ICSI	終止	1人（ICSI）	8年	
⑩大竹恭子（30代後半） 正一 卵巣機能不全、早発閉経	排卵誘発 AIH	終止	2人（養子）	7年	2人きょうだいを特別養子縁組
⑪ 渋谷久美子（30代後半） 男性不妊（乏精子症）	排卵誘発 AIH	終止	2人（AIH、自然妊娠）	4年	
⑫大野麻子（40代前半） 特になし	AIH IVF	終止	なし	4年	
⑬小田島しおり（40代前半） 特になし	排卵誘発 AIH、IVF	IVF 治療中	1人（IVF）	4年	

＊AIH　配偶者間人工授精。
＊IVF　体外受精。
＊ICSI　顕微授精。
＊GIFT　配偶子卵管内移植法。

表　不妊を語った女性（夫婦）の概要＜つづき＞　（氏名は仮名、年齢はインタビュー当時）

氏名（仮名）、年齢、不妊事由	治療内容	現在の治療状態	子の有無・数・妊娠のきっかけ	治療歴	その他
⑭谷口里美（30代半ば）男性不妊（無精子症）	TESE＊ ICSI AID＊ 非配偶者間IVF	終止	なし	2年	AID後、離別
⑮金沢里子（30代後半）特になし	タイミング指導	未定	1人	半年	
⑯小日向愛子（40代後半）特になし	AIH	終止	なし	5年	更年期障害治療中
⑰北真紀子（40代半ば）男性不妊	排卵誘発 AIH	終止	なし	4年	
⑱柏木敦子（40代前半）男性不妊（乏精子症）、頸管粘液欠乏症	AIH IVF	終止	1人（IVF）	7年	
⑲唐沢志保（40代前半）セックスレス	AIH	AIH治療中	なし	2年	インタビュー時治療を開始

治療をやめて現在更年期障害の治療をしている女性、さまざまな方々が語ってくださった。障がいをもつ子を育てている女性、特別養子縁組で親子になった女性、不妊治療を経て子を授かった女性が継子について語った（子どもがいる人と結婚して親子になった）語りもある。語りをそのまま読む（聞く）ことも不妊を知る一つの方法だけれども、本書では、彼女・彼たち（一九人は女性、二人はその配偶者）が二〇〇三年郵送調査（以降第一回調査と記す）、二〇〇四年郵送調査（同第二回調査と記す）で回答したことと照らし合わせながら、複層的に読めるように構成している。

■本書に関連した調査の報告書

「不妊当事者の経験と意識に関する調査」は、二〇〇三年から開始された縦断的な研究である。

『不妊当事者の経験と意識に関する調査　２００３』二〇〇四

『不妊当事者の経験と意識に関する調査　２００４』二〇〇九

『不妊当事者の経験と意識に関する調査　２０１０』二〇一一

詳しくは白井千晶サイト　http://homepage2.nifty.com/~shirai/

ＴＥＳＥ　精巣内精子採取術。

ＡＩＤ　非配偶者間人工授精。

■不妊に関する筆者の主な研究論文

「子と出会いたい —— 出会いの期待と生殖補助医療の現在」大久保孝治編『変容する人生 —— ライフコースにおける出会いと別れ』コロナ社、二〇〇一年、四九－七六頁

「不妊の『マクドナルド化』—— 生殖の医療化の事例として」『保健医療社会学論集』一二、二〇〇一年、一〇二－一一四頁

「男性不妊の歴史と文化」『不妊と男性』青弓社、二〇〇四年、一五一－一九二頁

「不妊当事者が抱えるセクシュアリティの問題」『ジェンダー研究』一〇、二〇〇七年、七五－九〇頁

「不妊当事者の人間関係 —— 夫婦関係を中心に」『保健医療社会学論集』一八（一）、二〇〇七年、二五－三七頁

「医療化のエージェンシーとしての不妊当事者 —— 医療化のエンジンとブレーキ」『社会学年誌』四九、二〇〇八年

「精子提供・卵子提供・代理出産 —— 日本からアジアへ」『アジア遊学』二月号、二〇〇九年、一六八－一七三頁 ↓ 若干改編し、松岡悦子・小浜正子編『世界の出産』勉誠出版、二〇一一年所収。

「『不妊』とは何か —— 不妊当事者調査の因子分析にみる『不妊』構成次元」『大妻女子大学人間関係学部紀要　人間関係学研究』二〇〇九年、六七－七九頁

Reproductive Technologies and Parent - Child Relationships: Japan's Past and Present Examined through the Lens of Donor Insemination, *International Journal of Japanese Sociology*, 2010, Number 19, 18-34.

「『不妊』から降りる／降りない／降りられない女たち」日比野由利・柳原良江編『テクノロジーとヘルスケア —— 女性身体へのポリティクス』生活書院、二〇一一年、一一六－一二五頁

「海外渡航治療と第三者が関わる生殖技術に対する不妊治療担当医師の意識調査」集計速報、二〇一一年

「卵子提供および海外渡航治療に対する医師の意識調査からみえること」『臨床婦人科産科』六六（二）、二〇一二年、二一－八頁

目次

※右記はすべて仮名、年齢はインタビュー当時。

【インタビュー掲載の方針】

①インタビューにあたっては、個人を特定できない形に変更すること、個人情報が守られること、語り手はインタビュー後にある部分ないしインタビュー全体の削除を求めることができることを約束し、ご本人の同意を得てインタビューをおこなっている。録音とその書き起こしの使用についても同意を得ている。書き起こしの研究教育目的の二次的利用（論文、著作、研究発表、講義等）の許可を得ている。報告書掲載時に本人の確認と校正をいただいている。

②原則的に、語ったときの情況に近いよう、インタビュー記録をそのまま掲載する。

③ただし、個人の特定につながる可能性がある事柄については、語りの骨子を損なわない範囲で、表現を変えている。

④個人の特定につながる可能性がなくても、インタビュー対象者（インタビュイー）の校正のさいにインタビュイーが加除修正を希望した箇所については、変更している。

⑤引用者注、インタビュイー注は本文下段に脚注で示し、場合によっては本文中に［　］で示している。

⑥その他、判断により語句の変更や削除をおこなった箇所がある。

【不妊治療名の表記】

本書で頻出する不妊治療名の表記については、以下の原則にしたがっている。

①地の文は、原則日本語表記とし、初出のみ英語略語を併記する。

②インタビューの文は、原則語り手の用語法を尊重し、日本語や略語が混在してもそのままとして表記の統一をおこなっていない。読者の混乱をまねかないよう、各章の初出ではそれぞれに日本語と英語略語を併記している。

③おもな不妊治療名：ＡＩＨ＝配偶者間人工授精、ＡＩＤ＝非配偶者間人工授精、ＩＶＦ＝体外受精、ＩＣＳＩ＝顕微授精、ＧＩＦＴ＝配偶子卵管内移植法、ＴＥＳＥ＝精巣内精子採取術

④本書では「人工授精」という場合、ことわりのないかぎり「配偶者間人工授精」の意味で使っている。ゆえにＡＩＨの日本語表記は「人工授精」としている。

1章 寺岡祐子さん

もったいなくて毎周期AIH。今は子二人

◆プロフィール◆
三〇代半ば・女性・人工授精により子二人あり。主な不妊原因は排卵障害、精子の数・運動率の問題。不妊治療歴五年、排卵誘発・人工授精。インタビュー当時不妊治療はしていない。

インタビューまでの記述

不妊の原因は「はっきりとした原因はわからないが、夫婦とも原因があったと思う」とのこと。

それについて第一回調査では、「私は、自分から進んで病院を選び通院したので、ある程度のことはがまんできると思っていましたし、（治療のためなら）仕方ないという思いもありましたが、主人は男性なので精子の数や運動率が数字で表れることに抵抗を感じていたと思います」とある。「夫は、不妊治療の内容についてはほとんど興味をもたず、知識を得ようともしませんでした。ただ病院（医師）の方針に従い、採精なども嫌と言いながらも、結局は拒否しませんでした。主人にとっては不妊治療は、お金がかかるくらいの問題であったかもしれません。性生活の半強要（フーナーテスト*）などで喧嘩をしたこともありますが、今は、

フーナーテスト　排卵直前の頸管粘液の状態がよいときに、性交後数時間後に子宮頸管で状態のよい精子が見られるか調べる検査。

そのことを根にもったり気にしたりはしていないと思います」と記述していた。

インタビュー（二〇〇五年一月）

結婚してから二年弱で、とりあえず行ってみようと通いはじめた病院では、「子宮卵管造影の検査を受けたぐらいで、あとはもうタイミング*とかフーナーテストぐらい、同じことのくり返しだった」という。

最初の二年半の不妊治療は延々と同じことのくり返し

行くたびに違う先生にあたることもあるし。それこそ月経が始まったら来てください、と。同じことのくり返しで、最初に排卵誘発剤を飲んで、一三日目ぐらいに来てくださいと言われて、行ったら三日間ホルモン注射打って、明日ぐらいがいいですよとか、明後日ぐらいがいいですよ、と言われるだけ。だめでまた月経が始まったら「だめでしたか。なんでだろうね」という感じで、延々とそれが続いていたんです。

もう次に進みたいなというのもあったんですが、「次の検査をするんだったら、婦人科部長と話をして診察を受けてもらって、それで決まったらまた一日か二日かかる検査です」と言われ、当時は子どもがいなくて仕事を相応にしていたので、ひいてしまって……。それで数年過ぎてしまったんです。

嫌気がさして、転勤を機に、もういいわと数年空白

もちろん、そのころから人工授精*（ＡＩＨ）、体外受精*（ＩＶＦ）というものがあるというぐらいの知識はあったんですけど、その前に検査と言われてしまうと、何よりも時間がいちばん惜しくて。ちょうど転勤でやめちゃったんです。半分嫌気がさしてしまって、もういいわ、という感じで。その後数年は、まったくの空白です。途中で一度、内科の先生に話して漢方を夫に処方してもらったことがあるんですが、それを飲ん

タイミング療法　卵胞の発育などをエコー（超音波画像診断）で頻繁に確認して、性交のタイミングを合わせるもの。

人工授精　男性が自ら採取した精子を処理し、排卵に合わせて女性の子宮の中に注入する方法。精子の数が少なかったり、精子が膣から子宮に入っていけ

でどう効果があるものかわからないし。結局薬はその辺に置きっぱなしにされるだけで……。健康なのに薬を継続して飲むなんてむずかしいですよね。

それからまた転勤しました。まだインターネットもなかった時代で、タウンページを繰って、家からも職場からも通えて、とにかく治療の診察時間が長いということだけで選びました。今思うとそれからがほんとうの不妊治療で、それまでは遊んでたみたいな気がします。

周りがうるさくなる。義父母には他に孫はいるが、長男の子がいないので何でもいいから早く一人ほしいと

焦りはまだあまりなかったです。子どもができてしまったら、仕事を続けられるかなというのがあったので。でも、夫がかなり年上なので、周りの人たちが「子どもは」「子どもは」と言うし、なかには仕事を辞めたほうがいいんじゃないかと言う人もいて。ほっといてよと思うのですが。

結婚してすぐ、孫でもできたら同居したらいいと言われて、近くに住んでいたんです。一年、二年、…四年経っても全然できないし。子どもがいないからよけいに、近くても遠くなったりするし、仕事をしているから、行かなくなるとどんどん日があくし、親も歳がいってたので、心配な部分も出てくると言うし、同居することになりました。子どももいないのに他人同士が急に一緒のところに住みだしたという感じなんです。

主人の母にも、孫はいるんですが、長男［私の夫］の子をというのがあるようで、よそに子どもができると、「うちも男でも女でもいいから早く一人ほしい」と言われるし。ストレートですね。主人の母も歳がいっていましたので仕方ないんですけど、それを言われると妙に反発してしまって。ほしいと思っている反面、そんなんのためにというのもありました。

主人自身は、私が病院に行くことに関しては、とくに何もないようで、別に好きにしたらという感じでした。ただ、自分が病院に一緒に行くとか検査を受けるというのは、あまり乗り気じゃなかったと思います。


ないときに有効であるほか、精子の検査もおこなえる。妊娠率は高くないが、女性の身体の負担は小さく、費用は一～二万円前後であることが多い。夫の精子によるものを配偶者間人工授精（ＡＩＨ）、夫以外の精子によるものを非配偶者間人工授精（ＡＩＤ）という。本書では、ことわりのないかぎり配偶者間人工授精（ＡＩＨ）の意味で使っている。

体外受精
女性の身体から卵子を採りだし（採卵）、精子と混ぜて受精させ、受精胚（成長した受精卵）を子宮の中に入れる（移植する）方法。排卵誘発や入院を伴うこともあり（日帰りもある）、身体的・経済的負担が大きくなる傾向がある。

検査くらいは一応なんとか。最初は病院にも一回も来なかったです。

フーナーテストなどは、先生にこの日と言われても、この日は主人がいないのになと思いながら、はあ、わかりましたと言って、無駄なことをしていました。実際フーナーテストをしてみたら、結果がいま一つで、そこからはとんとんと話が進みました。

ＡＩＨは朝九時一番、上司にだけは言うことに

時間ももったいないし、進んだほうがいいなというのがありました。でも、主人には深く話はしていなくて、「明日だから」というようなものでした。その病院はＡＩＨ（人工授精）は平日の朝しかできなくて、直属の上司だけに言うことにしました。

田舎では不妊科がない。市内でも診療時間が限られる

田舎には不妊科があるようなところはなかったたし、不妊の本とかに載っているところに電話をかけてみると、完全予約制で時間が限られていたり、診察時間が午前と夕方だけで、仕事をしていたら行けないようなな……。主婦のほうが、不妊治療が成功する確率が高くなるのかもしれないけど、仕事を辞める気はなかったので、行けるところにしか行けませんでした。

毎周期ＡＩＨで半年で妊娠、流産。数日でまた仕事

それでようやくＡＩＨが始まって、休みなしに毎周期して、半年ぐらいで妊娠したんです。妊娠したんですが、胎嚢が小さいと言われて。毎週健診に行って、やはり小さいと言われました。ＡＩＨは確実に計算ができているので、週数的に小さいとかおかしいと言われると、流産も怖いし……。はたして正常な子どもが生まれるのかなという部分もあって怖いですよね。妊娠してうれしいという思いは、あまりありませんでした。心配のほうが大きくて、妊娠がもつのかというのと、子どもが大丈夫なのかなというのと。たぶん精神的にもあまりよくない状態で、結局もう流産でした。そのときも、前日に休日出勤していて、出血が止まらなくなってしまって、翌日は不妊科が休みで連絡がつかなくて、近所の産婦人科に電話したんですけど、かかりつけでないので全然とりあってもらえなくて、分娩が入るから、そんな今日は無理ですと言われて、夕方家になんとか帰る途中で救急に電話して、主人に送ってもらうから救急で診てもらえる婦人科を教えてほしいと言って、受診しました。稽留《けいりゅう》流産になりかけているから、だめだと思うけど、痛み止めを出すから明日自分の行っている病院行ってくださいと言われて、翌朝行って診てもらったけど結果は同じですから、流産でした。それでまた職場に電話して、自分の上司には「実はこういうことで、処置しないといけないのですみません」と。自分も職場もよくわかっていなくて、今考えたら二週間ぐらいは休みがもらえるようになっていると思うのですが、電話で「今日は行けません」と言って、熱が二日ぐらい出ましたが、そのぐらい休んでもう仕事に行きました。職場の人はみんな風邪をひいて休んでいたと思っていましたね。流産したということがばれるのも嫌だったし、妊娠したということもあまり知られたくなかったから。

一周期も休まずＡＩＨ。また妊娠する保証はない

そのころは、一か月がもったいなくて、一周期をあけるというのが考えられなかったんです。それで次の排卵を何もせず流してから、すぐ始めました。

ＡＩＨでまた妊娠すると思う反面、主人や周りのほうが逆に、励ましなのか、「妊娠したんだから、また妊娠する。大丈夫」と言ってくれるのが、そんな保証はどこにあるのよとも思いました。妊娠した現実は自分でも納得しているんですが、他人にそれを言われても、次するとは限らないんだからと思って、腹を立てているところもありました。言われる相手によるかもしれないんですけど。上司が言ったら、そうなんですって素直に言えるところもあるんですが、主人にはやっぱり当たりたいところもあったりして。

前に妊娠したＡＩＨ六回目以降焦りが。ＡＩＨの朝は「とにかくモノがいる」から病院の前で渡して

前はＡＩＨ六回目で妊娠（流産）したんですけど、その回数を超えても妊娠しないころから、焦りも出てきました。夫のほうは、とにかくその決まったＡＩＨの日に、モノ（精子）がいるという感じで、「明日の朝もっていかないといけない」とか「お願いだから」と。仕事の都合によって、私が病院の前で手渡されたり、主人が病院に出しておいてくれたこともあったり。モノのように。仕事で生活がずれることもあったので、診察の結果によって、明日になったから、明後日になったから、と連絡を入れて。

同居の義母にも妊娠・流産を言わず

一回目の流産のときには、主人の母に妊娠したことも流産も言ってないんです。たぶん今も知らないんじゃないかと思います。妊娠がわかったときも、子どもの育ちもよくないし、どうなるかわからないから。流産も、入院せず日帰りで、二、三時間休んで、帰って。私が主人に言わないでと頼んだので、主人は体調を崩して寝ていると言ってくれて、土日休んで週明けにはもう仕事に行ったので、母は体調が悪かったんだなと思っていたみたいです。

子どもがいないと、仕事仕事になって、顔を合わすのは夜ご飯のときぐらいになるので、部屋にこもっていたらこもっていたで、調子悪いのかなぐらいいな。たぶん流産を言ってしまったら、またできるできると言われるんじゃないかなという部分が自分のなかでかなり強くあって、言わなかったんです。

治療を進めている間に、インターネットも普及して、本もかなり出てきて、ＡＩＨは体外受精に比べて妊娠率がすごく低いということがわかってきました。病院によっては、五回、一〇回以上はしませんよと書いてありました。自分では、もう一〇回を超えているなというのがわかっている半面、一回妊娠しているから

もう少し続けてみようかというのもありました。実際は妊娠率は一〇%ぎりぎりぐらいだから妊娠は厳しいのかなとも。ただ先生は一〇回だからだめというタイプではなくて、人によるから自分にとっていい方法なら一五回でもいいという感じで、一〇回だからもうやりませんとは絶対言わない先生だったんです。そういう面ではすごくありがたかったですが、私もこのまま続けていってもまた同じことのくり返しになるので、早く勝負を決めてしまおうということで、体外受精を決めました。

病院に行くこと自体が嫌だと思ったことはないんです。待合室でも時間に拘束されているわけではないので、二時間待っても、本読んだり、ちょっと近くでお茶飲んだり、いろんなことできるから、休みの日に市内に出てくるのも、逆に言えばストレス解消みたいなものでした。妊娠して卒業していく方もいらっしゃったので、ここでできなかったらどうしようもないだろうというところがあって、よそに転院しようとは一度も思わなかったです。電話で予約変更ができて融通がすごくよくきく病院でした。とにかく子どもがいないときは、仕事だけはちゃんとしないと仕方がないので、仕事に無理がないことが大事でした。

少し期待するが、「あかんわ」と自分でわかるのと同時に生理がきて、もう子どもはできないんじゃないかと

子どもができないんじゃないかというのはありました。毎回毎回、基礎体温を毎日つけるだけでも面倒くさいのに、体温が下がる*のと同じくらいに、体調で（妊娠が）だめだったと自分でわかるんですよね。そのときのがっかりという、月に一回のくり返しが、そのときが一番がっくっとくるときなんです。もしかしたらと少しだけ思っているのにがくんとくるので、虚脱感という感じです。毎月くり返しくり返しそうだったんですけど、でも、生理がきてしまったらまた病院に行かないとしようがない。

体温が下がる　妊娠が成立しなくて生理が始まるときに体温も下がる。

妊娠しても流産が怖くて怖くて、流産防止の注射を頻回に

体外受精をするための排卵誘発剤を、通いやすい別の診療所にあずかってもらっていたんですが、その周期にＡＩＨで妊娠していました。習慣性流産も考えられるので、先生に、とにかく流産が流産がって。気晴らしかもしれないですけど、流産防止のために注射を打ちました。心拍が確認されるまでは、気がかりで、毎日でもエコー（超音波画像診断）を見たいぐらいの気持ちでした。普通の産科だったら、次の診察まで一か月ですよね。私が行っていたところは、心配だったら、一週間に一回ぐらい行っても、普通に診察してくださるので、精神的にもっているような気がしました。一五週目で不妊治療の病院から転院するときには、一〇週を超えていたので、もう大丈夫かなというのはありましたが、次の週から違う病院に行かないといけないということが、逆に不安に感じて。一五週までが決まり事だと言われたので。うれしさより悲しさとか不安みたいな感じでした。そこからはやっと普通のお母さんと一緒で、今度ははたして出産して休みが取れて子育てできるのかなと、ここで初めて不妊以外のことを気にしだしたかな。

妊娠するまでかかる時間を逆算して、上の子が二歳のときに再治療。治療と仕事と育児の生活

二人目は、上の子が三歳前後に生まれたのですが、実際にはこの子が二歳の誕生日がきたときに、主人にどうしようかと言いました。主人は自分は歳も歳なのに、あっけらかんとしていて、平気でまだ二人でも三人でも産めるというふうに……、それが冗談で言われているのか本気で言われているのかまったくわからないんですよね。冗談やめてよ、普通じゃ生まれないのに、とこっちは言うんですけど。

どうしようかなと思いました。一人いて、それでもけっこう手一杯で仕事も忙しいし保育園のこともあるので。ただ、たしかに二歳になったら、少しなら主人に見ていてもらえるし。この子が生まれるまでに二年

以上ＡＩＨをしつづけたというのが常に頭の中にあったので、二歳から治療を始めても、できるのは三歳のときか四歳のときかわからないよと。気分的には早めかもしれないけど、通いだそうということにしました。

一回目のＡＩＨで妊娠

それが、一回目のＡＩＨでできたんです。前と同じ排卵誘発剤、ＡＩＨの仕方だったのですが、日数についてはこのときは先生、考えてるなという感じでした。もうカルテを見返して見返して。二年前のカルテ見て、私なんか安易に一四日のほうがいいんじゃないですかと言ったんですが（笑）、ちょっと違うと言って、悩んで悩んで、けっこう一七日目とか一八日目とかだったんです。それで次の月にはもう妊娠していて、先生もびっくりでしたね。自分ではあと二、三年後かもしれないと思っていたのでびっくりしましたけど、たしかにこの子がいて病院に通うというのはかなり大変だと思うので、これでよかったかなと思いました。

一人目のときほど、仕事のことは頭をよぎりませんでした。一人目のときは、それまでフルに二四時間私はいつでも働けますというのに、子どもを産んだらまったくだめになりますよね。保育園にあずけて夕方は時短くださいと言って、ましてや熱が出たら休ませてくださいという生活になるのがものすごく怖かったんですけど、二人目のときは、その時点ですでに職場の人たちは、乳飲み子をもっているということであきらめてくださっているので、簡単に「二人目ができました」と伝えられました。一人目のときは職場のことを考えて早めに復帰したんですが、今度はもう自分的にはこれが最後と決めていたので、育休もとると宣言しました。

自然妊娠はしない、ＡＩＨじゃないと妊娠しないと思う

ＡＩＨで二人生まれたということで、自然妊娠はたぶんできない、ＡＩＨじゃないとできないという気持ちがあります。二人目で病院に行く前に、（自然では）やっぱりできなくて。よく二人目はすぐできたとい

うけど、やっぱりできないよって。ＡＩＨでないとできないという気持ちと、ＡＩＨならできるという気持ちがありますね。これが二回流産をしていたらきっとまた違ってくると思うんですけど。

実母には不妊治療もＡＩＨもそのつど話していた

自分の母親には、不妊治療に行っていることは最初の病院のときから言ってました。父親は母から聞いていると思います。母親には、こんなんで病院に行ってて、今日注射だとか話していました。ＡＩＨというのも言っていました。でも親の口からは、その結果を一度も聞かれませんでした。だめで翌月にまた行ったりするわけですけれども、今月もだめだったの？と言われたこともないです。こっちが言ったことは聞くけれども、それに対してのコメントは一切なしでした。母は特別な人ではなくて普通の主婦なんですが、そんなふうで、でもできたときはすごく喜んで生まれるまで楽しみにしてくれました。二人目のときは、妊娠したとき、あんたいつから行ってたの？と言われて。先月と言ったら、よくそんな勇気あったねと言われました。こういうバタバタした生活の状態のなかで、もう一人産もうというのが。

主人の親には言っていませんでしたが、たぶん行っているというのはうすうすは感じていたと思います。

職場では、一回流産しているので、二人目を妊娠したときには、実はこうなので、ということは話して、すごく気を遣ってくださいました。二人目のときは、他の部署でも妊婦さんがいらっしゃるようになって、だんだん時代が働きやすいほうになってきているんだなと実感できるようになってきましたね。ただ、妊娠・出産に関してはそうですけど、はたして不妊に対してはというと違いますね。体外受精を決めたときは、仕事に差し障りが出るので、夏休みの時期に設定しました。一年に一回、二回はできるかもしれないけど、それ以外は日程的にＡＩＨしか無理だなと思っていました。

体外受精は抵抗なかったが、多胎を心配した

体外受精への抵抗感はありませんでした。世間でそこそこ実績も出ているし、とくに生まれてどうということもない。ただ、多胎については考えました。双子までならＯＫでも、三つ子以上となったら想像がつかなかったので、多胎になったらどうしようというのは考えました。

それから人間関係では、同級生とか同期生とか顔を合わせなくても年賀状とかで第一子誕生しました、第二子誕生しましたと写真がどんどん入ってきますよね。あれは妊婦さんを見るのと一緒で、あまり見たくないなというのがありました。子どものものを見るのも嫌で、友人に生まれてもおめでとうとお祝いはしているものの、子ども用のものを探しに行くこともなく、ほんとうに形だけ、お金だけでした。今だったら、子どもが生まれたと聞いたら、何を贈ってあげようかと思って、選ぶのも楽しみというのがあるんですけど。仕事を辞めたら子どもができると職場で言われるのが一番嫌だった。たしかにストレスがなくなるからということだと思うんですけど、それは違うだろう、辞めたからできる保証はどこにあるんですかと言いたかったですが、がまんしました。言うのは男性です。

自然妊娠かと聞かれたら、違うと話してしまう。そこから向こうが聞けなかった不妊の話に

それ以外にも、お腹が大きくなってから、「子どもさん、自然妊娠ですか」と言われたことがあるんですよ。そういう話を向こうからされたときは、もうとまどわずに「自然じゃないんですよ。二人とも」と言って、ぱっと話してしまうんです。こちらからは相手に聞かないですけど、相手が聞いてくださったときは、いろいろ考えて聞いているんだろうから、チャンスです。そうしたら聞きたくて聞けなかったことが話せるみたいです。親の友だちや夫の友だちの話も聞いてあげたりして、隠す感じではないです。何もしないとなかなかコウノトリは簡単には来ないから。主人も治療していたときは、精液検査の数とか言うと怒ったりしてたんですけど、一人目ができて以降は、職場でどの病院でどんなことをしたと話すみたいですね。

通院は終わったけれど、今でも不妊です

今あなたは不妊ですかと言われたら、不妊「です」ですね。妊娠、出産しても、何も変わらないと思うので、不妊が終わったとは思わなかったです。ただ、病院行かなくてよくなって、基礎体温をつけなくてよくなって、通院が終わったというだけです。

子どもが生まれてからも、不妊のサイトやクリニックの掲示板は追いかけて見ている。どこかで自分と置き換えているから気になる

今も、テレビでも新聞でも、不妊のことは常にひっかかってきます。やっぱりどこかに自分のことと置き換えているところがあるんだと思います。絶対見てしまいますね。気になります。

子どもにもし将来聞かれたとしたらＡＩＨで生まれたと答えると思います。この場合は、二人の子どもということは間違いないので、主人に対しても遠慮するところがないので。ここに第三者が出てくると、言いづらい面とか、逆に言わなくてはならないところがあると思うから悩むと思うんですが。

考察

寺岡さんは、人工授精（ＡＩＨ）を始めて半年で妊娠し、初期流産になってしまったのだが、不妊治療を休んでも仕方ないという思いで、次の周期には人工授精をおこなっている。義母とは孫ができたら同居と言っていたのに何年しても子どもができず、何年も経ってから同居に踏み切っていたのだが、その義母に妊娠したことも流産したことも告げず、仕事も風邪をひいたように数日しか休まず、普段通りの生活をして、不妊治療を再開するのは、どんなにしんどかっただろう。バーンアウトぎりぎりだったのではないかと思う。

寺岡さんは、流産以降、人工授精開始から妊娠するまでの回数を超えたころが、一番しんどかったという。

不妊治療、医療一般に肯定的な寺岡さんは、「選択肢と可能性は多いほうがいい」「いつ不妊治療をやめるかは時代によって違うから、焦って決めなくてもいい」「病院に行ったほうが確率が高まる」「お世話になった医師は主人は別として一番の恩師と言いたい」と言うが、信頼を寄せるだけに、その「もうできてもいいはず」という時期を過ぎると、非常に精神的にきつくなるのだろう。

第二子を望むときも、「自然にはできない」と思うと同時に、「AIHならできる」と思ったという。妊娠するまで同じように一年半かかるなら、今から不妊治療をしておこう、と逆算もしている。そうした「確実性」や「予測可能性」「計算可能性」の感覚に不妊治療がどのようにかかわっているのか、非常に興味深い。

不妊治療の生活実態は、他の方もそうだが、仕事をしながらあわただしくスケジュールが進むようだ。人工授精をしているときは、「明日だから」「とにかくモノがいる」（採精が必要）と、あうんの呼吸で、あるいは事務業務的に、短く連絡し、夫が仕事の行き帰りに病院に足を運んで間に合わせていたという。

また、妊娠したときに喜びや安堵よりも、不安が大きいことを心にとどめておかなくてはならないだろう。それは初期流産の経験があったからだけではない。妊娠してしばらく、毎週病院に通い、（自費で）胎児の生存と成長を確かめ、流産予防の注射を打った。もう不妊専門病院ではなく、一般の産科で経過観察してよい、通常妊娠である、と診断されたのは喜ばしいことであるのに、一五週（一六週でいわゆる安定期と言われる）で転院するときは、悲しささえ感じたという。妊娠や出産が、必ずしも「当たり前」のことではないこと、偶然の積み重ねによることを身をもって知っているからなのだが、その他にも、妊娠や出産、自分の身体を信頼できないということもあるかもしれない。

寺岡さんは、不妊治療を肯定的にとらえ、医師との信頼関係もあり、子どもが二人いて、もう不妊治療の意思がない、そうした状況でも「今でも不妊です」と答えていた。自分は何も変わっていないから、不妊のままである、基礎体温をつけなくなって、「通院しなくなった不妊だ」と語っていたのが印象的であった。

2章 岡山とも子さん

流産は子から拒否された気持ち。娘は二番目で長女

◆プロフィール◆

四〇代半ば・女性・体外受精により子一人あり。主な不妊原因は夫の抗精子抗体、精子の数・運動率の問題、排卵障害。不妊治療歴六年、排卵誘発・体外受精・顕微授精。インタビュー当時不妊治療はしていない。

インタビューまでの記述

第一回調査の時点で、顕微授精*（ＩＣＳＩ）によって第一子があり、不妊治療は終止していた。生殖技術について「自然妊娠でないことは負い目で、生まれてからは人工的な子として子どもを愛せず悩みました。時間に限りがあること（高齢になるとむずかしくなる）、流産でさらに出産することへのこだわりが強くなり、どうしても子ども、子どもでどんどん追いつめられ、追い込まれていきました。子どもができても『はい終わり』ではない私の気持ちの同感者と知り合いたいです」と記述していた。

岡山さんは「子どもがいてもいなくてもＯＫと思えたのは愚かにも子どもをもってからでした」と述べていた。「子どものいる生活はすばらしいことばかりと考えていましたが、幻想だと知りました。さまざまな

顕微授精　ＩＣＳＩ（イクシー）と呼ばれる。女性の身体から卵子を採りだす（採卵する）が、体外受精はシャーレの中で卵子と精子を混ぜ合わせ自然な受精を待つのに対し、顕微授精は精

生き方が認められる柔軟な社会を求めます。もしそうであったなら、あんなに不妊で悩まなかっただろうし、何が何でも子どもと、とらわれなかっただろうと思います」(第二回調査)。

不妊治療中は、「自分の身体が思うようにならず悩んだこともありましたが、人間の力ではどうにもならないことがあることも学びました」「自分の言ってほしくないこと、触れてほしくないことを言われたときに、自分の気持ちを率直に伝えられたらよかったのにと思います。自尊感情の大切さを痛感しています。どういう状況になっても、自己肯定できる自分であったら、あんなに追いつめられることはなかったと思います」と回答していた。

子を選んで顕微鏡下で授精させる。

インタビュー(二〇〇五年一月)

基礎体温をつけないで受診したら、机をたたいて怒られた

通いやすく話しやすいかと近所の女医さんのところに行ったら、まず受付で「子どもがほしいのに基礎体温もつけてないなんて」と言われて、医師にも基礎体温表をもっているのにどうしてつけないんだと机をバンバンたたかれて、怒られたんです。その対応にまずびっくりして、知り合いに言ったら「そういう病院には行かなくていい」と言われて、そうか、行かないという手もあるのかと思い、まずは三か月基礎体温をつけて、それから別の病院に通いはじめました。

夫自身が抗精子抗体をもっていた

私たちは夫婦ともに不妊の原因があるんですけど、最初は、私自身が偏食が多いということと、生理が不順だということで、一方的に私が悪いんだろうと思っていました。軽い排卵障害ということでした。医師の

説明では、ＡＩＨ（人工授精*）を七回ぐらい受けたら、たいがいの人は妊娠します、ということだったんですね。それで受けたんですが全然で、それでフーナーテスト*を受けたんです。そうしたら中に精子がなくて。精液を調べたら数が少ないし運動率も低いし、夫のほうに抗精子抗体があって、自分で自分の精子を殺してしまう、精子が壁を作ってしまって元気な精子がいても行けないのだそうです。それで体外受精*（ＩＶＦ）がいいでしょうと言われました。診察を受けていたときはなんとかこらえたんですけど、病院から出てきたら涙がこみ上げてきて、だけど時間がたったら、まあ道はまだあるんだと気持ちを切り替えて、体外受精にしました。

夫は、初めての精液検査の診断結果を医師から直接聞いたとき、ひどく落ち込んでいるなという感じはありました。だからといって短気を起こしたり、その後の治療に非協力的ということはありませんでした。

人工授精　一四頁参照。
フーナーテスト　一三頁参照。
体外受精　一五頁参照。

二回目の体外受精で妊娠、流産。すべてが流れる。子どもから拒否された気持ち。一人娘は二人目で長女

二回目の体外受精で妊娠できたんですけど、二回目のときの超音波で、すでにもう発育が遅れているからたぶんこれはだめでしょうと言われました。結果その通りで、心拍が確認できませんでした。同じ不妊の仲間からも「妊娠できることがわかったからいい」とか「一度妊娠できたんだから次も妊娠の可能性が高い」と言われたんですけれど、でも妊娠というのはそのときどきで独立したものだから、私はそういうふうにはとらえられませんでした。今でもその気持ちは変わりません。

流産は流れる、産むと書きますね、すべてが流された、むしろ不妊以下という感じがしました。子どもからも拒否されたと言いますか、あんたが親じゃたまんない、と言われている気持ちになりました。そしてさらに産むことへのこだわりがすごく強くなりました。今は娘がいますが、彼女は二人目で長女というのが私の感覚なんです。名前にも、二番目という意味が含まれています。

養子縁組は、私たちを待ってくれている子どもがいるかもしれないと思ったが、夫との子を自分で産みたかった

里親、養子ということも、その治療中にまったく考えなかったわけではないです。テレビ番組で、お子さんがいて再婚した方同士のお見合いが成立したときに、子どもさんが素直にすんなり腕に抱きとめられたというシーンを見たとき、もしかしたら私たちを待ってくれている子どもがいるかもしれないと思ったりしました。だからといって、養子縁組の説明会に行くということはしなかったです。やっぱり自分たちの子どもというのにこだわったというか、それは別に自分たちの血を絶やしたくなかったとかそういう意味ではなくて、自分で産みたい、夫との間の子どもを産みたいと、すごく切実に思いました。

砂をかき集めても指の間からこぼれ落ちて、どんどん取り残される感じ

当時不妊の自助グループに入っていて、集まっていたんです。私が最初の妊娠をしたときに、波があるようで他の人も次々に妊娠されたのですが、私以外の人はみんな出産までいけたんです。やっぱりそういうときに、どんどんこぼれ落ちると言いますか、砂をかき集めても指の間からこぼれ落ちてどんどん取り残される感じがしました。結婚は遅くなかったのに、周りが出産していくというのもありました。三〇代半ばになったときに、風邪を引いて、治りかけたかなと思うとまたぶり返したりして、すごく年齢を感じたんです。また、治療でも初めて私の理由で中断したことがありました。排卵誘発剤を打っても卵子がうまく育たないということで、採卵を見送ったんです。ショックでした。

不妊という二文字を見つけると読まずにいられない、不妊の東大生みたい

私は本も読みあさりました。不妊に関してこんな分厚い本を一晩で読み上げて、自分でも冗談まじりに

「不妊の東大生みたい」と言っていました。不妊という二文字を見つけると読まずにいられない、テレビの特集ももちろんそうですし、なんでもとにかく不妊不妊……とすごく頭でっかちになってたと思います。

親やきょうだいにも、不妊治療を受けていることは話しました。たとえば夫側の両親に話をするときに一方的に自分が悪いように話をする人や、病院に行っていることを話さない人もいますが、私自身は不妊というのは夫婦の問題だと思うので、別に抵抗はなかったです。だからといって不妊ではない人に愚痴を言うのはわかってもらえず、むずかしいなと思いました。流産も経験していない人も多いですし。

不妊の人の多くが経験することだと思うんですけど「子どもさんは？」と聞かれるのが嫌でした。でもそのうち、それは「今日はいいお天気ですね」と言うのと、そう変わらないんだとわかりました。それでも嫌は嫌でした。「何が原因なんですか」と聞かれたこともあって「それは個人的なことなので」と言うと、失礼なことを聞いたとわかる人もいました。ある女性に「自分の夫に話したら、おれに任せたら一発でできるのに、なんて言ってたのよ」と言われたことがあって「なんて下品な人」と思いました。でも、そんなふうに思われているんだということがショックで、何も言わずに、ただ苦笑いしかできなかったんです。今だったらぶちっと切れて言い返すところですけど。

出産したあとも「出産した不妊」

今はもう年齢的に言われませんが、娘が小さいときは、「二人目は」と言われました。私の意識のなかでは娘は二人目という感覚でいるので、「二人目は」ということを人に聞かれても、二人目という言葉にもちょっと神経を逆撫でされる部分があって、「次の子は考えていません」というふうに答えています。

周りは子どもが一人できると、できにくかっただけで、できる部類と思うみたいです。でも私のなかでは、出産したあとも、「出産した不妊」という感覚でした。私にとっては不妊というのは一生のテーマというんでしょうか。今でも不妊かと言われると自分はもう子どもを産む気はないのでちょっとはてなという感じですが、不妊は不妊だと思います。不妊じゃないとは言えない、肯定も否定もできないという感じですかね。

夫に抗精子抗体があっても、精子が一匹でもあれば治療できるので、ＡＩＤはまったく考えなかった

男性自身に抗精子抗体があるというのは珍しいケース*みたいで、ネズミの卵子と受精するかどうかの試験*を受けさせてほしいと言われました。夫は別にいいと言いましたが、病院からそれ以上言われなかったので、そのままになりました。

検査の結果を聞いたとき、精子がまったくないわけではないので、ＡＩＤ*（非配偶者間人工授精）は考えませんでした。無精子でも……夫はたぶんＯＫは出さなかったと思いますね。私も、ＡＩＤで子どもを授かっても後の夫婦関係が破綻したときに子どもの問題はどうするかということが自助グループで取りあげられたこともありましたし。一応机上論では精子が一匹でもあれば治療はできるということだったので、まったく考えなかったですね。

自分にも排卵障害があって、夫のマイナス面も私でカバーしきれないから授からないんだと

夫のせいでという気持ちもなかったです。自分にも排卵障害がありましたから。夫のマイナス面も私でカバーしきれないから授からないんだと思っていました。出産したあとも、出産できたんだ、というんじゃなくて、たまたま出産できたんだと思いました。受精卵が着床して育つのも、ほんとうに奇跡の結集で授かったと思うので。私たちの場合は、夫の原因を考えると自然ではたぶん無理だったと思います。

男性自身に～珍しいケース
抗精子抗体は男性にも女性にも存在しうる。男性に抗精子抗体があるのは、炎症があって血液と精子が接して凝集反応がある場合など。

ネズミの卵子と受精するかどうかの試験
ハムスターテストという。透明体を除いたハムスターの卵に、頭部にある先体から酵素を放出して先体反応を起こしたヒト精子が侵入できるかを調べ、精子に受精の能力があるかを調べる検査。

ＡＩＤ
提供精子による人工授精。詳細は14章の「考察」を参照。

阪神大震災の朝も、スプレキュアをして起床前の基礎体温を計測した

震災のときもちょうど治療を受けていたんです。あの激しい揺れのあとに一番何をしたかというと、私はスプレキュア*を鼻に注入したのが一番最初でした。そのあと体温を測ったと思うんです。子どもができるまで一日たりとも私は体温をつけ忘れることはなかったですから。不妊の仲間のおうちに泊まりに行ったときも、ちゃんと体温計もっていきましたから（笑）。

震災のとき、寝室の家具が倒れました。もし最初の子どもを出産していたら、親子で川の字で寝ていて、子どもを失ったかもしれないなと思ったりします。

*スプレキュア点鼻薬　卵の成長をおさえる薬の商品名で、体外受精に使うときには、卵の成長をコントロールするために使用される。

のどから手が出るほど子どもがほしかった。治療を休むとチャンスを逃してしまうという切実さがあった

もしあのまま子どもを授かってなくて流産だけだったら、精神状態はどうなっていたかなという不安はあります。治療をやめようとか、休もうと思ったことはないです。ほんとうにもう、のどから手が出るほど、子ども子ども……でしたから。たしかに六〇代で出産される人もいますけど、自分たちの子どもということを考えると、どうしても制限がありますよね。だから休んでいる間にチャンスを逃がしてしまうかもしれないという切実さがありました。もしお金がわんさかあったら、日本でだめだったら、たぶんアメリカや韓国に行っていたと思いますよ。

病院には羊水検査を勧められ、夫も受けたほうがいいと言ったが、覚悟を決めていたので、障がい児が生まれる準備をして、検査は断った

妊娠がわかったときに、病院側って勝手だなと思うんですけど、年齢のことを考えたら羊水検査を受けた

ほうがいいと言われたんですね。しかも説明受けたあとに五〇〇〇〇円も請求されました。でもその検査結果がわかるころにはもう胎動を感じるし、検査結果で一〇〇%わかるわけではなくてあくまでも確率ですよね。もし異常かもしれないというのが何十%と出たときに、建前は日本では認められていないですけど、やっぱり中絶という方向に行くらしいんです。そのときにすごく悩むと思うし、検査は一〇万円ぐらいかかると言われたんです。受けたほうがいいと夫は言ったんですが、私は、子どもがほしい子どもがほしいと言っていたのに子どもが障がい児になるかもしれないときに中絶って勝手すぎるんじゃないかと思って、病院で再度言われても断りました。だから母子手帳をもらいに行くときにも、もし子どもが障がい児だったら手当てがもらえるので、そういうしおりをもらいに行きました。高齢出産ということもあって覚悟を決めていました。

実母の中絶。私が生まれてきたために弟か妹を殺した

羊水検査を受けるか、一応、周りの何人かの友だちには相談したりしましたけど、決めるのは私だし、もしやっぱり中絶なんていうことをしたら、一生ずっとその傷を背負っていくだろうなと思ったんです。産む自由とか言いますけど、私はそういう自由はないと、中絶は罪だと思うんです。というのは、私の母も中絶しているんです。すごい男尊女卑の考えのある人で、私が小学生のときに、あんたが生まれてまた女だったから、次の子をおろしたと言われたんです。そのときに、私は泣きもしないで暗い冷たい風が身体を吹き抜けたような感じがしました。私が生まれてきたがために、次の弟か妹の命を私が殺してしまったようなものだという解釈をしたんです。

私は中絶はどんなことがあってもいけないことと思っているので、もし娘が一〇代、若いときに妊娠したとしても、私は全面的に援助をすると思います。その前に生理が始まったときに仕組みをきちんと教えようと思っています。今も生理は身体のリズムを知るためにあって、おなかに赤ちゃんがいないと子宮から血液として流れると説明しています。

娘はきょうだいがほしいと言ったが、あなたの前にいたのよと話したら、言わなくなった

二人目三人目出産の人が多かったころ、娘が弟か妹がほしいなあと言うこともありました。そのときも、あなたの前にお姉ちゃんかお兄ちゃんかわからないけれど、いたのよという話をしました。彼女のなかでは、ほんとうは家族四人なんだとわかったみたいで、今はもう言わないです。将来話す機会があったとして、IVF（体外受精）で生まれたのよとか、ICSI《イクシー》（顕微授精）で生まれたのよということも話すと思います。

生まれるのが当たり前と思っている人には話そうとも思わない

自分の親には、IVFと言っても全然わからないと思います。話す必要がないと思っているのではなくて、話そうと思わないという感じです。たぶん話しても、まず不妊の気持ち、産みたくても産めない気持ちがわからないと思うんですよ。だって、どうして子どもを作らないんですか、と聞かれることはあっても、どうして子ども産んだんですか、なんてまず聞かれないでしょ。親もきょうだいも生まれるのが当たり前と思っている。だから話そうと思わない。

夫は親元で食事をしたときに服薬し、「僕に原因があって不妊でね」と

私もきょうだいに、早く産んでもらわないと子どもたちが一緒に遊べないじゃないと言われたことがあります。夫の実家では、私ではなく夫に言っていたみたいです。夫は最初、自ら漢方薬やビタミン剤を飲んでいたので、みんなで食事したときに「それはなんだ」と言われて、「僕に原因があって不妊でね」と言っていました。精子が少なくてとかそんな細かいことは言いませんが、おかげで夫のほうの親きょうだいからのプレッシャーというのはなかったです。

親族が私の最初の妊娠と同時期に出産したのですが、私は流産したので「つらくてよう行かない」と夫に話したら、夫が母親に「流産を経験したからちょっとお見舞いに行けない」と言ってくれました。それでも行きなさいという人でもなかったですし。

親戚でも、子どもがいない人の一人や二人いますよね。親族の集まりのときにその人に「子どもはどうなんだ」と聞かれたんです。そのとき私のきょうだいが即座に「人のこと心配するよりあなたはどうなのよ」と言ったらしいんです。「いや、俺は身体が弱いから……」って。その人がいないときに、周りの人は「あんな質問するなんて、天につばはくようなもんやで」って言って（笑）。私がやっぱり、たじろいでしまったので、「黙ってちゃだめなのよー」と言われました。

受精卵が二つ、今でも病院に凍結されていると思う

体外受精のとき、多胎の心配はしましたが、多胎になるほど着床してくれるとは感じなかったです。娘を妊娠することになった移植のときに、もし妊娠がだめだったら次のチャンスにと思っていたので、凍結したんですね。たぶん半永久的にされるものなので、今もまだ受精卵が凍結されたままだと思うんですけど。出産したあとに、受精卵がどうなっているか病院に聞きに行きたいと夫に言ったら、もし受精卵が残っているなら君はどうするのかと聞かれました。凍結した受精卵を戻すのは、七万円ぐらい。夫には、君はまた悩むだろうからそのままにしておきなさいと言われました。だから私は聞きにも行ってないし、何もしてないんですよ。受精卵は、まだ子どもじゃないけれど、子どもになる可能性ですよね。どうなったかなと、ときどき思うことはあります。研究の材料として使われているのか……。承諾書の類は書いていないんです。

産後すぐに産まないための家族計画の指導をされ、大泣き

出産のために、近くの総合病院に転院したのですが、普通のいわゆる産婦さんが多かったので、入院中も

あまり気持ちが通い合える人がいなかったです。出産したあとに、家族計画というビデオを見せられるんですよね。私はいかにして妊娠するかということばかり考えていたのに、逆のことでしょ。そのビデオ見ていてつらくなってきて涙がポロって出たときに、助産師さんがどうしたの？って声かけてきて、うわーって泣いちゃったんです。それで周りから浮いてしまって、授乳の時間も一人ぼっちで行ってたんですよ。スタッフの方に、私は不妊治療をやってきたから、こういうのは臨機応変にしてほしいと話をしました。ところが、体外受精で子どもができて、そのあと自然妊娠されたけど中絶した方がいますからと言われました。

ひどいマタニティブルーと産後のうつを経験したので、複数の子どもを育てるというのは考えられない

人はよく出産の痛みを忘れると言うんですけど、私は忘れないですね。あんな痛いのは二度と嫌ですし、流産のときも麻酔もなく掻爬するので、嫌でした。私はひどいマタニティブルーと産後のうつを経験したので、複数の子どもを育てるというのは考えられないです。

子どもを見ていて思うのは、赤ちゃんというと「言葉」じゃなくて表情などのコミュニケーションですよね。私は言葉が通じないとどうも苦手です。だから娘にも大人に接するような言葉遣いで言っていました。赤ちゃん言葉は、子どものころから、そういうしゃべり方をする大人が嫌で抵抗がありました。たとえば、赤ちゃんが誰彼と関係なくかわいいという人もいますけど、私にとっては言葉の通じないちっちゃな子どもというのは、別にあんまりかわいいと思わないんですよね。社交辞令でかわいいとは言いますけれども、もともとあんまり子どもって好きじゃないんです。娘に関しては、今はいとおしいというか、生まれてきてくれてありがとうという気持ちです。

現在更年期障害で治療中

私は今、更年期障害で治療を受けているんです。ホルモン薬を飲めば正常値なんですが、やめると元に戻るそうで、出産後生理は順調にきていたのですが、それはたぶん無排卵でしょう、一年後には閉経するでしょうと言われました。ただただ気持ちとしてしんどいです。

夫には顕微授精のことは内緒、体外受精と言ってある

娘は顕微授精で授かったのですが、夫には体外受精だと言って、顕微授精のことは内緒です。精子の数が少なくて、体外受精だと受精しなかったでしょうと言われました。

夫の感覚では、君は子どもを産んだんだから不妊じゃないと言うんですよ。でも昨日もニュースで不妊のことを報道していると私に教えてくれました。だから片隅ぐらいには残っているのかなと思います。

性教育に不妊や生き方の多様性を取り入れてほしい

今、切に性教育のなかで、ぜひ不妊に取り組んでほしいと思います。自分がまったく健康な状態でも、カップリングの問題ですから、不妊ということもありえます。たとえば事故で不妊にもなりえます。私が中学生のときに、暗闇の体育館かどこかで受けた性教育のなかで、女の子は将来子どもを産むために、というフレーズが確かあったと思うんですよね。そういうのではなくて、たとえば生理一つとってみても、子どもを産むためというのもあるけれど、身体のリズムの一つとして教えてほしい。人間に多面性、多様性があるように、生き方も多様なんだということも。もしそのような教育があったら、あれほど不妊で子どものいない人生がだめな人生と思わなかったと思います。最後のほうには子どもを連想するものすべてが涙涙で、人前でも泣いてましたし、子どものいる風景というのが幸せの象徴のように思えてならなかったんです。子どもを産んで初めて、子育てってけっこうつらいものだと知りましたが、いつもいつも子育てが幸せとは限らないなんて誰も教えてくれなかったし、子ども産まなきゃ一人前じゃないとか、断片的なことしか教わらな

かったと思います。だから性教育で不妊に取り組んでほしいということと、生き方の多様性、多面性を認めあえる社会の教育がすごく必要だと思います。高校進学でも偏差値重視で、いわゆる偏差値の高い学校でないとだめだ、みたいな風潮がありましたが、娘には、今は中学まで義務教育だけど、別に中学を卒業したら働いてもいいし、働きだしてまた勉強し直したいと思ったら学校に戻る方法もあるし、いろんな生き方があるとさんざん言っています。結婚についても、結婚してもいいし、結婚しなくてもいいと。恋愛はたくさんしたほうが、人を見る目を養えてそれはいいわよ、とは言っています。これでなきゃだめというのではなく、選択肢がいくつもあるというのがいいと思うんです。

うつがひどくて、子どもを一年半乳児院にあずけている人もいた

産後うつで心療内科に通っていたときに、同じような人がいて大変みたいでした。あまりにもひどくて自殺しかけて入院した人は、子どもさんを長期間乳児院にあずけて。もちろん面会には行っているんですけど、実際自分の手では育ててませんよね。公園デビューをはたして、子育てのことを話していても、誰も知らないけれども自分の頭の中には何年間か子どもを育ててないというのがあるので、話しづらいと言ってました。

最初のころは子どもを抱いていても感情が浮かばなくて、棒を抱いているようだった。三年間カウンセリング

助産師さんの家庭訪問を受けたときに言われたのですが、母親がマタニティブルーだったら推薦があれば保育所に入れるみたいなんです*。ただ乳児の保育料が非常に高くて出せなかったのと、保育所に偏見がある家族がいて、親に見捨てられた子どもを見たくないから見学に行きたくないと言われたんですね。その言葉を聞いたときに、だめだと思いました。そのときカウンセリングを受けてたんですが、のちにカウンセラーに「もしあなたが保育所といえどもあずけていたら、あなたの性格を考えるとまた自分を責めただろうから、

母親がマタニティブルーだったら……入れるみたいなんです 保育所の入所要件や指数判定は自

葛藤があったけれどもそうやって子どもとずっとかかわったことで母親になれたと思います」と言われました。

最初のころは子どもを抱いていても、何の感情も浮かばなくて、棒を抱いているように思いました。突然死に見えて子どもをなんとかすることはできないだろうか、と考える自分がいて、そういうのも正直にカウンセラーに話していたので、「次のカウンセリングまでに何事もなければいいと思っていたんです」と言われました。とても深刻に見えたようで、カウンセラーさんは異例のカウンセリングを長期的にしてくださいました。「もう放っておけなかったんです」と言われました。自分でもどうなるかと思いました。

養子に出したいともわめきました。「動物園で育てられた動物が子どもを産んだようなもので、私にはできないんです」って切実に訴えました。今はもう手放さなくてよかったなと思いますけど。でも、夫が娘に私がうつで娘をぜんぜん育てられなかったときのことを言うので、娘に「母さんはなあ、私を育てなかった時期があったんやで」と言われるんですよ。娘が「ママ、今の私がいい？　赤ちゃんのときの私がいい？」と聞くので「赤ちゃんのときのあなたもいいけど、今のあなたもいいわ」って言っているんですけど。

親になるのは年数がかかります。ほんとうに血のつながりじゃなくて、気持ちのつながりだと思うんですよ。まだ日本では偏見がありますけど、血がつながらなくても親子になれると思うんです。逆に三歳とか六歳とかまであずけていて親になろうというのは、すごく大変だと思う。子どもの歴史がありますから。血のつながりというのはあまり意味がないなと思いますね。

でも、不妊治療中は、養子に踏み切らずに治療は続けていたので、治療の可能性にかけたいという気持ちが強かったですね。何歳まで治療を続けるというのも、一年ずつ延ばし延ばしで。友だちによっては「医師に見放されるまで」と言ってた人もいました。知人で四九歳で出産した人もいたんです。

でもほんとうに卵子が育たなくて……となったらそれはあきらめざるをえなくて、あきらめていたと思います。でもお金がわんさかあったら、海外まで行っていたと思いますね。だから治療は、自分の思いがだめだと思えるまでは続けていたと思います。

治体によって異なるが、保護者の就労以外に、精神疾患を含む疾病負傷がある。

子どものいない人生を考えると妊娠の可能性が低くなるようで考えたくなかった

不妊治療中は、子どものいない人生とか老後どうしようとかはあんまり考えたくなかったので、聞かれるのも嫌という感じでしたね。自助グループでも、治療中の人や妊娠した人は参加を遠慮してもらって、子どものいない人生を考える集まりもあると知ってたんですけど、そういうこと考えると妊娠の可能性が低くなるというか、そういうのは最後の最後と思っていました。とにかく治療に集中して子ども子ども……でしたから。ゆとりもなかったし、考えたくもなかったんです。

考察

岡山さん夫婦の主な不妊原因は夫の抗精子抗体だった。自然妊娠の可能性が低いこと、体外受精しか道がないことを告げられたときは泣いたが、体外受精で道はあると気持ちを切り替えたようだ。こうした両義的な心境は、郵送調査の自由記述にも多くの方が書いている。岡山さんは、顕微授精で妊娠したことは今でも夫に内緒で、体外受精ということになっているという。夫が主な不妊原因をもっているのだが、流産の経験や排卵障害、「排卵誘発剤を打っても、卵子がうまく育たない」という経験からか、「夫のマイナス面も私でカバーしきれないから授からないんだ」と思っていたそうだ。不妊治療中は、砂をかき集めても指の間からこぼれて、どんどん取り残される心境を味わったという。

岡山さんは、最初の妊娠で流産を経験している。他の方も含め、インタビューでは、流産についてはさまざまな受け止め方があった。一つは、「(流産経験自体はとてもつらかったけれども)少なくとも妊娠できるところまではわかったから、前向きになれた」という受け止め方である。周囲の言葉のかけ方も、「妊娠できたから、一歩前に進んだ」という言葉が少なくないようだ。一方で、「妊娠がゴールだと思っていたのに、妊娠がスタートになったようで、遠くなった」という受け止め方もあった。岡山さんの場合は、出産の可能性が高まったとは思えず、「子どもから拒否された気持ち」「『あんたが親じゃたまんない』と子どもに言われたような気持ち」になったという。

今でも、「二人目で長女」と思っているとのこと。名前にもその思いを込めている。妹か弟がほしいと言った娘に、「あなたにはすでに兄か姉がいる」と伝えたそうで、親子の間では、「四人家族」という理解になっている。「二人目は」ではなく「次の子は考えていない」という言葉を選んでいる。二人子どもを産んで、一人亡くしたという心境だということを、周囲や社会が広く知る必要があるだろう。

胎児に、生まれた人間と同じ人格を感じるということは、岡山さんだけではないだろう。岡山さんは、妊娠中に出生前診断は断り、逆に、準備をしておこうと障がい児養育の資料を集めたという。また、実母が、生まれた子（岡山さん）が女だったために次の妊娠を中絶したと知って、「私が弟か妹を殺した」と感じたそうだ。

岡山さん自身、産後うつを経験し、産んだからといって自動的に「母性」がわくのではなく、「棒を抱いているようだった」と言い、「養子に出したい。育てられない」と何年も周囲に告げていたという。不妊治療中も、養子縁組について「私たちを待っている子どもがいるかもしれない」と感じていたそうだ。だが、「机上論では精子が一匹でもあれば治療はできる」ため、不妊治療にかけようと、AIDも養子縁組も具体化はしなかった。のどから手が出るほど子どもがほしかった、子ども子ども子ども……だった、阪神大震災の揺れのなかでもスプレキュアをして基礎体温を測ったというが、まずは夫との間の子どもを産むために、「やれるところまで」「行けるところまで」不妊治療にかけようとしたとのことだ。子どものいない人生を考えるだけでも、妊娠の可能性が低くなりそうで、頭によぎった考えを振り払っていたようである。「最後のほうには子どもを連想するものすべてが涙涙で、人前でも泣いてましたし、子どものいる風景というのが幸せの象徴に思えてならなかった」と、思い詰めていたこと、強固なイメージが合ったことを語っている。

3章 梨本みゆきさん

自然妊娠の子が三人いるが「もしかしたら不妊」

◆プロフィール◆
三〇代後半・女性・自然妊娠により子三人あり。主な不妊原因は排卵障害。不妊治療暦二年、排卵誘発。

インタビュー当時不妊治療はしていない。

インタビューまでの記述

第一回調査票では不妊治療中の夫婦間の齟齬《そご》についてとくに詳しく述べられていた。ある日突然面倒になって不妊治療をやめてしまい、普通の生活に戻ったとある。「治療中は基礎体温に合わせて生活するような状態でしたので、夫に治療のことを詳しく話していないくせに排卵日にSEXがないと不機嫌になったりと、今考えると精神的に少しおかしかったようです。ある日突然通院が面倒になり、やめてしまいました。その後は時間的にも余裕ができ、普通の生活ができるようになりました。冷静に考えると、私はそもそも〝どうしても〟子どもがほしかったわけではなかったのかもしれません」と述懐している。

インタビュー（二〇〇五年一月）

第一子出産後、双子を自然妊娠で授かったことについて。双子で、近所の人に「普通にできた？」って

仕事に復帰してからしばらくして、次の子ができていることがわかったんです。「しばらくはたぶんできないだろう」と思っていたので、ちょっとビックリしました。健診のときに双子じゃないかと言われて、私はわりと素直に「あっ双子なんですか」と、子どもができたのと同じぐらい自然に受け入れました。

近所の人に「普通にできた？」って聞かれたんです。そのときは「普通ですよー」と答えたんですが、あとで双子用の雑誌を見ていたら、不妊治療をして薬とか使うと、双子とか多胎の子どもが生まれる可能性が高いというのを読んで、「あ、そうなんだ」と思いました。むっとしたとか傷ついたというのはなくて、そういう考え方もあるんだなと思いました。

三子をもったあとも、もしかしたら「不妊」かもしれない。絶対「不妊」じゃないと胸を張って言えるような感じではない

自分のことを「不妊」と思うのかということについては、あんまりわからないです。もしかしたら「不妊」かもしれないという気も少しします。二回目の妊娠もすぐにできましたけど、それも偶然だったという気もします。絶対「不妊」ではないと胸を張って言えるような感じではない。もしかしたら、「次にほしいと思っても、できるかどうかわからないなあ」という気持ちはまだあります。「不妊」というのは、結局妊娠したという結果があるかないかで、別にすごい病気で体調が悪いというのとは違うから、ちゃんとした定義があるわけではないですね。

夫からの回答

インタビュー時にお渡しした配偶者用質問紙に後日郵送で回答をいただいた。

Q：自身が受診するまでの気持ちは。

A：私自身は、病院に行っておりません。精子のサンプルを妻に渡して検査してもらってはいます。とはいえ、ある種の抵抗と言いますか恥ずかしさがあったと思います。どちらかといえば子どもはほしいという考えでしたので、この検査で原因がはっきりして対処法がわかればうれしいという感じでした。

Q：検査の心理的な抵抗や戸惑いは。

A：検査結果としては、私のほうは若干精子が少ないものの大きな支障ではないとのことで、一安心しました。つまり、自然な方法で絶対子どもができないわけではないとわかりましたので。

Q：不妊治療に対する当時の考えは。

A：不妊治療については、高額ということや、女性にとって身体的負担が大きいとのことはわかっていました。妻が望むのなら不妊治療をしてもいいと考えていましたが、そうでないなら私から不妊治療を勧めることはないと考えていました。

Q：親御さんへの話については。

A：私は親にはまったく伝えていませんでした。子どもをもつ・もたないは夫婦の問題であり、親はあまり関係がないと思っていました。また、不妊の検査も非常に重要なこととはとくに思わなかったので、親に言わなければならないこととは思っていませんでした。聞かれたら言いますが、とくに報告すべきことではないという感じです。

考　察

梨本さんが自覚している、かつての不妊治療中の夫婦の温度差について、夫は二つの回答をしている。一つは、自分は検査時も含めて通院をしていない、不妊治療の知識取得や勉強をしていないという、知識のギャップがあったこと。また「自分は不妊治療と深くかかわったわけではない」と回答していること。もう一つは、「申し訳ない」と思いつつ「妻のしたいようにしよう」という、主導権の委譲である。夫自身、妻がどれくらい子どもがほしいか、「気恥ずかしくて」話がしにくかったと回答している。周囲にも恥ずかしくて言わず、聞かれても隠しただろうとのこと。現況と違って、言いにくいこと、気恥ずかしいことが多々あったようである。子育てを共同でおこなうなかで妻に率直に言えることが増え、子どもができたことで周囲にも不妊を話せる心境になったことがうかがえる。不妊治療中に妻が「カリカリ」していたことについて、当時どのような認識であったか、知りたいところである。梨本さんのほうは、夫に言えなくて、一人でイライラと空回りしてしまうことがあったけど、妊娠したら、いろいろなことが言えるようになったと語っていた。

4章 幸野美智子さん

ワーキングマザーの夢。治療優先でキャリアダウン

◆プロフィール◆

三〇代前半・女性・子はいない。主な不妊原因は精子の数・運動率の問題。不妊治療歴五年、排卵誘発・体外受精。体外受精のための採卵で卵巣出血、緊急開腹手術。インタビュー当時不妊治療中。

インタビューまでの記述

幸野さんは、夫に主な不妊の原因があって体外受精*（ＩＶＦ）を受けている。

夫婦関係については、第一回調査で男性不妊について「はじめ、本人の理解が不十分であったが、検査士さんから説明を受ける機会があり、（男性不妊が主たる原因であることを）理解した。治療はそれまでも受けていたが、その後、夫自らすすんで自分の両親にすべてを説明し、協力を要請することなどで、より積極的となった。私としても『夫のせいである』ということを必要以上につきつけたくないため、本人自身の理解度があがることはありがたいし、心理的に楽になった」と記述していた。第二回調査でも「夫が前にも増して、まじめに勉強しようとしてくれているのは感じる」と記述している。第一回調査の集計結果の考察では

＊体外受精　一五頁参照。

「共有度・同伴性が高い」カップルに分類された幸野さんである。

職業との関連について、第二回調査では「これまで順調にキャリアアップを重ねていましたが、治療の失敗、流産するに至って、この春に会社（人事）に負担の軽い部署、担当への配置転換希望を申し出、移動しました。仕事も子どもも手に入れたくてがんばってきましたが、丸三年、ハードな環境はよい状況であるわけはないことを認めざるをえない判断でした。今は、環境・雰囲気にも恵まれ、やりがいもある日々を送っていますが、自分が同期でもトップを走っていたのに、やむをえない、自分で選んだとはいえ、追い抜かれていく状況はつらく感じるときもあります」と職業キャリアをめぐる葛藤を吐露している。

一方、「まったくゼロになったというとウソになりますが、妊娠、子どもがいないことについて、周りと引き比べたり、自分の心で自分を傷つけることがなくなりました。努力や運だけではどうにもならないことがあることを少し受け入れられるようになりました」と受容について述べていた。

男性不妊で体外受精を続けていたが、第二回調査時点では「二度目の採卵で卵巣出血を起こし、緊急開腹手術となりました。腹腔内に一〇〇〇ミリリットルの出血をしており、手術に至る直前は内臓が押し上げられる激痛で生命の危機をも感じました。開腹数か月後に胚移植をおこなって妊娠に至りましたが、胎嚢確認後心拍確認まで至らず、初期流産となりました。身体と心の回復を待って、来月また体外受精に挑む予定です」とある。

インタビュー（二〇〇五年一月）

子どもを産んでもキャリアを追求できる就職先に

結婚は、二〇代の半ば、まだ仕事も上向き加減のころ。元々、就職前の夢として、「将来働くお母さんになりたいな」というのがあったんです。就職先もそれが可能なところ、「転勤が比較的なくて女性でもある程度キャリアを積めていける」ところを探しました。

二年間のタイミング指導を経て人工授精へ

昇級試験があったりしたので、結婚して一年ぐらいは、まだいいかなと。翌年にボチボチどないかなということで、不妊治療を始めたんですね。

私のほうはとくに大きな原因らしきものはなかったんです。フーナーテスト*もそのときはクリアしたんです。ですから主人のほうも問題なかろうということで、なんだかんだで二年ぐらいタイミング*状態でした。いろいろ真剣に勉強して、人工授精*（ＡＩＨ）もしたいけど、腹腔鏡検査*を受けさせてほしいと先生にお願いしました。それで、腹腔鏡のために大きな病院を紹介されたんですが、「まだまだタイミングで大丈夫」と検査に進まずに帰されてしまったんです。

経口の排卵誘発で卵巣が腫れて入院

そこでいったん人工授精を始めました。クロミッド*を始めて一日一錠を五日、通常量を飲んで初めての人工授精をしたんですけど、卵巣が腫れたんです。クロミッドでそこまで腫れるのはほとんどないらしいんですが、卵巣が一二センチぐらいまで腫れて入院になりました。いきなり二週間近く。点滴して、いわゆる導尿カテーテルも取りつけて。絶対安静で、一日に動けるのは排便のときだけ。精神的な驚きやショックも大きかった。その人工授精の結果は「妊娠反応出ず」で終わりました。

夫の成績も低空飛行のまま、私の検査結果も出ない

クロミッドでもそうなるので、クロミッドの量もちょっと抑えて、その一年間で四回ぐらい人工授精をし

フーナーテスト
一三頁参照。

タイミング療法
一四頁参照。

人工授精
一四頁参照。

腹腔鏡検査
臍周辺を数か所切開して腹腔内を内視鏡で調べる、全身麻酔で入院も必要な検査・処置。

クロミッド
経口の排卵誘発剤の商品名。もっとも一般的な排卵誘発剤で不妊治療の初期段階から使われることも少なくない。

たんですが、結果が出ない……。そのあたりが変に期待がバーッとふくらんで精神的にはきつかったです。

人工授精で主人の検査も「ちょっと数値もう一つだね」「たまたまということもあるから」ということで、同じクリニックに来ていた泌尿器科の先生に処方してもらって内服もしたんですが、数字もあがってこなくて。主人も病院についてきたり、私が求めるがまま協力はしてくれるんですけれども、薬を一日三回、きっちり飲むかと言ったら「飲みたくても飲めない」と。朝飲んだら上等みたいな。明日が人工授精だという日にも、ひどく酔って帰ってきたりして。「どう思ってんの?」とすごくもめたこともありましたね。でも、結局、主人の成績［精液検査の数値結果］も低空飛行のまま、私の検査結果も原因が出ない。今振り返ってそのときが、精神的に一番まいっていたと思います。

昇級は同期でトップ、仕事も維持したい、両方ほしい

それから、もう体外受精（ＩＶＦ）に踏み込もうということになりました。そのとき、仕事が時間的にも精神的にもかなりきついポジションでした。それまでノンストップで昇級させてもらっていて、同期のなかでトップでした。仕事についてはすごく自信にあふれた、ある意味「調子に乗ってる」ときだったんです(笑)。でも、体外受精をやめたり延期したりもできず、仕事もそのまま維持したい。両方ほしい。うまく妊娠できたら、ちょっと休職して、またちょっと戻って、いわゆるキャリアライフ的には差しつかえなく、最終欲求の「働くお母さん」になれるというビジョンを描いていたんです。会社の労働組合でも、保育所が労働実態に合うように厚生労働省に働きかけようという運動をしていたりして、私のなかでもキャリアプランイコールライフプランということが頭でふくらんで、「両方得るにはがんばらないといけないけど、きっとできるさ!」という感じでした。今からふり返ると、目一杯、手一杯です。いくつも全力投球の状況だったんですけれども、調子に乗っているときってわからないじゃないですか。でもやっぱり、子どもほしいなという思いがあったので、「体外受精しようよ」と。

基本的には私一人が勉強しました。逆に彼を傷つけたくないというか、あんまり「あんたのせいやーっ」っていうふうにはしたくなかったです。それを突きつけることで彼を傷つけそうな気がしたので。だから最低限協力してくれればいいからというスタンスで。

グレードよくても着床せず

それで排卵誘発の注射を始めるんですが、当然クロミッドよりもきつくなるので、おそらく（卵巣が）腫れるだろうと言いながら注射して、案の定、腫れて入院しました。でも、また、卵はたくさん採れて、グレードもよかったんです。でも、腫れていたので、戻せなくて［受精胚を移植できなくて］。でも「やったー、採れたー」って調子に乗って、楽しく「どうやら、先は明るいぞー」という感じでした。仕事も迷惑かけながらも、「先は見えているから、大丈夫さ」という気持ちで退院して、仕事も普通に戻りました。でもそのあと一回普通に戻してだめで、二回目は残りを全部胚盤胞*まで育成して、非常にグレードもいいものになって、状態のいい二個を移植したんです。軽はずみなことを言う先生ではないんですけれども、このグレードでこの内容だったら、八割九割ぐらいは大丈夫でしょうっていうことまで言われて、「双子になるんですけどいいですか」「いいです」という会話までしました。でも結果はだめだった。その後、「もうこのレベルで着床しないということは、要は流産に近いことだと、僕は考えている」と先生に言われて「次のときはリンパ球移植*をやってみましょうか」と言われました。

排卵誘発で卵巣出血。救急車、緊急手術、入院

それから、誘発を注射でなくクロミッドを使ってやって、卵子を数個だけ採りました。結果的には腫れなかったんですけれど、採卵した日にお腹が痛くなって、夫に病院に連れて行ってもらったら、超音波でもう、中でうごめいているんですよ。「これはもう大きいところへ行きましょう」と救急車で転院しました。搬送

胚盤胞
受精しておよそ五～六日経過した着床直前のもの。

リンパ球移植
夫のリンパ球を数度に分けて妻に投与し、母体を感作して、妊娠のさいに速やかな遮断抗体の産生を期待するもの。リンパ球移植については賛否両論で、夫婦

のときは、お腹が痛くて、気持ち悪いぐらいだったんですが、入院した一時間後ぐらいに、もう息ができなくなって。腹腔内で出血していて、肺とか全部押されて、呼吸ができなくなってしまったんです。緊急手術になって、結果的に一〇〇〇ccぐらい、卵巣から腹腔内に出血していたみたいです。採卵した先生も立ち会って、そこだけ止血をしました。

「えらいくじ引いてもうたな」

万が一のことはインフォームド・コンセントで説明を簡単に受けていたものの、まさか、クロミッドで腫れて、卵巣出血するなんて。「えらいくじ引いてもうたな」と思いました。先生の医療ミスではない、自分の覚悟のうえでのことだったので、それについてはもう。お腹をあけて、逆にお腹の中がきれいになって、ちょっと子宮内膜症の気があったところも全部開いて、きれいにして取れたということだったので、「逆に環境がすごくよくなってるはずですよ」と。けがの功名かなということで、けっこう、おもしろく、明るくしたりしていたんです。

そのときに採った卵と前に凍結していた胚盤胞が一つあったので、それを二段階胚移植*で……何でもやってますねえ（笑）……戻そうとしたんですけれど、胚盤胞のほうが、二回凍結させちゃったせいかだめになって、ちょっともう戻せなくて。でも、普通のグレードの二日目、三日目の卵を二つ戻したので、「それでいいか」と軽い気持ちでした。それは結果的に妊娠反応が出たんです。また、「仕事のほうも、これでやっとめどがつくぞ」と、また違う明るい世界がパーッと開けてきたんです。でも、そのときは過去にいろいろあったことが忘れられない思いで、ただうれしいうれしいという感じには、なかなかなりませんでした。

流産、掻爬手術

一週間後にエコーで胎嚢は見えたんですけれど、その次の週のエコーでは姿が見えなくて。「正常じゃな

間同種免疫を原因とした不育症、習慣性流産の治療は確立していない。

二段階胚移植 同じ周期内に二回、成長段階の違う受精卵を移植する方法。一回目の移植で着床の環境が整えられるとも言われるが、多胎の可能性が高まることも懸念されている。

いということは確か」ということで、また転院して、子宮外妊娠ではないのは確かだったのですが、要は「胞状奇胎*の可能性がある」いうことで、一晩入院して、翌日掻爬ということになりました。

そのとき、病室が空いてなくて、隣に母子同室の人がいたり、その反対の隣に一六歳ぐらいの娘がいる四〇歳過ぎの中絶手術の女性がいたり。中身を取り出すという処置としては、同じになるんです。これはきついけど、やむをえない。で、掻爬して終わったんです［涙に］。

不妊治療は突っ走り、仕事はボロボロに

妊娠した、でも、だめになった。でも、ちょっとそこで甘い汁を吸わされたと言いますか。二週間だけでもいい思いをした*ことで、よけいに、どうしようかと思う間もなく「突っ走りたい」状態に。この辺までは一番ピークで走りまくっていました。その一方で、仕事がどんどんボロボロになっていきました。

友だちと引き比べて「なんでやねん」

それで、やっとちょっと見つめ直すようになりました。やはり友だちと引き比べたというのが、すごくありました。団塊ジュニア世代なので、人口も多いですし、わりと努力すれば何でも手に入る。バブル期ほど「お金で何とかなる」とは思っていないんですけれど。ほんとうに周りも自分も、進学も就職も全部努力でクリアしたというのがあったので、「なんでだろう」と自分を責めるジレンマがありました。流産するころぐらいが、「なんで、なんで」と「あの人はこうなのに」「この人はこうなのに」と。いろんな矛盾で自分をいじめていた部分がありました。でも、何かの本に「精神的に自分をいじめると、内臓を痛める」というのがあって、自分も心で身体を傷つけているかもしれないと思いました。それでやっと、神様は公平じゃない、「そういうことも受け入れないと」という精神状態になりました。

胞状奇胎
染色体異常の一つでぶどう胞状に一部の組織が増殖し、胎児として成長していくことは見込めない。

二週間だけでもいい思いをした
妊娠反応が出てから異常妊娠がわかるまでの二週間のこと。

姑が話を聞いてくれる

お姑さんとは幸いすごく関係がよくて仲がいいんです。やっぱり最初のほうは「まだなの？」というのがあって、そんなに気にしなかったのですが、夫のほうに原因があるとはっきり突きつけられたときに、主人が一人で行って、「こうこう、こうで、こうなんだ」と詳しく話してきました。そこからいろいろなサポートが始まって、なんだったら金銭的なサポートもするからとまで言われました。入院中も全部姑が面倒を見てくれました。姑も妊娠できなかったり、流産したり、苦労したことがあって。「ひのえうま」に生まれる時期に妊娠して中絶させられた話も聞きました。実母はそういうのがまったくなくきたので、どちらかといえば姑のほうが話を聞いてくれました。

子どもには恵まれなくても夫と姑に恵まれた

夫とも、子どもがいても変わらないと思うんですけど、今でもすごく仲がいいんです。親や夫との関係はすごく恵まれています。子どもには恵まれなくても、それが恵まれたっていうのはすごくラッキーだなと思います。でもそれは、あとからやっと思いました。そうなるまで、努力で自分が手にしてきたものがあって、ちょっとおごっていたかもしれない。

精液検査の結果を言われても、「あなたが悪いのよ」「あなたと結婚さえしなければ、私は今ごろ子どもがいたのに」というのはなかったですね。何でなかったんでしょう。やはり、それは得がたい夫だと思っているからかなあ。だから、「夫がいない、子どもがいる生活」と、「子どもがいない、夫がいる生活」とすると、選ぶのは後者。姑にも恵まれていて。それがセットだから、それ以上あると思えないから、まずそれは大事にしたいという気持ちが強いですね。

治療して四、五年目にして、やっと主人のグレードが上がったんかなあ（笑）

流産してから半年ちょっと経って、やっと気持ちも落ちついて、そろそろアクションを起こそうかなということで、新しい無認可の薬を使って卵巣が腫れない方法をやってみましょうかということになったんです。幸い、卵もたくさんいいのが採れたんですが、今度は受精卵が一つか二つしかできなかったんですよ。戻したんですけどだめで……というのがこの間のこと。今回、やっと普通に腫れずに卵を吸引するところまで来れたんですが。逆にとうとう「主人のせいだ」という現実が、よくよく主人にも理解できたみたいで、やっと自らいろんなサプリメントとかとってくれるようになって。治療して四、五年目にして、やっと主人のグレードが上がったんかなあ（笑）ランクが上がったんかな（笑）……ていう感じで今に至ってます。

「ラインから降りたのね」「いや、何か大失敗しはったんかな」

同時平行の話があるんですけど、ちょうど流産するぐらいには、タイミング（指導）のときからずっと何年間もきつい仕事をしてきていて。タイミングのときも管理職的な職務だったので、時間的にも精神的にもハードで、これはどちらか取らないけない選択に来ているのかなと。一時、退職することも考えたのですが、人事にもいろいろな話をして、「ペースを落とせるならば、仕事はあとで取り返すことも可能だから」と思って、負担の少ない時間の守れる職場にいかせてもらったんです。

自分はきわめて機嫌よく仕事をしているんですが、周りからしたら、「すごい調子こいてやっていて、あなたはどんどん昇級していくんでしょう」だったのが「何があったの？」と。わかりやすいのが、それまで私服スーツで仕事をしていたのが、制服になったんです。それですっかり、「あ、キャリアあきらめた」「キャリアダウンしたんだ」と、いわゆる「ラインから降りたのね」と思われて。自分もすごくそう思っちゃったり、周りも思っちゃったり。でも、「いつかまた取り返せるさ」と思っているのがあるので、やっとその辺の自分の気持ちにも折り合いがついてきたのかな。異動してから、職場が変わって、しばらくはガタガタしていますけれど、落ちついてきたら、周りに信頼を寄せてもらえるし。その辺が自信になるじゃないですか。今はほんとうに機嫌よくやっているところですけども、それまでは（キャリアを）犠牲にしてきて。たまたま恵まれていたのかもしれないですけれど、仕事も家も手に入れてきたぞ、と。ほんとうにいろんな意味で恵まれていたと思うんです。ただ、それをいったん降りることへのジレンマというのが、常についてまわりました。

異動の理由を「どうしたの？」と聞かれても、「ちょっと身体をこわして」としか言いようがない。逆にわかりやすく「流産」と言ったり。ちょっと親しくなった人には「流産してね」と言ってすべてわかってもらえるようにはしているんですけど、周りからすると「いや、何か大失敗しはったんかな」とかね。

自分の努力ではどうにもならへんことで振り回されている人ってけっこうおるやん

仕事のことは過去の栄光のようにふり返って言っていたのですけれど、よくよく見ると周りの人は介護であったり、病気であったり、「自分の努力ではどうにもならないことで振り回されている人ってけっこうおるやん」ということが、やっとちょっとわかったかな。その辺の人の苦しみは、正直わかっていなかったところがありますね。

不妊治療を受けている友だちがいて、結婚歴は同じぐらいなのに、どんどん卒業していくんですよ。「あっちゃー」みたいな感じです。親族でも同じくらいに結婚した人が、治療もしていないのに何年かするとできたりして。当然すべて公平にはならないものだなあと。

自分の身体を信じていたのに裏切られる

けっこう自分の身体には自信をもっていたというのがあったんです。生理は普通にきっちりくるし、学生のときは体育会系で、けっこう体力はあると思っていた部分があったので、自分の身体を信じられない、信じているんですけど、どこかで、いつか裏切られるみたいな思いがめぐってしまいますね。

年齢的にまだＡＩＤ*（非配偶者間人工授精）までは考えたことがないです。一般的にリミットだという年齢まで五年一〇年ぐらいあるから、考えるのはもっと先かなと。何歳になったらやめる、あと何回でやめるというのを今から考えて、プランを立ててしまうこと自体怖い。リミットをおいてしまうことは、あきらめることなのかと考えてしまう。だからまた、「そのときになってから、考えればいいや」と。たまたま今は、いろいろこけまくってますけど、まだ生殖年齢、「まだＯＫだよね年齢」のうちは、そう考えたらいいかな。もっと「卵もどんどん採れなくなってきました」いうときになってから考えればいいのかな。

今さしあたって、卵ができたり、妊娠しかけたりと、目の前に餌がぶら下げられている。養子のことがよぎることはありますけれど、そうなったら仕事はできないなあ。だから、あえてフィールドに入れずに、考えないようにしている。だけど、最初は優先順位はついていなくて仕事に精を出していたんですが、この先二、三年の自分のなかのプライオリティ的には、やっとこの一、二年、今は治療だというふうに、ある意味年を切ったうえでの優先順位がつけられてから、すっきりした部分もあると思います。この数年間、仕事と治療とか、いろんなことへのジレンマ、自分の身体傷つけて、心傷つけて、仕事ボロボロにしてという経験を経たがゆえに言えるのかもしれないんですが。というのは、そうしないと自分が学べなかった。それはある意味、ちょっと傲慢だったのかもしれない。

男性不妊だけど、受精卵ができても最後は受け取れない［着床しない］というのは「私もどこかあるのかな」

人に不妊の原因について「誰が悪いの？」と言われても「夫よ。私なんか全然悪くないのに、困っちゃって」とは思わないですね。卵はすごくぱっぱとできるので。卵さえもできなかったら、「私がだめだー、悪

*ＡＩＤ　三一頁参照。

いんだー」と思うかもしれないですが、胚盤胞とか、「もう着床するだけだ」というところまでいって結局妊娠していないので。最後に受け取れないというのは、「私も何かあるのかなあ」という思いです。主人のはわかりやすく数値が出てるので、一方的に主人が悪いと思うのはないですね。要は私がhCG*（排卵誘発）、体外受精に対する治療にきわめて向いていない体質なのかなあと思うんですけど、だからといって治療をすることはあきらめようとは思わず、しつこく（笑）。さしあたって、先生を責めたり、自分を責めたり、誰かを責めたりということはなく、いったん現実を受け入れちゃってますね。

掻爬のときの恐怖がよみがえる

卵巣出血も、基本的に結果として長年つちかってしまった病院、先生との信頼関係というのもあるから、何かあったらしっかり診せて、「きっと大丈夫さ」と思っています。ただ、このあいだ卵巣出血してから初めて採卵したんですけれど、さすがにそのときは正直怖かったです。ちょっと麻酔を強めにかけてもらっても、あまり効かなかったです。むしろ、掻爬のときの恐怖がよみがえるような感じです。

でも、正直、のど元過ぎれば、とくにお腹の痛みとかが続くわけではないので、だんだん傷も薄くなって。常に病気をかかえているわけではないので、何もしないときは、基本的には普通体ですよね。やはりリセットされてしまうと、また欲が出ちゃうんですよね（笑）。ただ、無理することのリスクは痛いほど知っているのですが、ともすれば走りそうになるので、周りにもセーブしてもらいながら。

夫は「もう入院させたくない」が「もうちょっとだね」とも

夫は、「もう入院させたくない」んです。いわゆる危険にはさらしたくないんですよ。危険がある程度あって、最小限のリスクはありながらも、そのリスクを最大限に回避できる方法がとれるならば、私の意思

hCG
ヒト絨毛性ゴナドトロピン。成熟した卵胞に働きかけて排卵を促す作用がある。注射薬として使われる。
排卵誘発のためにhMG、hCGを使う方法をゴナドトロピン療法という。hMG注射で卵胞を成熟させ、hCG注射で排卵させる。
幸野さんは卵巣が腫れるので、hMGは使わず、クロミッドで成熟させ、hCGで排卵させる方法などが多かった。

を尊重したいという感じですね。

心配は最大限していると思うんですけど、身体を傷つけるから治療をやめようということは言わないです。私自身の知識のなかでリスクとメリットというか回避方法とか全部整理したうえで、「こうしたい」と言っているのを理解しているので。「ともに覚悟は決めるよ」と信頼してくれているみたいです。けっして「おれは関係ないから」というのはなく、かといって、「傷つくのは嫌だから」いうのもない。妊娠まで行ったとか、卵の写真とかあるので、彼のほうにもきっと、やっぱり「あともうちょっとだね」という期待は、もう捨てきれないでしょうね。お互いに欲張りなのかもしれない。

つらいのは子どもがいない現実、「私だけがなんで?」、いつ仕事がピークの状態に戻れるか

今一番つらいのは、子どもがいない現実ですかね。うーん……それも、もう通り越したな(笑)。考えないようにはしているんですけども、やっぱり、昔ずーっと思って心を傷つけていた「私だけがなんで?」という気持ちがふとカムバックすると、つらいです。それは、もうほんとうに自分の心の中で排除しようと言い聞かせているところですけど、たまによぎったり、昔の思いが走ったりします。

あと、仕事のこと。この状態はいつか打破できるのだろうか。今、先があるから、いわゆる治療を優先した状態で一応仕事してるけれど、ピークの状態にいつか戻れるのだろうか。そうなるだろうと信じてやっているんですけれど、不安は大きいです。けっこう、ほんとうに自分との闘いみたいな感じですよね(笑)。

自分はこけて痛い目せんとわからんかったから

不妊治療は、全部の経験が無駄と思ったことがないです。そうじゃないと今の心境になれなかった。経験しないで、頭で思っても、学習できないから。そうではない人もいるんでしょうけど、少なくとも自分はこ

けて痛い目せんとわからんかったから。

今の教育のなかで、性病の話やそのリスクが出ても、とくに女性は、男性もなんですが、自分の身体を大切にすることってすごくなおざりにされがちじゃないですか。生理があれば大丈夫だと思っていたり、なくてもまあいいやと思っていたり。当事者になるまではその辺のことが、あまり意識になかった。そんなのなくても、八割九割の人はさくさく子どもができて、そんなところにひっかからないでいっているんでしょうけど。これは、人の話だと思っていたことが、突然自分に降りかかってくるんだと思ったりします。

体外受精は楽しみ。ラインに乗っちゃうとスリリング

次の体外受精か顕微授精*（ＩＣＳＩ）かまでの心境は、楽しみですね。ラインに乗っちゃうとスリリングですし。いくつ卵になっているんだろう、卵は大きくなるのかなとかね。毎日注射はきつくて、仕事を調整していて、それがストレスになる部分もあるんですけど、いわゆる目的に向かって走り出すと、それーってそれだけを見たらいいから楽じゃないですか。ここだ、と期限を決めたら、それに向かって体調を整えたり、薬を飲んだり努力をする。動き出すと案外楽なんです。

普通だと、なかなか卵ができませんとか、今回できませんとかあるんですが、私の場合はそこまではザーッと行っちゃうので、そこまでは楽しい。あとは移植して判定ですというときは、だめだった失敗経験が多いので、失敗したときの心構えをしています。どんなにどん底になるかも、自分は経験しちゃっているので。最初のほう、調子に乗っているときは「これでできたら、何月に生まれて、何月に休職して」と考えているんですよ。でも、だめだったときのショックは大きいですよ。「このころにこうだったはずなのに」とか。だから最近は、仕事のスケジュール上だけ押さえて大丈夫なようにして、考えないようにしています。

*顕微授精　二六頁参照。

友だちとは「いつか同じ状況とステージに立てば、また復活できるさ」

治療していると、高温期だから、低温期だからと、いわゆる飲みに行こうよとかいうのを排除したときもありました。優先順位が子どもさんになっている人と話すと私が傷つくので、昔からすごく親しい友だちも、その話を中心にしかできない人とは距離をおいています。けっこう自衛手段(笑)。すごく残念なんですけど。「いつか同じ状況とステージに立てば、また復活できるさ」と思って。

スケジュールも立てづらいです。「このころ、これあるから」とか、「ちょうどこのころこれやから、温泉でも行っておこう」とか。すごい、下心いっぱい(笑)で、やっちゃってましたけど。それこそ、今度、すごく先の話ですけど、半年後に夫の両親が海外旅行に行こうと誘ってくれて。たまたまそのときぽこっと仕事の休みが入っていて、「ついていくわー」って。うまく成功したときはキャンセル。そのときのキャンセル料は、笑って払ってくれるだろうって。だめだったら、気晴らしに行けばいいし。そういうすべてのことが、動機付けの一環になったりする。残念なんですけど、それが現実です。自分が優先順位ナンバーワンに不妊治療をおいている以上、いいかなと。そのために、あれもこれもあきらめたんじゃないかというのがありますね。来年の話をするときに、そのとき妊娠しているのか、してないのかというのは、すごく考えます。でも、人生設計立たないです。「子どもできたら同居しようね」と話しているんですが、そうならない。職住近接の環境はバッチリ整えているんですが、活用するに至らない現実。笑っちゃいますけど。

妊娠が流産で終わったけれど「妊娠まではできたんや」0と1はすごく違う

ほんとうにめちゃくちゃアップダウンしてきたんですが、のど元過ぎてしまえば……。人工授精でふわふわしていた最初のころは、今から思ったらちゃんちゃらおかしいんですけどね。そのときはやはり、中途半端な期待ばかりふくらましているので、ふり返ってけっこう精神的にもつらかった。まだまだそこにエベレストがそびえているのに。いっぺん妊娠しながらも流産して、生理前もこれはマルやバツやと身体でわかりかけている。

自分が妊娠することができた身体なんだと、すごくプラスに思っています。それまでがアップダウン激しいだけに。それまでは妊娠すらできないいわゆるゼロ行進。1と2は近いかもしれませんけれど、0と1ってすごく違います。

周りにはたまたま、死産や子どもさんが亡くなったりはないですけど、世間一般にはある話ですよね。いわゆる妊娠がゴールだと、すごく思っていたんですけれど、いざ妊娠してしまうと、その先って、もっとアップダウン激しいんだ、ほんとうに出産がゴールなんだというのが、妊娠して、やっとわかった。妊娠する前まで、流産して気の毒なのに「少なくとも妊娠できたからいいじゃん」と思ってました。

「不妊治療しています」より「流産しちゃったんです」のほうが世間一般に伝わりやすい

周りに「妊娠しなくてずっと不妊治療しているんです」と言うよりも、「流産しちゃったんです」と言うほうが、はるかに世間一般に伝わりやすいですし、自分は少なくとも「そこまで行けてる」と言える。妊娠が流産で終わって、大きく変わりましたね。少なくとも妊娠まで行けると。過去に行ったんだから、行けるから。そこから、次、その次、その次と。

治療している友人が妊娠したのに「次どこまで行けるんだろう」と言っていたら「何を贅沢言ってるの」と思ってましたけど、それは贅沢じゃなくて、やっぱりついてまわる。少なくとも妊娠しにくかったということは、出産まで普通の人と一緒じゃないかもしれないという怖さはあります。常についてまわる、いわゆる婦人科系のリスクが今後ともついてまわるのかしらと思うところがあります。

インタビュー後

幸野さんはインタビューの翌年に体外受精でお子さんを妊娠、その後無事出産した。その心境を次のようにつづってくださった。了解を得て引用する。

「がんばったことへのご褒美」として赤ん坊がここにいるとは決して思いませんが、ただ、「がんばっただけの甲斐はあったなあ、やっぱりうれしいなあ」としみじみ思います。

今後、育児休職をいつまで取るのか、凍結してある受精卵を含め、今後の不妊治療はどうするのか（仕事・育児・治療……はなんでもきつい？　それなら休職中に手を打つ？）などなど今日びの少子化にもまたまた直結する悩みもありますが、今しばらく、この一年は赤ん坊との生活を楽しみたいな、と思っています。

後日おこなった質問と答え

Q：不妊治療の経験を、今振り返ってみてどのように感じますか。

A：一言であえて言えば、「自分の人生のなかでは、結果避けて通れない経験だった」と思います。

心身ともに、つらい期間は過ごしましたが、それがあったからこその現在の考え（人生観：なんでもかんでも思い通りにいくことばかりではない、努力も大切だが、それだけでは乗り越えられないこともある、また他人への理解や子どもへの気持ちなど）に至ったわけであって、それがなければ今の心境には達しなかったであろうことを思うと、私にとっては大切にしたい過去です。

とはいえ、のど元過ぎれば……で薄れていっている部分もありますが。

Q：今、自分を不妊だと思いますか。

A：「妊娠しにくい人、夫婦だ」と思っています。妊娠・出産までは「未妊」の状態であったのだと。ですから、二人目を希望するに当たっても、これまでを知っている方は「一人できたのだから、二人目は自然にでもできるのでは？（治療しなくても）」と言ったりもしますが、根本的な原因がなくても、二人目を希望するに当たっては、これまでの軌跡を辿り直すのではなく、初めから成功パターンを選択して治療をしたいと考えています。

Q：ご主人は自分を不妊だと思っているようですか。

A：「結果オーライ」的に考えているようですが、自分自身にも原因があることは忘れていないようです。子どもを授かりたいという目的がはっきりしているから、自分たちの目的のための選択をした、と思っているようです。

最後に、何事もうまくいって当たり前、的な考えが覆されたので、それは今の状況においても事故・病気を想定の範囲に入れておく、という形で今後も歩んでいくんだろうな、と思っています。

考察

職業キャリアと不妊治療のジレンマについて、夫との関係について、他者と比べたときのつらさについて、率直に語ってくださった。

第一回調査時、不妊治療に関しては、迷いのない姿勢であった。「このまま続けていれば、子どもがもてると思う」「治療をしている医師を信頼している」「通院していると安心できる」「現在もっとも優先している活動は不妊治療」「不妊治療の休止・終止は考えていない」「一〇年後は子どもがいると思う」「いなければ治療を続けている」と答え、「治療方針・治療の変更をしたい」「転院をしたい」「そろそろ治療をやめようと思う」は「そう思わない」と答えていた。一方、「毎周期焦りを感じる」「毎日の生活が不妊治療にしばられている気がする」「性格が歪んでいくような気がする」「人と接するのがおっくうだ」と答えており、不妊治療に対してはポジティブでも、不妊のストレスは強く感じていたことがわかる。

インタビューで振り返って語っているが、このころが一番精神的にはきつかったようである。「治療を始めて期待がふくらむ分、結果が出ないと精神的にきつい」「中途半端な期待がふくらむ」と回想し、「夫の成績も低空飛行のまま、私の結果も出ない」と、行き詰まりと落ち込みが相当だったという。

夫婦関係については、「不妊治療は夫婦のきずなを強くしている」「夫は不妊治療に積極的である」「今後のことについてよく話し合っている」と、コミュニケーションがとれていると答えていた。インタビューでは「夫は最初から求めるがままに協力」してくれたと言い、「前にも増してよく勉強している」と信頼を寄せていた。男性不妊であったが、体外受精にあたっても、「あんたのせいや」としたくないために、一人で勉強したという。ただ、夫は服薬などは忘れがちのようで、他の男性不妊の方も答えていたように、女性の不妊治療の身体的負担に比べれば、男性の服薬は「服薬ぐらいちゃんとしてよ」と妻をイライラさせることでもある。インタビューでは、二か月前の体外受精で結果が出なかったことを受けて、夫がサプリメントをきちんと摂るようになったとのこと、「治療四、五年目で夫のグレードが上がった」と、卵子や受精卵のグレードになぞらえて笑っている。

インタビューではとくに、約九か月前に、不妊治療のために希望しておこなった配置換えが大きな転機になっていることがわかる。もともと、「働くお母さん」（ワーキングマザー）が夢で、就職先も、子育てしながら充実して仕事ができる場を選んだ。「進学も就職も全部努力でクリアした」幸野さんにとって、「自分の努力ではどうにもならへんことで振り回される」ことを受け入れるのは、身を切られるようにつらかった。体外受精に「ステップアップ」してからは、仕事もますます忙しくなり、土日も仕事のうえ、管理職的な立場にもなり、かなりハードであった。労働組合のワーキングマザーの子育てと仕事の両立の取り組みにもかかわったこともあり、自身も、「うまく妊娠できたら、ちょっと休職、またちょっと戻って、いわゆるキャリアライフ的には差し支えなく最終欲求の働くお母さんになれるというビジョン」をもちつづけていた。子どもがいる友人と共有するものがなくなっていることも「いつか同じ状況とステージに立てばまた復活できるさ」と前向きである。

体外受精で妊娠反応が出て、つらいことに流産してしまったのだが、「妊娠まで行けた」と「0が1になり」、ますます不妊治療に拍車がかかるようになる。一方で「仕事はボロボロ」になっていった。そうしたなかで幸野さんは、不妊治療を優先するために、配置転換を希望する。ノンストップの昇進で「同期でトップ」を走ってきた幸野さんは、「私服スーツから制服に」戻ることになる。神様は公平じゃない、子どもには恵まれなくても夫と姑に恵まれた、仕事はいつか取り戻せると、現状を受け入れ、選択をし、配置転換を希望した。

それは「キャリアダウン」でもある。「流産したから」と理解されやすい説明をするものの、「何か失敗したのでは」「ラインから降りた」と周囲が評価したり憶測したりすることに引け目を感じているのも事実だ。

不妊治療自体に関しては、大量の腹腔内出血により緊急開腹手術をしたこと、残念ながら自然流産に至ったけれども妊娠の経験をしたことが第一回調査後の大きな転機になっている。不妊治療に対する恐怖感や慎重性、妊娠・出産に向いていないという感覚をもたらした一方で、「妊娠までは行けた」という安心感も感じている。幸野さん夫婦は男性不妊で体外受精を受けているのだが、幸野さん自身は、受精卵はできるのに「受け取れない」、つまり移植しても着床できない自分に何かあると語っていた。

男性不妊のときに、「あなたに原因があるのに私ばっかり」（身体的に不妊治療のつらい負担がかかる、周囲につらい言動をかけられる、仕事を調整したり頭を下げなければならない）、「あなたと結婚しなければ、子どものいる人生だった」という「相対的剥奪感」をもつケースも少なくないが（11章の渋谷さんは率直にその心境を語っている）、幸野さんの場合は、夫への共感・共鳴（夫のせいにしたくない、責めたくない）、自己への転嫁（私にも原因があるはず）が感じられる。14章の谷口さんも「自分に原因が見つかるとフェアだと思えてほっとすることも」と書いていた。

白井（二〇〇七）では、質的分析によって夫との不妊の共有度・分離度によって、同じ男性不妊であっても、感じ方や態度に違いがあるという提起をおこなっている。幸野さんは、冒頭でも述べたように、夫婦関係質問で、非常に共有度・伴侶性が高く、夫に対して剥奪感を感じるより、共感を感じているようである。

インタビュー当時は、顕微授精に向かうところであった。「私だけがなんで?」「いつ仕事がピーク時に戻れるのか」という思いがフラッシュバックするとつらさがこみ上げてくるが、体外受精、顕微授精自体は「ラインに乗っちゃうとスリリングで楽しみ」「目的に向かって走り出すと楽」だという。不妊治療の目処をどこにするか（子どもができなくても不妊治療をやめるのはいつか）を考えるのは、「リミットをおいてしまうのはあきらめること」のような気がして、避けながら、体外受精に前向きに取り組んでいく覚悟をもっているようだ。

インタビューの終わりに書いたように、その後、幸野さんにはお子さんが誕生している。不妊治療を振り返って、「がんばったご褒美ではなく、がんばった甲斐があった」という言葉を選んでいた。「がんばったらがんばった分、対価が得られる」という業績主義に戻ることはないようだ。子どもをもった現在は、「妊娠・出産しにくい夫婦」だとアイデンティファイしている。

■参考文献

白井千晶、二〇〇七「不妊当事者の人間関係——夫婦関係を中心に」『保健医療社会学論集』一八（一）、二五－三七頁

5章 石井理恵さん・幸太さん

排卵誘発で品胎、苦渋の減数手術

◆プロフィール◆
理恵さん：三〇代半ば・女性・排卵誘発により子三人あり。主な不妊原因は無排卵性月経、多嚢胞性卵巣、夫の乏精子症。不妊治療歴四年、排卵誘発。インタビュー当時不妊治療はしていない。排卵誘発により三胎妊娠、減数手術を受けて双胎に。家族構成は、夫・幸太さん、子三人（下は双子）

インタビューまでの記述

第一回調査のときには、排卵誘発によって第一子がおり、現状をたずねるカテゴリーでは「不妊治療中」を選択したものの、気持ちとしては揺れているようであった。「幸い奇跡的に一人授かっているので、これ以上身体的精神的経済的負担はもう十分だと思った。ただどこで区切りをつければいいのか、不妊治療には終わりがないし、お金があればどんどん上の段階へ進むこともできるし。もう一度同じ治療法でもがんばれば妊娠できるかもしれない。誰にもわからない。でもがんばるのなら三三歳の今でないと、あとからだと年齢的な問題もあるし。四三歳で出産とか聞くと焦りも感じる。ゴールはどこなんだろう。結局は夫と納得いくまで話し合って二人で決めたことだからこれでいいとしよう、と思っている。もう治療生活は疲れた」とある。

男性不妊もあることについては、「私にも原因があるので、おあいこ、という感じだが、夫は治療を勧められたり、したりということがないのに私だけいつもつらい目に合うのは何だかフェアじゃない気がしている。（夫にも原因があるということを）夫の親には言っていないので私だけ不妊のように思われているのも何だかくやしい。身体への負担もかなりだし、金銭的にもつらい」と述べていた。

総括として「ある医師に『あなたは一生子どもができない』とまで独身のときに言われて、結婚も子どももあきらめて仕事一筋に生きてきました。二七歳で現在の夫と出会い、『子どもはいなくてもいい』と言われて結婚し、引越し先で見つけた産婦人科でやっと理想の医師にめぐり会えました。一五歳から治療してきて、いろんな医師を見てきましたが、やはり産婦人科は特殊な診療科だと思います。とくに不妊となると、医師はカウンセリング的な部分も負ってほしい……忙しくて無理かもしれませんが。恥ずかしさや劣等感やさまざまな想いをかかえて、ゴールも見えず時間も金銭的にもしばられて患者は押しつぶされそうなのに。周りの理解も必要だけれど、医師側ももっと配慮をしてほしいと思います」と締めくくっていた。

第二回調査では状況が大きく変わる。「ちょうど昨年一月に、『これで最後』と決心して、新しい治療法だと勧められた排卵誘発剤のごく微量の連続注射を受けました。多嚢胞性卵巣*で、これまでに卵巣過剰刺激症候群*で何度も入院してきたので、覚悟のうえでした。心身共これ以上がんばれないとやっと判断して『一度だけ』と受けたら、なんと妊娠。しかし、三つ子でした。腰痛もちで前回の妊娠・出産で苦しんだこと、二年前のうつ病の再発も恐れ、三つ子自身が背負うリスクも説明され、医師の勧めもあり減胎手術*をしました。泣きました。つらくて。なんて自分勝手なことを私はしてるんだろうと。双子で出産も大変でしたが、今は子育てで大変です」と書いている。夫婦のギャップについては第二回調査でも述べていて、「不妊治療の末に三人授かって、たしかにもうあまり話題にはのぼらなくなりました。でも夫はやはり女側に責任があるよ

多嚢胞性卵巣　排卵されずに卵巣内に多数の卵胞がたまる症状。PCOSとも呼ばれる。

卵巣過剰刺激症候群　排卵誘発で卵巣が過剰に刺激され

うなニュアンスで、いとこ夫婦が不妊なのを私に奥さんに不妊治療を勧めるように言うのです。それが腹立たしいし、『子どもができない＝即治療』ではなく、それぞれの夫婦、女性の考えがあることも配慮してほしいと、夫だけでなく世の中の人々に知ってもらいたいです」とある。

母である私の胸に飛び込んでくる二人を見ていると、もう一人生まれるはずだった生命はどこへ行ったんだろう、私が殺してしまったのか、抱いてやりたかった、すまないと泣けてしまう

現在の気持ちとしては「やはり三人産むべきだったか、減胎手術は私たちのエゴだったのか、ほしくて治療して、数が多かったから、ハイ減らします……など、いつも心のどこかにあります。今でもこの選択は正しかったのか……と。でも正解はないし。一歳になってよく笑い、母である私の胸に飛び込んでくる二人を見ていると、もう一人生まれるはずだった生命はどこへ行ったんだろう、私が殺してしまったのか、抱いてやりたかった……など、ぐるぐる考えてしまうのです。そして泣けてしまう。すまない、と一生この気持ちを抱えて、その子の分も、今の三人に（上に娘がいます）愛を注ごうと思っています。不妊治療を受けたことは周りに話せても（成功というか結果的に授かったからだと思いますが）、減胎手術のことは誰にも話せず、つらくて。同じ経験をして同じ思いの人と話してみたい」と切迫した胸の内を書いてくださった。そして「治療の末、生まれた三人の娘は、また年頃になると、産む産まない、そして産めないことに悩むのではないか、と思います。心配なのです。この子たちの世代は、今よりもっとそうなるのではないかと……。私のようなつらい思いはしないでほしい。私が体験したことを女である子どもたちに包み隠さず話せるだろうか、性教育や未成年の妊娠を防ぐ目的での話はきちんとしようとは思うけれど、不妊治療のことについてはどうだろうとよく自問自答してしまいます。この子らが産むころには、もっと不妊治療もつらさがいろんな点で減って、社会からも理解されていたらいいのに」と締めくくっている。

て腹水などの症状を起こすこと。OHSSとも呼ばれる。OHSSを避けられるよう排卵誘発には注意が払われるが、反応には個人差があり、重症例もある。

減胎手術／減数手術　多胎妊娠したときに人為的に胎児を減らす人工妊娠中絶手術。妊娠二か月ごろに、胎児の心臓に塩化カリウムを注入して、心拍を停止させる。

この回答を読んで、著者は、同じ体験をした方と石井さんが話をすべきだと思った。しかし経験者は見つからなかった。著者自身はインタビュアーとしては不適当かとは懸念したが、石井さんに面会をお願いした。理恵さんのインタビュー時には、夫の幸太さんは席をはずし、終了後に幸太さんのインタビューをおこなっている。

インタビュー(二〇〇五年一月)

当初から無排卵月経

(質問を冒頭で見ていただいた。)

理恵:実際に質問見ると、なんか避けてきた部分があるなあと。とりあえず目の前のことをこなすのに精一杯になって、ちゃんと考えてないことはないんですけど、紛れて助かる部分もあるのはあるなあって思うんですけど。

独身のとき、生理が一三歳で始まってからずっと不順だったんですね。まあ見てもらったほうがいいなと親に連れて行かれて、行って、結局は無排卵月経で、だらだら出血が多く長く続いたんですけど、最初は基礎体温を測るわけでもないし、わからなくて、一八…何歳だったんだろ、排卵誘発剤を飲んで周期を整えていくやり方になっていったんですけど、ホルモン剤、クロミッドは最初から、けっこうずっと飲んでいました。

服薬量はけっこう増えてました。何軒目の医者ですかね、増やされてから太って。その時点で卵巣が腫れたりということまではなかったんですけど、いや、でも、独身のとき腫れて二回入院しているんですね。二二歳で初めて入院したんですけど、いっぺんｈＣＧ*(排卵誘発)という注射をしてみようと言われて、し

＊ｈＣＧ 五七頁参照。

たときに腫れて入院になったんですね。どうやっても排卵はしにくいと言われて、もう治療自体に疲れてしまって。費用も、言われた日に診察に行くのも。その時点では、ある程度仕事に融通がきいたので行ってたんですけど、別に結婚の予定もないし、もうそこまでしなくてもいいや、と一回やめて。自分で漢方薬の薬局に行って飲んだりして、体重も元に戻って。その時点で、疲れちゃって、治療のほうは休みみたいな感じで、いいやってやめていたんですね。

白井：じゃあ、起こしたほうがいいんですね？

でも、生理がないまま三か月四か月あくと、子宮が退化していくと言われちゃって。

理恵：そうなんです。起こすだけでも起こさないと、と言われていたので、不安になって行きだしたり。でももう、医者も何軒行ったんかな、疲れて。もう嫌でした。

医者に「こんなんじゃ一生妊娠はできない」と

主人と出会うころに、内診をしないとも言っていられないかと女医さんを教えてもらいました。その女医さんがけっこうきつい方で、「こんなんじゃ一生妊娠はできない」とはっきり言われて。

子どもはできないから、結婚も考えてなかった

ちょうどつきあいだしたころだったのですが、主人にすぐ結婚しようか言われて、絶対子どもが好きなのは見ていてわかっていたので、言わないと、ってすごいプレッシャーになって。結婚の話が出たときに、そういう話をして。泣いて。

子どもはできないから、結婚も考えてなかったんですよ。自分で一生働くつもりで、高い生命保険に入ったりとか、割り切って。子どももとくに好きじゃないし。たぶん好きになろうとあまりしなかったんだと思うんですけど、子どものない人生だったら、もちろん結婚もできないだろうし、わかってて結婚してくれる

人なんて、と思っていたんで、そのつもりでいて。私はこうこうでできないから、「あんた子ども好きやのに」って言って、そしたら、「そんなんかまへんやん」ってけろっと即答だったんですね。「二人でおったらええんとちゃうん？」と。「でもあんたがよくても長男やし。そういうわけにはいかへんやろ」と言ったら「別にかまへん」と言って、相手の親にはそこまで言うつもりもなかったんで、今はできない人もいっぱいいるしと思って。

白井：ご自身の親御さんはずっと？

理恵：うちの親はもう知っていたんですけど、「話してそれでもいいと言ってくれたんだけど」と言って。トントンと話は進んで。なんせばたばたと結婚したんで。向こうの親にも私は言わないし。「二人の問題だからいい」と主人も言ってくれて。で、治療はやっぱり続けとこうと思って、してたんですね。

「どうしたいかなあ」ってたずねてくれはる先生

その女医さんにうんざりしたので、不妊治療に力を入れている近所の個人クリニックに行ったら、初めて出会ったようないい先生で、気持ちを聞いてくれて、「どうしたいかなあ」ってたずねてくれはって。それがすごくうれしくって。今までもう先生、何人も何人も会ったのに、全然違うわ、って。こうこう、こういう方法がありますって手の内を全部示してくれて、どうしますかって。これのメリットはこうで、デメリットこうですけどって。あなたの場合はこうがまずいいと思いますけど、こうしましょうかって、費用ももちろん全部。そこでまず排卵しないかもしれないけど、排卵誘発剤でやってみようかっていう感じで始まりました。

人工授精から始めないとできないなら、もういいや

クリニックに行く前に、結婚するんだったらと別の大きな総合病院を紹介されて、ご主人と検査をちゃん

としてもらってくれと言われたんですね。

主人は抵抗があったみたいですけど、検査したら、私も排卵がしにくい多嚢胞性卵巣と、無排卵と、主人は精子が少ないと言われて、これだったら、人工授精（ＡＩＨ）の段階から始めないとできないよという感じだったので、私はそこまでするんだったら、もういいやと思ったんですね。それで主人に「どう思う？」「そこまでする？」と聞きました。「いきなりそこまでしなくても、まあできないという話やったし、ぼつぼつでいいんとちゃう？」という感じで、データももらって、個人クリニックに行きました。「とりあえず、まず一番下の段階のタイミング指導*からやっていきましょうか。負担にならない程度で」と言われて、結局排卵誘発剤を毎日注射して、量も増えました。

タイミング療法　一四頁参照。

排卵誘発で卵巣過剰刺激症候群、入院、妊娠

そのときも卵巣がすごく腫れて、独身のときと同じように入院しました。卵巣過剰刺激症候群で、妊娠何か月かというくらいすごいお腹になりました。だいぶひいてきたなというときに、妊娠反応が出ました。でも、妊娠反応が出たよと言われたときに、最初にいろんな薬をいっぱい点滴しているし、前日にレントゲンも撮っていたんですね。「ああどうしよう」と思って、喜びよりもそれが一番心配で「先生、赤ちゃん大丈夫ですか」と聞きました。「それは大丈夫。ごく弱いレントゲンで撮っているから。薬も大丈夫」と言われて。ただ、卵巣が腫れすぎているから育つかわからないと。結局は大丈夫で生まれてきてくれたんですけど。

「もうけりをつけたくて。治療をしていく人生がしんどくて」

だから次の妊娠を考えるというときに、前みたいになるまで覚悟しないとできないですよというのを言われて、もう子どももいるし、入院もしにくいし、そこまでやってどうだろうと思いました。主人が、そこま

でしてまで、お前がかわいそうやしという感じだったんですね。で、それはせずに排卵誘発剤だったり漢方薬だったりで、きょうだいができればほしいなと。でも先が見えないゴールみたいに、いつまでもほしいなほしいな、どうしようというのに、もうけりをつけたくて。治療をしていく人生がしんどくて。で、じゃあもうこれで最後にするわって、上の子が幼稚園で医者にも通いにくくなるのでこれで最後にすると。そうしたら先生が、ちょうどそのとき、ついこの間学会で発表されたやり方があるんですけど試してみますか、と。前は毎日たくさん注射をしていたけど、ほんのごく微量を連続一〇何日か注射して様子見ながらやっていくのが有効というのがあるんです。前から言われていたけど、子連れで毎日行くのがどうしようとずっと思っていました。繁盛して混んでいましたし。悩んでいたんだけど、主人に「一回それをやってみて、これで最後にするわ」と言って、一一日通って、腫れたけどそうでもない程度だったんですね。で、先生もエコーを撮って卵も何個かできたよって。

三つ子を妊娠、エコーにはっきり映り、うれしい気持ちよりも「どうしよう」

妊娠がわかって、その時点で卵が*三つ出たとき、エコーでこちらも見えるんですよ。「あ」と思ってはっきり三つだったんで「やー」と思って。先生も「あ、三つ」って。「まあ、自然に流れていく可能性も十分ありますから」と言われて、とりあえず三つだけど様子を見ていきましょうかと言われて、「やー三つやって」という感じだったんですね。

それまでも多胎の可能性については言われていました。独身のときもエコー見ると白い卵がいっぱいになって腫れているのを見てきて、これが出られなくていっぱいになっているんだよというのも言われていて、そういう可能性は考えていましたた。知っていたけど、でもやっぱり自分がなるのとはショックが違うので、できてくれてすごくうれしいけど、うれしい気持ちよりも、どうしよう、どうしたらいいんやろう、「わー」と思って、とまどってしまって。自然に減ってくれたらいいのにって思っちゃうんですよ。でも、こんなこ

＊卵　胎児の前段階の胎嚢ないし胎芽の意であろう。

と思ったらあかんねんけど。なんせどうしよう、どうしようという感じで。

毎週エコーに行っても、減らなくてそのまま大きくなっていってて、最初の先生と違うドクターが来られていて、その先生もいい先生だったんですけど、三つ子の危険性を先に言われて、障がいをもって生まれてくるというのは、もちろん普通の一人のときよりもリスクは高くなりますと言われました。お母さん自身もリスクが高くなるし、子どもたちにリスクが高くなるというのを言われて。私、一人目のときに腰痛がひどくて、三人耐えられるかなというのがあったのと、一人目のあの子が一歳のときに、いろいろ重なってうつになってしまって、ちょっとだけ入院したりとかあって、産んだあとにぶりかえさないかという不安がありました。もちろん経済的な問題もあるし、三人も産んで、抱えて私ができるかなという自信が全然なくて。

わりとすぐ医師は減数手術というのがあるんですけど、と

だから三つ子を産もうという決断よりは、リスクのほうをいっぱい考えてしまって、じゃあ一人にするの、二人減らすの?と。

わりと先生はすぐ、この場合は減数手術というのがあるんですけどと言われたような気がします。「え、すぐ勧めるの?」と思ったのを覚えています。

その話のもっていき方が、うちが治療してこういう結果になって、こういうのを勧めるのはすごく心苦しいんですけど、でもこうこうこうだし、一度ご主人と相談して考えてみられたら、リミットはここの週までだから、こういうのも考えてもらったら。保険もきかないんですけど、と。いろいろリスクを言ってくれたと思う。危険性が上がるので、やっぱり大きい病院に入院して産まないとならないだろうしって。いい点はもちろん言わなくてもわかる。子育ての喜びというのは知っているやろ、という感じだったので。

がんばって産みましょうかというよりは、減らしますかと。申し訳ないですけど八万円にさせていただきます、と

ドクターは、三つ子でも大丈夫、大丈夫という感じではなかったです。がんばって産みましょうかというよりは、減らしますかという感じだったので、「え?」と思いました。上に一人いるからよけいにだったと思うんですが、わりと勧められちゃうんだと思った記憶があります。先生もつらそうな感じで。手術の費用が八万円だったんですけど、申し訳ないですけど、八万円にさせていただきます、という言い方だったり。うちが悪いから安くするというニュアンスに聞こえて。

自然に減ってくれないかなとそれを考えてしまって

それでも、自然に減ってくれないかなとそれを考えてしまって。一人減らすか二人減らすかを調べたり。不妊の人の会の本を買って読んだりしていたので知識はあったのですが、自分の身になると。テレビで産婦人科医の人が出ているのも見ていましたが、やっぱり、減胎って、自分が作っておいて……と思っていたので、いざ自分がそうなってみると。

身体の調子が悪くなって、親に手伝ってもらっていたので、親にも言いました。親には卵巣が腫れて入院した時点で、じつはこうやって治療してたからと言ってたので。でも、主人が、夫婦で相談して決めると言ってくれていたので、よかったんですけど。親しい友だちにも話しました。結局はやっぱり、何かの障がいがでてしまうのが心配だったし、経済的なこともあるし。もうほんとうに悩んで泣いて。

産もうとも考えたんですけど。でもやっぱりそれよりは、双子でも普通の妊娠ではないんだよ、異常妊娠に入る、双子でも大変なんだよと言われて。わりと最初から、そうなるかな、というのは思っていたかな。日記も、忙しくても書いていたんですけど、おととい見返していたら、つらくて書いてないんですよ、全然。

そのころのスケジュール帳にも、ただ減胎手術オペって書いてあるだけで。*何も書いてなかったんだと自分でも思いました。そのころ、日々どう思って、気持ちが変わっていったかというのはわからないです。

友だちや親のアドバイスは、やっぱり、三人産んだらきついやろと。母親にしても、あんたが心配やからという感じで。親ってありがたいなと思ったんですけど。無理かなあと思って、主人とも話して、それで結局手術しました。

減胎手術オペって書いてあるだけで　妊娠反応が出た七日後にエコーで三胎が映り、「ギリギリまで悩んで」減数手術を決めたのは妊娠六週、手術は妊娠七週だった。手術はエコーで三胎が映ってから三週間後のことである。

第一子のあと強い抗うつ剤服用中に予想外に妊娠、人工妊娠中絶。「私って子どもも殺してばっかり」

普通の中絶もしているんです。うつですごいきつい薬を飲んでいるときに、自分が絶対排卵しないということは何人もの先生に言われていて、避妊もしていなかったんです。子どももほしいとずっと思っていたので。うつで退院してきて、一番きつい薬を飲んでいるときに、なんでか、できてしまって。もう絶対それはいけないよと言われて、中絶しました。医師はそんなこと言わないけど、私って子ども殺してばっかりと思いました。

子どものかわいさはわかっているのに、可能性を自分で選んで摘んでしまう。こんな私の決断で生まれてこられない

手術のとき、先生の前では泣かんとこ、と思って。先生も、減数を選ぶの？という顔はしはらへんやろうけど、やっぱり悪いことを自分で決断して、自分でもいいこと選んでいるとは思えなくて、誰かに責められているような気がしてしまって、すごいつらかったです。

上の子がいるので、子どものかわいさも全部わかっているし、こういう可能性を自分で選んで摘んでしまう、こんな私の決断で生まれてこられないのかなと思うのがつらかった。私が産むと言えば、たぶん流れが変わって、周りのみんなも、じゃあ産もうかというふうになるんだろうになと。

魂があるんだったら申し訳ない。夫は「その分残りの子どもを大きく幸せにしてやろうな」

先生に「減らすというのは、お腹の子は、死んじゃったあと出すんですか」と聞いたら、いやそれはもうそのままお腹に。残りの子に影響があるから、掻き出すことはできないから、そのまま吸収されていくんですと聞いたときに、なんかホッとして。もう一回お腹に戻ってきてくれて、この子たちと一緒にまた中で大きくなっていけるかなと思って、先生の前で泣いちゃって。泣くところじゃないだろって先生はキョトンとしていたんですけど。

血になるのか骨になるのかわからないですけど、なんとなくね。だから、人の気持ちというのはどこででき るのか、受精した瞬間なのか、お腹からおぎゃーと出てきたときなのか、誰にもわからないのだけど、魂というのがあるんだったら、すごく申し訳ないな。前の中絶のときもそうですけど、「その分残りの子どもを大事に大きく幸せにしてやろうな」と主人が言いました。私も、その分、健康で、言われたようなリスクとか障がいもなく生まれてきてもらおうと思いました。

今までの人はどうされたんですか、ってすごく聞きたいけど怖くて聞けなかった

病院に治療成績が掲示してあって、自分がそうなると見直してみて、双胎とか書いてあるものもありました。たまに三つ子を産んでいる人もいました。今までの人はどうされたんですか、ってすごく聞きたいけど怖くて聞けなかった。みんな産みましたよって言われたら、それも……。

みんな減数しますよって言われて安心してするというのも違うし、自分はどう言ってほしいのかなと。結局は、やっぱりよう聞けなかった。きっと、いっぱいこういうのあるんだろうなと思いながら。

この子たちが五体満足で元気に育ってくれているのはその子が守ってくれているのかな。育てられる環境なんだったら産んだほうがやっぱりいい

産んでしまったら、かわいいから産んでよかったと思うと思うんですね。ただ双子でも、うちは上がいるからよけいなんでしょうけど、もう大変です。

だから、助けてくれる手があるなら、もちろん三人とか四人とか産んだほうがやっぱり。産めばもちろんかわいいから、よかったですむと思うんですけど、やっぱり見ているとかわいいので、もう一人いたらそれはかわいかったと思うんですね。でもこの子たちが五体満足で元気に育ってくれているから、その子が守ってくれているのかな……って都合のいい考えなんですけど、そう思わないとつらいし、かわいそうだし。だから、育てられる環境なんだったら産んだほうがやっぱりいいと思いますけど。妊娠中もけっこうきつかったので。

ただ、二つ減らすというのはそこまではできないなと思いました。双子だったらなんとか。多胎になる可能性があるとわかっていたうえでこっちもしたんだからというのがあったので、一人まで減らすのは思わなかったです。

双子の出生に対する特別な反応

せっかくできてくれたんだから、双子はがんばろうと。けっこう双子って多いですよね。初めから卵二つだったのか、減らされて二つになったのかと思いますけど。それは聞けないし、聞く話でもないし。

でも、双子でも、治療してたの?って聞く人いるんですよ。双子の人のホームページを見てても、そうやって聞かれる人がいるみたいで、それは嫌よねってみんな書いてます。家系がそうなの?って言われる人も。双子って家系とか遺伝とか言われるので。そうではないと言えばすむんだけど、治療してたの?って言

われたら「え?」と思って。

ちょっとしてたけど……って。最近はみんな知っているから、してたよって言ったほうが。

出産のために転院したら「せんでいいのに」という感じで「減数したの?」と。責められた気がした

医師を責めるような気持ちはなかったですね。そういう可能性があるのは自分がよくわかっていたので。知っているのと自分がなるのとは違ったけども、責める気はしない。申し訳ないというのがにじみ出てたし。そこのクリニックでは、双子は妊娠・出産のリスクが高いので大きな病院に移ってもらいますと言われて、その移った先の病院の先生に紹介状もって行ったときに、減数したの?って言われたんですよ。せんでいいのに、っていう感じで。そのときそれはショックでした。「え? 減数したの」「あそこやっているの?」と言ってたので、やっぱり内緒にしている話なんでしょうね。ふーん、ていう感じで言われました。けっこう「減らしちゃったの?」みたいに責められた気がしました。

親は、私が悩んで出した答えだったらそれでいいよという感じで、産め産めという感じはもちろんなかったんですけど。双子でも大変やろうし。

今でもよかったのかな、と思うし、上の子がすごく二人をかわいがるんですね。「お母ちゃん、双子でこんな大変やったら、三つ子やったらどうなってたやろな」と言われたことがあって。

そのときは、もちろん彼女は知らないことなんだけど、「あ、痛」と思って、「そうやろな。もっとすごいやろな」とか言って。

夫は子どもには伝えず死ぬまで墓場にもっていかな、と

昨日主人が、このインタビューのとき、娘に聞かせたくないから、いなくてちょうどよかったと言っていました。「死ぬまで墓場にもっていかな」と言われて、けっこうショックやったんやけど。「そうなのかな、やっぱり言ったらあかんのやろか」。そしたら「ショックやろ。聞いてうれしいはずは絶対ないやろし」って。「そうやなー」って。私自身、母が自然流産した話を学生のころに聞いて、けっこうショックだったんです。なんかきょうだいがいたんやって。妊娠に気づかないうちに、流産して医者に行ってわかったらしかったんですけど、そういうしようがない話でも、聞いて、おったかもしれへんねんな、っていうのは「えーっ」て思っていたんで。それを思えば、自分の親が決めて減らされたっていうのは、それはショック。そのときはきっと納得はできない話だろうし、歳がいって自分が普通に子どもを授かっても、一〇〇％理解というか、共感までもいかないだろうなあ。やっぱり同じ立場にならないとわからない。それまで待っていたほうがいいのかな。

その子が守ってくれたおかげであんたたちは元気に生まれてこうやって大きくなってこれたんだから、自分の命を大切にしてねと言えたらうれしいけど

でも、私はその子に申し訳ないし、私の悩んだ気持ちもつらかったことも全部言って、その子が守ってくれたおかげで、あなたたちは元気に生まれて、こうやって大きくなってこれたんだから、自分の命を大切にしてねと言えたらうれしいけど、まあきっとでも、「そうやな、ありがとう」とは、そのときすんなりとはきっと思えないだろうなあ。だから夫は「この子らが、子どもたちが産みにくくて、おまえと同じ立場で三つ子四つ子を授かったときにお母さんどうしよってなったときにこそ、こうやったんってその子にだけ言うべきことで、みんなを前にして言ったりすることじゃない」って。たしかにそうやなあ。でも、その中絶の経験っていうのも、女の子三人なんで、今はどんどん生理の情報とか体験も早いから、中絶というのはつらいし、責任をもって、命やから責任をもって自分の身体を守りなさいという話はすごくしたいけど、それに自分の経験を交えてするかと言うと、その年頃の人に言う話じゃないのかな。

聞かされるほうは嫌よなぁ

でも、自分では、やっぱり自分がどれだけつらかったかというのは言って、あんたたちにはこういう思いはしてほしくないからというふうに言いたいなと思っているなあ。でも、それはあくまでも中絶の話。やっぱり、やっぱり自分でも嫌よなあ。伝えたい気持ちはあるけど、聞かされるほうは嫌よなあ。だから結局は言えないままになるかなと思いますね。

でも三人いたら一人ぐらいは、環境もこんなんだから、不妊症になるんじゃないかなあと思ったり。そんな心配していたらあれなんですけど。

お母さん間違ってたんと違うと言われたら「そうやな」と。産んでほしかったと言われてもしようがない

それはきっちり、ちゃんと自分の言葉で伝えたいなというのは思うので、わかってくれそうに育てば、そういう時期になれば話してもいいかな。「お母さん間違ってたんと違う?」と言われたら「そうやな」って思えるかな。その子なりの意見がそのときにはあるだろうし。産んでほしかったと言われてもしようがないというのはなんとなく思います。男の子だったらまた違うんかなと思うんですけど、産む性だからなと思って。

双子ちゃんのお母さんって何人かに会ってきたけど、三つ子ちゃんのお母さんに会ったときには、たぶんちょっと、思い出してつらいかなと思いますね。考えたことなかったけど。

二人で遊んでいるのを見ると、もう一人いたんだなと

同じ決断した人ともし会えたら、つらかったなーというのは分かち合いたい。

こうやって双子だとお互いすごく遊ぶんですよ。どうぞって二人で世話のし合いっこもしておもしろいんですね。こういうのを見ると、もう一人いたんだなと。きっと主人は、もうそうやって思い出すこともないのかもしれないけど、こっちは思うなあ。手術のあとが痛いときとか、殺された赤ちゃんは感覚はないんだろうけど、やっぱりごめんという感じだったし、やっぱりもちろん死ぬまでずっと思うんだろうなとは思いますね。

夜数えたらもう一人いたり気配を感じたり

その分大事にこの子たちを育てないと罰があたるなあ。変な話ですけど、おばけとか霊とか全然見えたことなくて、主人ももっとそうなんですけど、前にここで私と上の子と産んだばかりの二人と、女ばかり四人で寝てて、みんな寝相悪いから、夜中目がさめるたびに数かぞえて、どこ行った?って戻してくるんですよ。いつも一、二、三と数えてまた寝ていたんですけど、そのとき、数えたら四って。もう一人いて。もちろん、寝ぼけているから、もう一人来ているわって。別に怖くもなく。寝ちゃって、朝になって忘れているんですよ。普通に。ふと思い出して、主人に「この間数えたらもう一人おってん、赤ちゃんが。別に怖くもないし、あ、おるわって」って言ったら主人が、「おれもな、この間気配があって、そこに小ちゃい子が立っとんねん。あ、見とるな、ってそれですんでん」って。「怖かった?　どんな感じだった?」って聞いたら、別に、あ、見とるなと思っただけで、気配やし、違和感なかったらしいんですよ。来とったんかなって。わからへんけど、さみしくて来てるという感じではないような気がして、見に来てくれたんかな、って勝手に都合よく思っているんですけど、忘れてないよと。気休めやけど、水子地蔵に二人でちゃんと行こうと言って行きました。

そういうのって外国なんてどうなんだろうと思うんですけど。別に魂が宿っているなんて考えなければすむんだろうけど、やっぱり気持ちがあるから。

こんなにつらいと思ってなかった。育っていればこうなっていたというのが目の前にいる

当事者の気持ちって、私もこんなにつらいと思ってなかったです。ニュースでやっている分には、なんでそんなするんだろうと思っていたから。つらいというのを、伝えてもらえる手段がありません。言える話じゃないし。

うつの強い薬を飲んでいたときの中絶とは違う感じです。育っていればこうなっていたというのが目の前にいるので。そのときに残った子がこうなっていくというのが。だから、けっこう、うつのときの中絶のことはもう忘れがちな感じ。そのときもつらくて、もちろん、ごめんね、ごめんね、だったけど。やっぱりこっちのほうがつらいかなと思いますね。

減数手術が終わったあともずっとエコーに映り、つらい

終わったあとのすぐのエコーで、二つだけになるかというとそうじゃなくて、手術された残りがずっと映るんですよ、何か月かまだ。それを見るたびに、大きくなっていく二つもうれしいんですが、これがまたつらいんですよ。まだ残っているというのが。それが複雑な感じで。先生もこっちがこうでって説明するときに、あきらかに映っているけれどもそんなに言わない。最初は言われたけど。

安定するまでと言われて、検査データが揃うまでという感じで、手術してから二か月そのクリニックに行きました。子宮口をしばる手術をしないといけなかったみたいで、二か月したら大きな病院に移りました。

この子たちをしっかり育てることしかない。三つの卵が映った最後のエコー写真は、大事な証

元の先生がたぶん心配しているんだろうと思って、無事に元気に双子が生まれましたと葉書を作って送りました。写真をつけたんですが、二卵性なんで顔が全然違うんですよ。もう一人あったら、違う顔があったのかなとやっぱり思ったり。でも、できることは、あとはもうこの子たちをしっかり育てることしかないと思いました。

白井：他の方にインタビューしたときにも、たとえば体外受精（ＩＶＦ）のときに、三つ戻しておきながら、三つは着床しないで、二つとか一つとか思ってしまう自分がいると話す方がありました。一個もないのは困る、でも三つはね、って思いながら、でも可能性を高めたいから三つにしちゃう自分がいて、と。

理恵：三つの卵［胎芽か胎嚢］が写った最後のエコー写真は、これだけが残った証かなと思って、ちゃんと大事に置いとかなあかんなと思って。でも不妊治療自体がなかったら、この子たちも上の子も授からなかったわけだからとも思うんです。不妊治療自体を否定してしまうことはできないし。

できへんねんって泣いてたくせに子沢山。幸せやなあ、ありがたいなあ、守ってくれているなあ

不妊治療の結果できたから、自分は結果オーライですけど、自分は最初できないだろうと思っていました。「おまえ、できへんねんって泣いていたくせに」って主人は言うんですよ。なのに子沢山かって。そうやな、子沢山やなって。いつの間にか子沢山やなあ。私、子どもおらへん一人の人生やと思っていたのに、なんでこうなったんやろう。だから幸せやなあ、ありがたいなあ、守ってくれているなあって。

白井：ご主人様は、病院のほうからリスクやなんかお話されたときはすべて同席されてましたか。

理恵：いえ、もう平日の昼間なんでいなかって。先生と会ったのは手術のときだけだったと。べったりいつもついていってくれるというタイプではないんで。もしあれだったら呼んでみましょうか。

白井：はい、すみません。

ご主人は、医師からリスクの話を受けたさいは診察が平日の昼間なので同席しておらず、手術のときだけ、医師に会ったという。理恵さんのインタビュー終了後に、話をうかがった。

夫へのインタビュー

幸太：結婚当時に、子どもをもつことがむずかしいと聞いて、子どものいない人生になるかもしれないということについては、しかたがないと思っていました。選んだ人がそうだっただけの話ですから。

養子は考えず、二人は二人でそれでええんちゃうと思ってました。たしかに子どもは好きは好きやけど、できへんもんは、しゃあないですもんね。

三つ子のリスクや選択肢の話は、僕に直接あったのではなく、嫁さんから聞いただけなんです。医師からはどちらかを勧めるニュアンスではなく、二人にお任せしますという感じでしたけど、子どもが生まれても、嫁さんがおらんかったら、どうしようもないですからね。どっちかというと、母体の健康が頭に浮かびました。変な話、まだお腹の中におって、言い方悪いかもしれませんけど、見えへん存在なんでね。子どもが一人おったんで、お母さんがいなくなっちゃうわけにいかないし。おらんかったら、ちょっと考えたかもしれないけど、おったというのがそういうふうに考えられた原因の一つかもしれません。

決断は、嫁さんの意思を尊重したらいいなと思ってました。どういう決断を出したにしろそれをバックアップしようと。ただ、せっかくできた子やから、失敗すれば誰も全然おらへんようになるし、成功しても三つ子が二つ減ってしまうかもしれへんとかそんな話聞いてたけど、けどもう、せなしゃあないときにはせなしゃあないですからね。お任せという感じで。嫁さんは悩んどったんでしょうけど、僕の身体はどうともないですから、もう任せるしかないですからね。変な話、上に一人おるんで、もうあかんかったらあかんでしようがないやんていう話はしてました。減らそうと思うと言われたときは、それで決めたことですから、じゃあそうしようというふうに。産むと決断していたら、僕は子どもは好きだから、もしうちの嫁さんがなんとか三つ子産むと言うのなら、それはそれで支えようと。子どもが好きだからね。一回中絶させているんで、よけいにね。しようがないですよね。

減らすのと、そのときの中絶は、自分のなかでは一緒は一緒です。生きているものを、という感覚はあります。ただ、子どもが生まれてからちょくちょく思い出すという感じではないです。もう今が一生懸命、手一杯で。

嫁さんはいろいろ気を遣っている部分はあるでしょうけど、この状態で一杯一杯ですから。それはそれでよかったんかなと思うんですけど。こうやって無事に育ってますしね。たとえばそういう手術をしたおかげで、変な話、手がなかったりとかそういうこともなかったですね。身体的な部分でもね。三つ子なら早産もあったりして、こうはいかなかったかなって思うこともあります。結論として、これでよかったと。

今もし悩んでいる人がいたとして、きっとその人その人の考え方が違うでしょうから、悩んで決めるしかないですね。うちはたまたま決断してやったことがいい方向に向かっているんで、それはそれでええんとちゃうんかなと。もうこの辺は結果論ですよね。

減らしたことでつらいのは、将来的なことでしょうね。もし、この子たちが知ることがあったときに、どういう気持ちになるのかなというのが。そしたら、三つおったうちの生き残りの二人ですみたいな感覚をもたれても嫌やなと思ってね。

大きくなって、うちの嫁さんと同じような不妊やなんやということになったときに、話せなあかんかな、と嫁さんと話してましたけどね、それ以外は僕らは、自分らのために一人殺されてるみたいな感覚をもしもたれたら、嫌やなと思ってね。

もし何かで知ったら、腹わって話さないとしゃあないですね。隠す必要はないと思いますし。結婚や子どもをもつときにも、あえてこちらから話す必要はないと思っています。

医療者に対して思うのは、僕らのは、中絶とちがって、産むために選ぶ一つの手段、子どもを無事に育てるために選ぶ手段でしょうから、こういうのは、医師会で認めるというのは必要かなと思います。もっと公にするとか、きちんと整備してもいいんじゃないかと思います。病院を変わったときに違法ですよと*一言言われたと言ってましたから。

これは、こうやって無事に産むための選択肢の一つ、産むための手段なんでね。中絶みたいに、産まないための手段ではなくて、産むための手段なんでね。違法としておこなわれる、いわゆる後ろ暗いというのはおかしいですね、きっとね。だいたい多胎というと、うちの嫁さんみたいに不妊で排卵誘発剤打っている人が多いでしょうから、そんななかでたくさん産まれるときに母体の負担ということで問題でしょうからね。たくさんいらんから減らすというと話はちょっとどうするか問題で別になるでしょうけど、母体の負担を減らすことを考えて減らすということに関しては認めてあげるというか、公にしてもいいと思います。

違法ですよ　減数手術そのものに関する法律はない。堕胎にあたるか母体保護法の人工妊娠中絶にあたるかの議論、ガイドラインについては章末参照。

インタビュー後

インタビュー前後にメールをやりとりさせていただいた。ご本人の了承をいただいたので、一部を紹介させていただきたい。

インタビューをお引き受けくださった理由として書かれていたのは「この経験や思いが私一人のなかで完結せずに、データの一つとして世に出て何かの役に立つのなら、生まれなかった子に対しても少しは顔向けできるかな」とのこと。また、インタビュー原稿の校正紙が届いた日は「奇しくも今日が双子の誕生日です。もう二歳になります。片言もしゃべり、表情もとても豊かで、ますますかわいくなってきました。ともすれば日々三人の子の世話と家事に追われ、忘れがちになっていました。こうして思い返すことはつらいですが、ちょうど偶然この時期に原稿をいただいたことは、何か意味があるのだと思います」とのこと。「子どもにどう話すか、いずれ話すのか」「この問題に直面している人にアドバイスは」「三つ子の母に会ったら」など、「無意識に避けていた点を突かれたようで、けっこうつらかったですが、こうしてすべてを第三者の白井さんに話すことで、ぐしゃぐしゃで混乱していたものを、少し整理することができました」「日頃封印している思いを引き出してきて、どう言葉にすればいいのか、考え考え話しました」とのこと、日頃、あまりにもつらくて遠ざけようとしているのだろう。

冒頭にも述べたように、インタビューは私ではなく、同じ体験をした方のほうがよいと思ったし、それであっても、インタビューが悪い影響をもたらすことが心配だった。インタビュー前にその点についてもおたずねし、また心理の専門家やご家族のフォローも視野に入れながらインタビューをおこなった。インタビュー後は「ご心配くださったような、インタビューを受けたことで落ち込むことはまったくなく、大丈夫でした。一人きりならいざ知らず、すぐ三人の子どもに振り回されて振り返る暇もない状態でした」とのことであるが、何より「思いがけず、主人の思いも聞けました。『産むための中絶』という言い方に、救われた気がします」ということが大きかったのかもしれない。

考察

減数手術を選択した当事者の感情について、こうした研究も含めて、マスメディアで取り上げられたり、双方向的なメディア・インターネットなどで書き込まれることはほとんどない。

政策審議や学会のガイドライン策定など、政策の場面で取り上げられるのは、減数手術の「是非」や「倫理的問題」である。そこで議論されるのは、母体や子どもの相対的な安全性か、母体保護法適用外の堕胎か、ということだ。また、誰に決定権があるのか（産む・産まないは、産む女性が決めるという自己決定権なのか）という観点からも議論される。

産婦人科の学会誌や学術誌などでも、スポットが当たるのは、「実態」か、「倫理的問題」だ。学会では倫理的問題に決着をつけるより、多胎を未然に防ぐため、受精卵・受精胚の移植を二個までにするという方針が近年示されている。石井さんの場合は三つ子の可能性を想定した受精卵・受精胚移植ではなく、排卵誘発で、排卵の数はコントロールできない。石井さんのような無排卵のケースでも、排卵誘発－自然妊娠（あるいは人工授精）ではなく、採卵して体外受精－胚移植（ＩＶＦ－ＥＴ）する方針になっていくのだろうか。

国内を中心に、減数手術・減胎手術に関する学会誌論文、学術書を以下にあげた（時系列）。

杉本勝之、一九九五「生命倫理について：多胎児の減数手術を例に」『哲学会誌』一九、八九－九九頁

宇津宮隆史、一九九五「『減胎手術』や『代理母』を不妊夫婦はどう考えているか」『医療と社会』七、七六－八〇頁

金城清子、一九九六「生命誕生をめぐるバイオエシックス－四　減数手術――望まれる生殖医療の副作用としての多胎妊娠への責任ある対応」『時の法令』（通号一五二七）、六四－七五頁

SLADE, P., 1997, "A prospective, longitudinal study of emotions and relationships in in-vitro fertilization treatment", *Human reproduction*, 12, pp.183-190.

田原隆三、藤間芳郎、矢内原巧、一九九七「生殖医療による多胎と減数手術（特集　生殖医療の最近の進歩と周産期医療）」『周産期医学』二七（六）、八二一－八二七頁

渡辺雄二、一九九七「検証・最先端医療――医療の矛盾が生み出す不妊治療の末の減数手術」『金曜日』五（一〇）、五四－五七頁

根津八紘、一九九八「胎児の生と死――私はなぜ減胎手術を行なうか（特集＝生老病死の哲学）」『仏教』

四二、七四－八四頁
根津八紘、一九九八『不妊治療の副産物　減胎手術の実際――その問いかけるもの』近代文芸社
我妻堯、早乙女智子、一九九九「胎児減数術の臨床的・倫理的問題について――文献的考察」『生命倫理』一、七八－八七頁
我妻尭、二〇〇〇「不妊治療の問題点――減数手術（特集　不妊・不育と周産期医学）」『周産期医学』三〇（九）、一一九一－一一九五頁
實崎美奈、二〇〇一「減胎手術の経験が患者夫婦に及ぼす影響」『日本不妊学会雑誌』四六、四四一頁
高橋祥友、二〇〇一「生命倫理序説――現代の生と死（一一）減数手術」『からだの科学』二二〇、一一一－一一七頁
實崎美奈、宇津宮隆史、指山実千代、清原あゆみ、二〇〇二「減胎手術の経験が患者夫婦に及ぼす影響」『日本不妊学会雑誌』四七（四）、七－一〇頁
齋藤有紀子編、二〇〇二『母体保護法とわたしたち――中絶・多胎減数・不妊手術をめぐる制度と社会』明石書店
安藤一道、佐藤千歳、杉本充弘、二〇〇三「多胎における減数手術の世界の動向」『産科と婦人科』七〇（二）、一六五－一七二頁
伊佐智子、二〇〇四「多胎減数手術を検討する――女性の自己決定権か」『生命倫理の再生に向けて』青弓社
堤治、二〇〇五「日本受精着床学会・倫理委員会の活動――死後生殖と減数手術について」『産婦人科の世界』五七（四）、二八五－二九二頁
苛原稔、松崎利也、岩佐武他、二〇〇七「不妊治療による多胎妊娠の発生と胎児減数手術の現実（特集　多胎妊娠の発生予防法）」『産婦人科の実際』五六（一二）、一九八七－一九九二頁
宮崎豊彦、二〇〇七「減胎手術の必要性と問題点（不妊診療――現在の課題と将来展望）」『臨床婦人科産科』六一（一二）、一四九二－一四九五頁

白須和裕、二〇一〇「母体保護法と多胎減数手術（特集　産婦人科に関わる法と倫理の現状）」『産婦人科の実際』五九（一三）、二一九一－二一九九頁

この文献一覧を見るとわかるように、減数手術をする当事者の心理、選択、経験、影響という観点から減数手術が取り上げられたのは、二〇〇一年の實崎美奈の学会報告「減胎手術の経験が患者夫婦に及ぼす影響」が初めてのことだったと言ってよいだろう。

このように、学識者や研究者の間で語られたり、議論される減数手術は、再言すれば、せざるをえないか、断じて許されないか（母体保護法の適用外であるとの認識から堕胎罪にあたるとの発言もある）という「是非」「倫理」であったり、医学的な観点からは減数手術が誘発する全胎流産のリスクであって、当事者のリアリティではなかった。苛原稔ら（二〇〇七）によれば、三胎以上の妊娠は毎年二〇〇例以上あり、その四～五割が減数手術をおこなっているにもかかわらずである。

実際、石井さんが受けた説明は、流産のリスクなど医学的なインフォームド・コンセントのみであり、「こんなにつらいと思っていなかった」と語っているように、その後、つらさがますます増していく可能性があるとは、医師の話にはなく、当人のイメージやシミュレーションの想定外であり、またおそらく医師自身もこのような知識はなかったのであろう。

減数手術を実施するか否か悩む、あるいは減数手術をして苦しんだり悩んだりする当事者がアクセスできる情報として、医療者にあまりサポートが期待できない状況であるならば、他の情報はどうだろうか。石井さんが減数手術を悩んでいるときに、それを知らせたのは、数人だけ（実母、夫、夫の母、親しい友人）である。対面的な状況での相談がむずかしい場合、参考にするのは、インターネットなどのメディアであろう。筆者の当事者調査では、インターネットも一定の役割を果たしていることがわかっているが、減数手術の決

断で悩んでいたり、手術後に苦しんでいたとき、サイトの掲示板などにアクセスしたら、どうだろうか。詳細なログ分析は別の機会におこなうことにするが、不妊治療の掲示板や、人工妊娠中絶の掲示板、双子サイトや三つ子サイトでは、「望んで妊娠したのに、自分の希望の数に減らすなんて」という論調が強い。多胎妊娠がわかった者の相談が書き込まれることも少なくないが、「産んでよかった」という三つ子の母親からの書き込みはあっても、自分も減数した・減数をすすめるという書き込みは見あたらない。また、当の相談者も、その後減数したかどうか書き込むことはない。サイトの情報は、あるバイアスがかかっており、また典型的なストーリーがあるようである。

石井さんは、「他の方はどうされましたか」と聞きたくても聞けなかったという。だいたい皆さん産みますよ、と言われるのが怖いし、減数する方も少なくないですよと言われても参考にならないことがわかっていたからだ。情報が少ないなかで、妊娠の経過、児の状態、経済的な問題、（うつを患った経験もあり）育児の精神的・身体的負担など、さまざまなシミュレーションをしなくてはならない。

石井さんが三つ子の妊娠（品胎）を知ったのは、妊娠反応が出て七日後だ。エコーのおかげで、医療者も女性も、同時に明確なビジュアルとして「三つ子」を確認する。妊娠してうれしいけれど、「どうしよう、どうしよう」と戸惑ってしまう。自然に減ってくれないかなと考えてしまい、自己嫌悪になる。

どうすればよいかを考えたが、医師は「わりとすぐ」「この場合は減数手術というのがあるんですけど」と情報提供してきたという。

減数手術をするか、三つ子を産む決心をするか。頭に浮かぶのは、不安要素ばかり。一番大きいのが、子どもの障がいや健康上の問題などの「リスク」。経済的問題。自身の産後うつの経験、腰痛など妊娠・出産時の健康上の問題。実母は生まれる子の心配より、娘の心配をして「三人産んだらきついやろ」と。それは妊娠・出産で健康や生命が脅かされること、生まれた子が早産などのために健康を損なう可能性があること、四人の子の子育て、経済的問題、さまざまな「きつい」を意図しているだろう。

「私が産むって言ったら、流れが変わる」ことにプレッシャーを感じつつ、石井さんが出した結論は、「無理かなあ」ということだった。「自分でもいいことを選んでいるとは思えなくて、つらくて」「私って子どもを殺してばっかり〔強いうつ剤を服用しているときの妊娠を中絶〕」と思ったという。悩んで泣いて、インタビューにあたって見返してみたら、日記もスケジュール帳も真っ白で、ただ「減胎手術オペ」と書いてあったという。

本インタビューでは、そのような決定プロセスだけでなく、減数手術をしたその後の長期的な精神的負担が明らかになった。妊娠中ずっとエコーに、小さいままで育たない、心拍が停止した胎児が映りつづけるというリアルな体験を想像する人はいないだろう。医師の申し訳なさがにじみ出ていて、多胎の可能性を知っていたこともあり、責める気持ちはなく、「先生の前では泣かんとこ」と思ったのに、心停止した胎児は、子宮外に掻き出すのではなく、そのままで吸収されると聞いたときに、泣いてしまう。

出産のため転院すると、医師から「減数したの？」と言われ、周囲に責められているように感じる。それは、医療者のニュアンスを感じ取ったからだけでなく、責められることであると社会規範を内面化しているからでもある。

さらに出産後、子の成長を目の当たりにするたびに、もう一人いたと思うこと、この子を殺して別の子がいたかもしれないと思うことが、日々、自分を傷つけることになる。インタビューで語っていたように、石井さんは日々、ことあるごとに、生まれられなかった一人を思い出す。子どものかわいさがわかっているだけに、こういう可能性を母親である自分が摘んでしまう、こんな私の決断で生まれてこられないのかな、と罪悪感にさいなまれ、「こんな私」と自分を称する。減数手術を迷っていたときに、不妊専門病院の壁に貼られている「おかげさまで生まれました」という写真のなかでも双子に目がとまり、「今までの人はどうされたんですか」と聞きたかったが、みんな産みましたよと言われても、みんな減数手術をしますよと言われて安心するのも違うから、怖くて聞けなかったという。産んでからも、双子に会うと、初めから双子か、減らして双子にしたのかと思う。長女に「お母さんは双子でこんなに大変なら、三つ子だったらどうなっていたか」と言われ、「痛い」と思う。二人でおままごとをしているのを見ると、「もう一人いたんだな」と思う。「育っていればこうなっていたというのが目の前にいるんで、そのときに残った子がこうなっていくというのがわかるからつらい」と石井さんは言う。双子は二卵性なので顔がまったく違うが、「もう一人おったら違う顔があったのかな」と思う。そのため石井さんは「日々に流されて」「避けていたところがある」と、直視できない心境なのである。今、双子が元気にしていることは、もう一人がいたからだ、その子が守ってくれているのだ、その子の分まで幸せに、と思うことで、自分を納得させなければならないようだ。

もう一つ、理恵さんから離れない問題が、今いる子に知らせるか、ということであった。夫は「知らせずに墓場までもっていく」と言うが、理恵さんは、「その子が守ってくれたおかげで、あんたたちは元気に生まれて、こうやって大きくなってこれたんだから、自分の命を大切にしてね」と言えたらうれしいけど、でも「聞かされるほうは嫌よなあ」と揺れている。自分の母が自然流産したということを知ったときでさえ、きょうだいがいたとショックだったのに、母がそれを選択して減数（中絶）したと知ったらどうだろう。「お母さん間違ってた」「産んでほしかった」と言われたら、その通りだと語っていた。娘たちが、将来、命の大切さを考えるとき、不妊に悩んだとき、自然流産したとき、人工妊娠中絶するか悩んだとき、折に触れて、話す機会があることを理恵さんは何度もシミュレーションし、自問自答したようだ。

インタビューでは、石井さんがもつに至った生命観、胎児観が垣間見えた。「魂」という言葉を何度か使っていた（「魂というのがあるんだったら、すごく申し訳ない」）。胎児を掻爬しないと知ったときも、エコーで見るのはつらかったが、「もう一回お腹に戻ってきてくれて、この子たちとまた大きくなっていけるかな」と思ったという。減数した子に守られているというのは、「都合のいい考え」だけど、「そう思わないとつらいし、かわいそうだし」と述べている。その子にはその子の役割があったと、甲斐があったと、そして守ってくれているのだと感じている。「気持ちの問題」だが、水子供養もし、「三つの卵［胎芽か胎嚢］が写ったエコー写真は、生きた証だから大事に残さなあかん」と言う。

冒頭で述べたように、第一回・第二回調査で石井さん自身、夫とのギャップを指摘していた。インタビューでも、減数手術をどのように意味づけしているかという点において、夫婦の齟齬《そご》が大きかった。石井さんは、述べてきたように、こんなにかわいくなる子を私が殺してしまったと自責の念があり、「魂」があるとしたら、今でもその子に守られていると感じている。しかし自分と違って夫は「思い出すことはないだろう」と推測している。

一方で夫は（インタビュー中に登場した理恵さんの実母も同じかもしれないが）、「まず母体の健康」「子どもが生まれても、嫁さんがおらんかったらどうしようもない」と、まず妻の健康と生命を優先したこと、胎児は「見えへん存在」だとした。また、経過によっては「誰も全然おらへんようになる」かもしれなかったと、現実的である。一方で、それを説得するのではなく、「嫁さんの意思を尊重」した。「一回中絶させている」から、産むなら産むで納得できると思ったようである。減数手術の決断にあたっては、「その分、残りの子どもを大事に大きく幸せにしような」と妻に話したという。その減数手術は「前の中絶と一緒」とし、「手術をしたおかげで、結論としてよかった」「決断してやったことが、いい方向に向かっている」と、妻の健康と生命が守られ、双子が障がいや発達の問題もなく健康に成長していることを評価している。「中絶と違って、産むために選ぶ手段」「無事に育てるために選ぶ手段」と、肯定的に評価し、「医師会で認めることが必要」ともいう。

もう一つ夫婦の考えに齟齬《そご》があるのは、将来子どもたちに減数手術を伝え説明するかということだ。夫は、減数手術のネガティブな側面はただ一つ、娘たちが知ったらどのような気持ちになるかということだという。「自分らのために一人殺されてるみたいな感覚をもしもたれたら嫌やな」と、こちらから話す必要はない、墓場までもっていくと言っている。一方石井さんは、すでに述べたように、その子のおかげで元気に生きていられることを感謝して命を大事にしてほしいと伝えたい気持ちもあるようだ（ただし寝相の悪い子どもたちを数えたら四人いたという不思議な経験、小さな子が立っていたという経験は、夫婦で共有している）。

だが、筆者はここで、夫婦の齟齬《そご》をことさら問題だと述べたいわけではない。すでに述べたように、夫の「産むための手段」という言葉を初めて聞く機会をもった石井さんは、救われた気持ちがしたという。気持ちに違いがあることが、肩の荷を軽くすることも間々あるということは付言しておく（他のインタビューでも、同じように夫が不妊治療に邁進していたらつぶれていたと思うが、夫は子どもは別にいらないと一貫していたので救われたという語りがあったように）。

石井さんは、月経が始まったころから多嚢胞性卵巣症候群、無排卵だった。病院を転々とし、排卵誘発をくり返し、「こんなんじゃ一生妊娠は無理」と言われ、子どもができないならと結婚も考えないようになっていた。子どもを好きになろうとせず、一生一人で働くつもりで、高い保険にも入っていたという。そんな石井さんが夫に、「子どもできへんねんって泣いてたのに、子沢山や」と笑われるまでになった。石井さんは、幸せやなあ、ありがたいなあ、守ってくれているなあと言う。「先が見えないゴールみたいに、いつまでもほしいなほしいな、どうしよう、というのにけりをつけたくて」「治療していく人生がしんどくて」最後に一回と、学会で報告された最新の排卵誘発を試したら、品胎。つらい選択をしたわけだが、でも、「不妊治療がなかったら、この子たちも上の子も授からなかったわけだから、不妊治療自体を否定はできない」と言う。

減数手術をした時点で終わるわけではない、当事者のリアリティを教えていただくことができた。理恵さんが「この経験や思いが私一人のなかで完結せずに、データの一つとして世に出て何かの役に立つのなら、生まれなかった子に対しても少しは顔向けできるかな」という思いでインタビューに応じてくださったことを書き添えておきたい。

■資　料

日本産科婦人科学会、日本生殖医学会等では、多胎妊娠を防止するために、体外受精のときに移植する胚の数についてガイドラインを出している。しかし、このインタビューのように、排卵誘発で品胎になる例もある。減数手術は、刑法で禁止している堕胎に当たるのか、母体保護の観点から、母体保護法の人工妊娠中絶に該当するのか、明確な結論は出ていない。

◎資料1

厚生労働省・厚生科学審議会・生殖補助医療部会「精子・卵子・胚の提供等による生殖補助医療制度の整備に関する報告書」（平成一五年四月二八日）「別紙三」より抜粋

○　平成八年度厚生省心身障害研究「不妊治療のあり方に関する研究」（矢内原巧）によると、三胎については、体外受精を原因とするものが四六・七％、排卵誘発法を原因とするものが四三・二％、自然が八・五％、四胎については、体外受精を原因とするものが五二・九％、排卵誘発法を原因とするものが四一・二％、自然が三・九％、五胎については、体外受精を原因とするものが三三・三％、排卵誘発法を原因とするものが六六・七％、自然が〇％となっている。

○　多胎妊娠は近年、増加傾向にあり、平成八年度厚生省心身障害研究「多胎妊娠の疫学」（今泉洋子）によると、平成七年の多胎児の出産率を昭和四三年と比較すると、双子は一・三倍、三つ子は四・七倍、四つ子は二六・三倍と上昇している。これは、生殖補助医療技術の普及によることが大きいと思われる。

○　減数手術の実施状況については、前出の「不妊治療のあり方に関する研究」の調査によれば、アンケート調査結果を得た一九五施設中、減数手術は八七例行われている。実施施設数は一五施設となっており、その多くは診療所である。

○　減数手術は、母体内において胎児を死滅させる手術であるが、母体保護法の人工妊娠中絶の定義規定は、「人工妊娠中絶手術とは、胎児が、母体外において、生命を保続することのできない時期に、人工的に、胎児及びその附属物を母体外に排出することをいう」と定めていることから、母体保護法の定める術式に合致しない手術であるとの指摘がされている。

〇　多胎・減数手術に対するこれまでの関係学会等の対応については、日本母性保護産婦人科医会（現日本産婦人科医会）は、平成五年、減数手術については、優生保護法（現母体保護法）上の人工妊娠中絶手術に該当せず、堕胎罪の適用を受ける可能性があるとの見解を公表している。

〇　生殖補助医療技術による多胎妊娠への対応は、多胎妊娠の防止により行われるべきであって、こうした防止の努力なくして多胎になった場合に減数手術により胎児の数を調整することは、胎児の生命の軽視といえ、認められるべきではない。

〇　しかしながら、以下に述べるような多胎防止の措置を十分講じたとしても、現在の技術では、多胎を完全に防止することはできない。四胎以上の多胎妊娠は母の合併症が増加し、児の予後が不良であることを踏まえると、減数手術が許容される場合があると考えられる。

〇　体外受精の際、子宮に移植する受精卵の数は、原則として、二個、受精卵や子宮の状況によっては三個以内に制限することが適当である。

〇　多胎妊娠の予防措置を講じたのにもかかわらず、やむを得ず多胎（四胎以上、やむを得ない場合にあっては三胎以上）となった場合には、母子の生命健康の保護の観点から、実施されるものについては、認められ得るものと考える。

◎**資料2**

日本受精着床学会・倫理委員会（平成一六年一一月一日）

「減数（胎）手術に関する見解」

減数（胎）手術を母体保護法の下に合法化する。

◎**資料3**

日本母性保護産婦人科医会（平成一二年三月）代議員会（現・日本産婦人科医会）

不妊治療などによって三つ子以上の多胎妊娠となった場合に、胎児の一部を中絶する「減数手術」を容認するなどを柱とした母体保護法の改正提言を了承した。

（一九八八年の会員伝達で、当時の優生保護法に定められた人工妊娠中絶の定義に該当せず、堕胎罪の適用を受ける可能性があるから減数手術をしてはならないと伝達、平成五年の報道を受けて改めて一九九三年『日母医報』に掲載）

◎資料4

厚生科学審議会先端医療技術評価部会の生殖補助医療技術に関する専門委員会（平成一一年）

複数の胎児が生まれる多胎妊娠した場合、減数手術で胎児の数を調節することは胎児の生命軽視にあたるので、原則的には認められない。ただし、多胎妊娠の予防措置を講じたにもかかわらず多胎（四胎以上、やむを得ない場合は三胎以上）で母子の生命が危険な場合の減数手術は容認。

◎資料5

日本産科婦人科学会

平成二〇年改訂、移植胚を一つに。三五歳以上の女性、二回以上続けて妊娠不成立であった女性は二胚移植を許容。

減数手術については言及なし。

◎資料6

安藤一道他「多胎における減数手術の世界の動向」『産科と婦人科』七〇（二）、一六五－一七二頁、二〇〇三

（略）減数手術に関し法制定されている国は調査された三九か国中一七か国で、この内チェコスロバキア・デンマーク・ハンガリー・イスラエル・オランダ・スウェーデン・スイス・トルコ・イギリスの九か国では認可されており、とくにイスラエルでは妊娠後半期の減数手術も認められ、遺伝子異常や構造異常を有する胎児を妊娠二八－三三週に減数手術する有用性が報告されている。これに対して、ブラジル・メキシコ・ノルウェー・シンガポールの四か国では認可されていない。

ガイドラインのみがある一三か国の内、エジプト・ヨルダン・ポーランドでは認可されているが、日本では不許可となっており、オーストラリア・ベルギー・イタリア・韓国・南アフリカ・スペイン・アメリカ合衆国では減数手術に関する是非について述べられていない。法制化もガイドラインもない九か

国の内、減数手術を実施しているのは、カナダ・ギリシア・フランス・台湾で、実施していないのはフィンランド・アイルランド・ベネズエラである。なお、フィンランドについては減数手術例が報告されている。

このように各国により減数手術に対する対応は異なるが、減数手術を実施してないのはアイルランド・ノルウェー・ベネズエラのみで、他の多くの国々で実施しているのが現状である。

◎資料7

減数（胎）手術を容認するある診療所の見解

一九八六年に根津院長が減胎手術に成功。以来八〇〇例以上の減胎手術を行い一〇〇〇人以上の子どもの誕生という結果に至っている。

ガイドラインでは、基本的に二胎を残す。http://e-smc.jp/

6章 藤田あかねさん

ダウン症候群は染色体が「一本多い分」くらいのプラスアルファ

◆プロフィール◆

三〇代後半・女性・子二人あり。主な不妊原因は高プロラクチン、習慣性流産・不育症（夫婦間の同種免疫）。不妊治療歴三年、高プロラクチン治療・リンパ球移植。インタビュー当時不妊治療はしていない。二度流産を経験、第一子は二一トリソミー型ダウン症候群、第二子は自然妊娠。

インタビューまでの記述

第一回調査時点では、不妊治療と不育症治療を経て生まれた第一子が〇歳であった。第一子は、先天性の遺伝型障がい［二一トリソミー型ダウン症候群］がある。今後の子どもや家族に関する計画をたずねると「現在一人子ども（〇歳）がいるが、障がいのある子です。もう一人産みたいと考えていますが、不育症のこと、今の子の障がいのことなど、考えなければならないことがあるので簡単に次の子を作るわけにはいかないと考えています」と述べていた。「約二年の不妊外来通院中、二度の流産を経験し、不育症*ということがわかり一時は子どもがもてないかもしれないことに悩んだりもしましたが、やっと出産することができました。

不育症／習慣性流産　妊娠を継続する

私の場合は高度な治療はおこないませんでしたが、薬を飲んだり注射を受けたりはしていました。出産した病院のドクターは治療と子どもの障がいに関係はないだろう（今の医学で因果関係は認められていない）と言われました。しかし、ほんとうに関係ないかは一〇〇％ではないと思います。しかし、もし治療のせいであっても後悔はありません」とも述べていた。

第二回調査に回答してくださったのは、第二子予定日の数日前だった。「まったく予定外の妊娠で、あと数日で生まれる予定です」とある。第一回調査時には「もう一人産むつもりだが、簡単に次の子を作るわけにはいかない」と述べていたが、インタビューによれば自然妊娠で「勝手にできて勝手に生まれてきた」そうである。第二回調査では「不妊→妊娠→流産→不育症（治療）→妊娠→第一子出産→ダウン症→第二子妊娠。子どもをもちたいと思ってから右記のような経過をたどり、今に至りますが、長い年月、つらいこともほんとうにたくさんありました。しかし、今までがあったからこそ今があり、もうすぐ生まれてくる子を含め、二人の子どもにも恵まれるというほんとうに幸せな毎日を送っています。いろいろあったからこそ夫婦の絆も深まり、子どもへの愛情も強く思えるのではと考えています」と書いている。

「絆が強くなった」「後悔はない」と記述していた藤田さんだが、インタビューでは、流産したとき、妊娠したときの気持ち、子の障がいに伴う心境（同情されたり、仕事が続けられないと思ったり）、第二子の出生前診断を受けなかった気持ちなど、率直な心境を語ってくださった。

インタビュー（二〇〇五年三月）

結婚二年後に軽い気持ちで不妊専門クリニック受診

治療のきっかけについては、結婚して初めの一、二年は、仕事もあるし、落ち着くまでそんなにすぐに子

ことができず流産や子宮内胎児死亡をくり返してしまうこと。流産の原因は主に胎児側（染色体異常など）と母体側にあるが、不育症は血液がかたまりやすいなどさまざまな原因が見つかりつつある。

どもをとは思っていなかったんですけれど、二年近く経ってもできなかったので、原因がもしかしたらあるのかなあなんて。最近多いですよね、できない人が。職場で不妊治療している方に紹介していただいた病院に行きました。なんでもなければ、なんでもないでいいし、ちょっと行ってみようかなという気持ちで、何かあるとはあんまり思わず、軽い気持ちで受診したというのがまず始まりです。

不妊専門のクリニックで検査して、潜在性の高プロラクチン血症*がわかりました。睡眠時だけにプロラクチンの値が上がってしまうもので、プロラクチンの値を下げる薬を飲みました。

続けて三胎を流産。夫婦間同種免疫で不育症と

それを飲みはじめて、一年もしないで最初の妊娠があったんですが、八週目でだめで、そのあと一年以内ぐらいにもう一回妊娠したんですけれど、そのときも六、七週ぐらいでやっぱりだめだったんです。一度目は一人だったんですが、二度目のとき双子だったんですね。不育症の場合だいたい三回目の流産で検査をするケースが多いんですけれど、二回目が双子だったせいもあって、お医者さんが三回目と見てもいいかもとおっしゃって、それで不育症の検査をしたら、夫婦間の免疫、抗体が似ている*ことがわかりました。

HLA*の型がことごとく似ていて、妊娠と気づかないで流れちゃう、というのが主な原因じゃないかと言われました。その治療のためにリンパ球の移植*をしたんですが、けっこう賛否両論あるんですが、うちはちょっとやってみたんです。やって一サイクル終わって一か月か二か月で上の子ができたんですが、五週目でちょっと出血がありました。クリニックとつながりがある入院できる病院に、二回の流産のときも入院しているんですが、そこの先生にまたお世話になることにしました。三回目、上の子のときに五週目から一か月間、切迫流産ということで入院しました。

トータル一月半ぐらい仕事は休んで、少し落ち着いてから復帰して、産休に入るまでお仕事して、育休とって、復帰して、一年半ぐらいでこの子［抱っこしている第二子］ができて、という経過です。

高プロラクチン血症
プロラクチンというホルモンが多く分泌され、授乳中の女性のように血液中のプロラクチンが多くなり妊娠しづらいもの。

夫婦間の免疫、抗体が似ている
夫婦間の同種免疫。夫婦間でヒト白血球抗原（HLA：またはヒト組織適合抗原）が類似していることによる。母体－胎児間もHLAの類似性が高くなるため、母体が胎児を認識することがむずかしく、速やか

一回目の妊娠はゴールに近い気持ちがあったので、流産のショックは大きかった

一回目の妊娠は、治療を始めてしばらくして妊娠できたわけなので、「ああ、なんだよかった」と思って、ゴールはまだ先なんだけれど、ゴールに近いような気持ちがあったんですよね。やっぱり、できる、できないというところの壁が大きかったから。できさえすれば大丈夫というところがあって、できたとわかったときはすごくうれしかったんです。だめだったときは、だめっていうことは想像もしていなかったことなので、普通に健診に行って、行ったら育っていないと言われて、ショックが大きかったです。

二回目の流産は出血した時点で半分あきらめの心境

手術自体は別に痛さがあるわけでもなんでもないけれど、精神的に……。通っていたクリニックは不妊専門で、妊婦さんがいたとしてもごく初期なので、見た目として妊婦さんという方はいない状態のクリニックでした。だけど入院するところは大きめの産婦人科で、妊婦さんがメインのところだから、その辺のつらさというのがあるんですよね。二回目は出血した時点で、「えー、なんでまた」「あーもうまただめなのかな」と半分あきらめっぽい感じでした。もうできないかもしれないなと思ったことも多少あったけれど、でもいらないとは思わなかったです。

夫は急かさず、嫌々でもなく、仕方ないかなと淡々と

妊娠すること自体が怖いと思ったことはなかったんですけれど、二回目の流産のあとはまただめだったらどうしようと思いました。不育症というものがあるのは知っていたので、できるだけ早く調べて、治療できるものがあればしたほうがいいなと思いました。男の人ってあまり積極的ではないと思うんですけれど、主人はわりと協力的で、男性も検査をしなければいけない部分もあるし、リンパ球移植するときは採血に行っ

に遮断抗体を産生しないのではないかと言われている。胎児は母体にとって異物であるが、母体内にこの遮断抗体があると、異種のものと認識されず、排除（流産）しない。

HLA 白血球にある免疫反応を起こす物質。

リンパ球移植 五〇頁参照。

たりしなければならないこともあるのですが、わりと淡々と、あんまり気負いもせず協力していました。がんばれがんばれということもなく、まだやるのということもなく、かといって別に部外者的というわけでもなく、できることがあるんだったら協力するよと。言葉では言わないけれど、淡々と。精液検査もうれしくはなかったみたいですけれど、別に男のプライドがということもなく、しようがないな、ぐらいでした。

流産のとき夫は、またがんばればいいじゃんと見守る。不妊治療で夫婦仲がよくなり、家族になった

流産のときも、夫はショックだったとは思うんですけれど、またがんばればいいじゃんみたいな感じでした。励ましとしてだと思います。私はけっこう夫の前でガンガン泣くのですが、夫は気のすむまで「まあほっとこう」みたいな。夫は、自分から勉強したりと積極的な感じはなくて、私が伝える感じでした。こう言われて、次はこういうことが必要だから、病院に行ってほしいんだけど、と言えば、「あ、そう」という感じで行ってくれる。

治療してて、夫婦仲がよくなる場合と悪くなる場合とさまざまだと思うんですけれど、うちはよくなったと思うんです。もともとよかったですけれど、二人だけだとわりと個人と個人一緒に住んでますみたいな感じですよね、そんなに家族という感じはなく。私も仕事をもっているし。それが家族という感じになった気がします。

実親には妊娠・流産はそのつど知らせたが、不妊治療は心配させるので詳しく伝えず

親は、流産のことは知っていますけれど、不妊治療という言葉を具体的に出して説明したことはないんです。やっぱり世代的にそういう情報がないと思うので、心配させてもかわいそうかなというのがあって。少し病院に行っていたぐらいは知っていますが、あまり細かいことは言っていないです。妊娠した、流産した、とそのつど伝えて。入院すれば飛んできて、心配だから始終両親が来ていました。「だめだったらまた次があるし、無理しなくてもいいよ」と言っていて、流産はショックだったと思うんですけど、私のほうがかわいそうだと思っていたんじゃないかと思います。

両親に対しては、楽しみにしているだろうから、申し訳ない、かわいそうというのがありました。二回目が双子だったというのはいまだに言ってないんです。双子だったと言ったら、もっとショックかなと思って。自分自身もあまり心配かけたくない、言ってよけいに心配させたらというのがあります。私はわりと表面的には平気な顔をしていることが多くて。

不妊治療も流産も職場に伝えて、有休を使いながら治療継続

仕事しながら病院に通うのは大変でした。病院が夜遅くまでやっているわけではないので、定時であがると間に合わないから、事情は上に話して、有休を使いながら。注射で一時間だけ早く帰らないといけないとか、一日おきにとか、一週間行かなきゃとかありますよね。だから三日で一日有休使うぐらいの感じで。「その辺は自分で調整すればいいよ」と言ってくれたので、有休を少しつぶしながら。わりと自分のことさえやっていればいいよという感じで、休みにくくないのはよかったです。

職場の人も、仕事の内容が妊娠・出産・育児に関連しているので、独身や子どもがいない人でもまったく無知ということはなくて、ある程度理解は示してくれたので、助かりました。これがこそこそ帰らないといけない状況だったら、今この状況はないので、感謝しています。仕事に少しでも返せればなと思っています。

流産は多くの人が経験しているので、自然に接した

職場では、特別に個々には言ってないですけど、みんなちょっと知っているぐらいで、あっちも聞いてこないし、こっちも特別言わない感じでした。

流産のときは、休まないといけないので伝えました。一回目の流産のあとに最初に会社に行くときは、どんな顔して出ていったらいいのかとは思いました。自分はけっこう落ち込んでいたので、あんまり普通でもあれだし、でもあんまり落ち込んだ顔して会社に行くのもあれだしっていうので。でも周りはわりと騒ぎ立てることもなく、ごく自然でした。周りも二人に一人ぐらいは、一度ぐらいは経験しているので、そんなにめずらしいことでもないから。

けっこう好きで仕事をしているので、もし仕事がなくて治療だけしていたら、そのことばっかり考えちゃうと思うんですよ。それが仕事があると、仕事が支えになってて、うまく自分のなかでバランスがとれて、精神的には仕事があったからこそがんばれた部分がすごく大きかったです。

不妊治療は進んだり戻ったりしながらも前に進んでいる感じがあったので、いつかはできるかなと悲観はしなかった

不妊治療中は、自分が子どもがもてるとも、もてないかもしれないとも、どっちも一〇〇%というふうには思っていなかったです。いつかはできるかなぐらい。たぶん治療がそこまでいっていなかったせいもあると思うんです。治療を始めて一年で妊娠できていたので、進んで戻って進んで戻ってしながらも、多少は前に進んでいるような感じがあったので、だから子どもができないと、そんなに悲観的にはならなかったです。不育症は、初めの妊娠のときは、ゴールが間近みたいな気持ちだったのが、スタートに立ったぐらいのところに戻っちゃったというところがありました。

不妊の原因が不明だと、限りない可能性があるような、治療の方法もないような

ただ検査して原因がわかったので。原因不明って微妙で、限りない可能性があるようにも思えるし、わからないから治療のしようもないというマイナスもあって。原因がわかれば、それに対する治療をすることでちょっと前に進めるようなところもあるから。

同種免疫がわかったときは、おもしろいな、だから夫婦になったのかな、と

ＨＬＡの型が似ているというのがわかったときは、おもしろいなと思いました。主人とそう話した記憶があります。赤の他人なのに双子とかきょうだいみたいに、そんなのが似ちゃうというのがあるんだと思って、だから夫婦になったりするのかなと。

別の人と結婚すればよかったというのは、別になかったですね。たとえば昔つき合っていた人との間だったら子どもができたのかと思わなくはなかったですけれど、実際そうしたいかと言ったら、そんなことは全然ないですし。他に同種免疫だった人もいましたけど、ほんとうにこれは珍しいぞというぐらい一致していたらしくて。けっこう仲がいい夫婦は一緒だったりするのかななんて思ったりしてね。

リンパ球移植は賛否両論で、産んだところの先生は産む前に検査に行ったときに、「そんなの今、流行らないんだよね」と言いました。流行っても流行らなくても、うちにとっては結果的に今それでちゃんと生まれてきてくれたので。

不妊治療して、妊娠・流産で不育症で、生まれたら障がいがあって……フルコースだけど、つらい人生ではない

たぶん、端から見たら、子どももできなくて不妊治療して、やっと妊娠したら不育症で、やっと生まれたら

障がいがあってとなると、他にもそういう方は世の中にいらっしゃるから、その人たちとはよく、フルコースだねって言ったりします。周りから見たらめったになくて、壮絶と思われると思うんですが、私自身はあまりそういうのがありません。そのときそのときにはつらかったことはたしかにありましたが、それがつらい人生だったかというと、全然そんなことはなく。上の子が生まれたとき、産後二～三時間ぐらいで小児科の先生から異常があるかもしれないから検査したいんだけれどという話を受けたんですが、入院中に看護師さんに、「なんでそんなに普通にしていられるの？」と言われました。

周りから見たら私はかわいそうな人なのかあ

看護師さんは励ましてくれようと思ったらしいんですけど、もし自分が藤田さんの立場だったらとても普通にはしていられないわと言われて。そのときにすごくかわいそうにというか、がんばってと言うつもりだったと思うんですけれど、かわいそうというニュアンスがとれて、「あー私はかわいそうな人なのかー」ってそのときに初めて思いました。看護師さんたちも今までの治療経過とかを見ているので、「その辺とかも見たんだけれど大変だったわよね」と言われました。自分はあんまり思っていなかったんだけれど、そのときに初めて、「あー周りから見たらそうなんだ」って改めて思いました。

まあ、なんで私ばっかりっていうのは、多少なくはないんですけれど、産んだ病院は特殊な病院で、NICUにいたんですけれど、そのなかではうちの子はとっても大きくって元気だったほうなんですね。ほんとうに五〇〇グラムの赤ちゃんもいるし、生まれてから半年とかずっとNICUの赤ちゃんもいたりするから。

先生から染色体異常があるかもしれませんと言われたときに、やっぱりすぐにダウン症というのが頭に浮かんで、「ダウン症ということですか」と私、普通に聞いたんです。そうしたら、「お母さんの口からダウン症という言葉が出たので、ええ、実はそうなんです」と言われました。でも先生も外見で判断しているだけだから、「検査に出さなきゃわからないし、ついこの間も、絶対そうだと思って検査をしたら違っていた子がいたのよ」、だから念のために検査をしたいんだけれどと先生がおっしゃったんです。「念のためにするのか」と思って、「じゃあお願いします」と。だからほんとうにそういう結果が出るとあまり思っていなくて。わりと能天気ですよね。

自分に待望の子が生まれてうれしくてしようがないのに、暗い顔していなきゃいけないの？

言われても私には普通の赤ちゃんにしか見えなくて。一人目で他の生まれたての赤ちゃんを見たことがなかったので、二人目三人目だったりすると、あれって思う方もいらっしゃるみたいなんだけど、私は初めての子だったから全然そんなふうに思わず。二人目のこの子が生まれてみて、うわ、こんなに違うんだと今思っているんですけれど、そのときには不思議にも何にも思いませんでした。ただちょっとちっちゃくって、少し元気がないぐらいに思っただけでした。ずっと待ちわびていた子だったので、すごくうれしかったですし、かわいくてしようがない状態だったから、看護師さんに言われたときも、自分に待望の子が生まれてうれしくてしようがないのに、暗い顔していなきゃいけないのぐらいの感じでした。

孫が生まれて喜んでいるのを見て言いづらい一方で、内緒にしている葛藤がつらくて、ダウン症候群であることを伝える。子の障がいより、親に言えないほうがつらかった

私たちは生後一週間で結果が出て知らされていたんですが、両親に言ったのは一か月ぐらい経ってからだったんです。いつ言おうかと思いながら、私自身が秘密にしているのがけっこうつらくなってきて……。言って悲しませるのがすごくかわいそうだから言うに言えない状況と、言えない自分がつらいのとで、じゃあ言っちゃおうという感じになったんですけれど。たぶんショックはショックみたいですけれど、受け入れられないということは一切なかったです。私の父は、わりと初めのころからダウンぽい顔だと思ったらしいんです。まだ言わない前に、パパがこんなことを言っているんだけれど、そんなことないわよねと母が私に言ったことがあって。母はみじんも思っていなくて何気なく私に言ったので、そんなことないよとそのときは否定をしておいたんですけれど。だから孫が生まれたことがすごくうれしくて喜んでくれていたので、言いづらいのと、すごく喜んでいる姿を見て、でも内緒にしているという葛藤がすごくつらくて。それが一番つらかったかな。病気をもって生まれてきちゃった子のことがショックだったより、親に言う・言えないのほうがつらかったです。言ったときは、ショックだっただろうから、かわいそうでしたけど、すっきりもしました。

夫の父には言ったが、母には言っていない

主人の母は知らないんです。主人の父には主人が言ったんですけど、でも何だかよくわかっていないらしくて。連れていっても、まだあんまり歩かなかったりするんですけれど、あんまり気にしていなくて、まだ歩かないのかしら、なんで歩かないのと母が言ったりするんだけれど、父がまあ遅い子だっているからと言うと、そんなもんかしらねと。母も追求するタイプではないので、言わないままできています。

私の仕事はどうなるのかしら、仕事は辞めなきゃいけないのかな

告知されたときに病気のショックもあったと思うんだけれど、あまりにショックなことがあると、わりと人って淡々と冷静だったりして、私の仕事はどうなるのかしら、仕事は辞めなきゃいけないのかななんて思って、聞いたそのときに仕事の話をケースワーカーさんに相談しました。続けている方もいるし大丈夫よと言われましたが、仕事を辞めなきゃいけないかもというショックはものすごく大きくて、そのときに初めて自分はこんなに仕事をやりたいと思っていたんだなとわかりました。

子どもの障がいについては、普通の子とそんなに変わらず育てていて、周りは両親と保育園の先生も理解してくださっているし、近所にも同じ障がいをもった友だちがたくさんいるので、みんなで集まって愚痴愚痴言ったりけっこうできるので。

二人目の妊娠中に出生前診断をするか聞かれた。生まれたときにわかっていたことがあるだけで、他の人も将来はわからない

二人目の不安もなくはなかったですが、でもあんまり考えていませんでした。この子は勝手にできて勝手に生まれてきたんですね。だから二人はそうそう続かないだろうし、やっぱりできたときに検査どうすると言われたんですけれど、もう全然そんな検査なんてする気もなく。もしそうだとしても、主人も私も産まないという選択はまったく考えていなかったので。もし万が一、二人目が何かをもって生まれてきたとしても、それはそれだし。今世の中、元気に生まれてきても犯罪者になっちゃう人もたくさんいるし、大きくなってから別の病気になるかもしれないし、事故に遭うかもしれないし、それは全然わからなくて、生まれたときにわかっていたことがあるだけなので、そんなに悲観的じゃないという感じです。

子どもをもとうとして、子どもをもってみて、何でも思い通りになるわけではないことがわかった

子育てって、子どもを育てるという意味の言葉だと思っていたんですけれど、子どもを育てるんじゃなくて子どもに育てられるのかなと、子どもをもって思うようになりました。結婚して子どもがいないときは、自分が努力すれば何でも自分の思い通りになるじゃないですか。でもそうじゃないことが世の中にたくさんあるのが、子どもをもとうと思ったとき、子どもをもってみて、初めてわかりました。だから子どもができる前までは、がむしゃらにがんばっちゃう感じがあったんですけど、今はわりと流されるというか、自分ががっちり決めてもそうならないことが多いから、こうしたいという希望はもちながら、流れにある程度身を任せながら、そのときそのとき、迷ったら立ち止まって考えればいいかなという感じに変わりました。

二人目の出生前診断をしなかったのは、上の子を否定することになるから。上の子の体質を喜んではいないけど否定はしない

白井：不妊治療をしている方で、体外受精をする方など、年齢が上になっている方が多いですけれど、卵子のこともあって、ダウン症の確率が高くなるので四〇でやめるんですとおっしゃる方も少なくないんですが、そういうことについてはどのようにお感じになりますか。

藤田：不妊治療を続けて、高齢になって、ダウン症の確率が高くなるので、その時点で、そういう子が生まれたら困るからあきらめようということに関しては、それは個人の自由なので否定はしないです。でもそういう体質で生まれてきたことが不幸かどうかということだと思うんだけれど、先ほどの生まれる前の検査をしなかった話も、もし検査をしちゃったら、自分たちのなかで上の子を否定するような気がしたので。その体質をもって生まれてきたことを心から喜んでいるかと言ったらそうではない。そういう子がほしいと思う人はいないと思うけれど、でもそういう子を否定をしているわけでもないんです。だからそういう子をほしくないという気持ちはもちろんわかるから、困るから治療をやめますという人を否定する気持ちはないですね。ただ、染色体検査、羊水検査などを受ける方については、受けてだめだったらやめちゃうのかしら、望んで妊娠して、産まない選択をするというのが、悲しいかな。個々の自由というのもあるから、そういう人を責められないけれど、ちょっと悲しいかな。私はしない。

元気な子をもっていても仕事の継続は覚悟が必要、［染色体が］一本多い分くらいのプラスアルファ

育てる負担がないかと言ったら、嘘にはなります。元気な子をもっているのでも、仕事を続けるのはそれなりの覚悟がないと続けられないと思うので、それがちょっとプラスアルファぐらいになった、染色体が一本多い分くらいのプラスアルファかなという程度*。うちは合併症がたまたまなかったので、そういうことが言えるのかもしれないけれども。

だから不妊についてもそうだけど、人それぞれステップも違えば経験も違うから、一括りにできないですよね。一回でも妊娠したことがある人と、したことがない人、流産をくり返している人、いろいろな人がいて、同じようだけれどすごく違うから、すごくわかりあえる部分と、踏み込めない部分とあったり。けっこう子どもの障がいのことも、なってみないとわからないし、それぞれのお家によって、それぞれの子によって違うところもたくさんあるから、わかりあえるところとわかりあえないところとあるし。でもいろいろ勉強になったかなという感じです。

染色体が〜かなという程度　二一トリソミーは、二一番染色体が一本多い。

考察

現在の医学的定義によれば、三回以上続けて流産をくり返すと習慣性流産と呼ばれる。原因は、女性のホルモン異常、子宮の異常、男性・女性・胎児の染色体異常、母親と胎児との血液型不適合（Ｒｈ）、免疫学的因子、血液凝固因子などがあると言われているが、習慣性流産の約半数は、原因不明だと言われる。明確な治療法がない場合、妊娠と流産をくり返すことによってしか、生児を得られないこともあり、苦痛が大きい。

藤田さんは習慣性流産を振り返って、妊娠がゴールではなくスタートになった、まただめかなとあきらめが浮かぶようになったと述べている。潜在性高プロラクチン血症の治療を開始して最初に妊娠したときは、ゴールに近い気持ちがあったという。しかし流産してしまう。二回目の妊娠で出血があったときは、「半分あきらめっぽい感じ」で、「またか……」という構えをしたという。妊娠すること自体が恐怖にはならなかったが、「またダメだったらどうしよう」という心境だったそうだ。

夫は、「ガンガン泣く」藤田さんのそばにいて、「またがんばればいいじゃん」と適度な距離感をもっていて、習慣性流産の治療にかかわることに対しても、「しようがないなぐらいな感じ」で「わりと淡々とあまり気負いもせず協力」してきたという。実母も、流産はショックだったようだが、「本人のほうがもっとかわいそうだから」と、そっとしておいてくれたそうだ。よくありがちな、「仕事をしていたからではないか」「身体を大切にしなかったのではないか」という忠告めいた非難はあまりなかったようだ。藤田さんは休暇を取る必要から、一度目の流産も、二度目の流産も職場に伝え、「どういう顔をして行けばいいかわからない」と思ったものの、周囲の反応に、「流産はそんなにめずらしいことでもない」と認識し、「仕事が支えになった」そうだ（他の調査回答者のなかには、流産をくり返すので、働かせられないと経営者に退職をせまられたという方もいた）。

習慣性流産が夫婦間の同種免疫によるものだと知ったときの藤田さんの感想は、「おもしろい」だった。「だから夫婦になったのかな」「仲がいい夫婦は一緒だったりするのかな」と思ったという。夫婦どちらかに決定的な器質的不妊原因があるのではなく「相性」で習慣性流産なのだから、「他の人と結婚していたら…」と思う可能性もなくはないのだが、藤田さんは「原因がわかれば治療して前に進める」とすっきりしたようだ。

高プロラクチン血症が原因の不妊治療、習慣性流産、そして第一子がダウン症候群。周囲は、さも「壮絶な人生」だろうと推測するようだが、自分たち同士では「フルコースだね」と笑っている。「私なら普通にしていられないわ」という看護師の言葉（おそらく励ましだろうと藤田さんは言う）に、同情を感じ、「ああ、私はかわいそうな人なのかあ」と思ったという。「待望の子が生まれてうれしくてしようがないのに、暗い顔してなきゃいけないの」と思い、ＮＩＣＵでは、五〇〇グラムの赤ちゃんなどがいるのに、藤田さんの赤ちゃんは大きくて元気なほうで、周囲の同情とギャップを感じたようだ。

ただ、障がいのある子が生まれたことよりも、親に言えないのがつらかったと語っている。「秘密にしているのがつらくなってきて、悲しませるから言えないのと、言えない自分がつらい」ので、苦しくなったそうだ。また、仕事を辞めなくてはならないのかということも頭をよぎったという。「障がい者の親」になることによって、自分のライフコースの見直し（あきらめ）を迫られるのではないかという気持ちがよぎったようである。しかし育休のあと仕事にも復帰し、同じ障がいをもつ子の母親仲間にも恵まれ、実際の子育ては、「染色体一本分プラスアルファ」程度の大変さだと、自然体である。生まれてからも人はどうなるかわからないので、「生まれたときにわかっていたことがあるだけ」という言葉には非常に説得力があった。「希望はもちながら、流れにある程度身を任せながら、そのときそのときで」という言葉は、本人も育児によって成長させてもらったというように、藤田さんの人生のプロセスでもつに至った実感だろう。

「勝手にできて勝手に生まれてきた」という第二子については、おそらく医師からだろう、出生前診断をどうするかと聞かれたという。それに対して、「産まない選択はまったく考えていなかったので」検査はしなかった。二人目が何かをもっていたらそれはそれ、悲観的なことではない、第一、上の子を否定することになるから、ときっぱり語っていたのが印象的であった。「その体質で生まれてきたことは不幸か」と問い直しつつ、人工妊娠中絶を視野に入れて出生前診断する人に対しては、「心からそういう体質を喜んでいるわけではない、そういう子がほしいと思う人はいないと思う」としながら、「産まない選択をする人がいるのは悲しい」と語っていた。

7章　沼波亮子さん

継子を育てているのに、夫は「他人の子は育てられない」と特別養子に反対

◆プロフィール◆

四〇代前半・女性・子三人あり（うち二人は夫再婚による継子）。主な不妊原因は黄体機能不全、排卵障害。不妊治療歴二年、排卵誘発・人工授精。インタビュー当時不妊治療はしていない。他の疾患のため不妊治療は困難。

インタビューまでの記述

沼波さんの夫は再婚で継子があり、沼波さんは結婚と同時に小学校高学年二人の母となる。第一回調査で、つらかった言動について次のように述べていた。「主人に、子どもができなかったら養子がほしいと言ったら、反対されたこと（他人の子は育てられないみたいな理由……だったら、私は？）」、カウンセリングに行って、泣いたという。人間関係の項目でも「主人の子を育てると友人に話したら『他人の子を育てるなんて間違ってる』と言われた。この人とは絶交した」と述べている。

沼波さんの妊娠は、持病の治療のために不妊治療を休んだときに自然妊娠したものだった。現在は、持病

の服薬があり、二人目に向けた不妊治療ができない。「ほんとうはまだまだ子どもがほしいが、持病の治療をしないと命を縮めるし、結局もう出産することは終わりにするということですかね……（こう書きながら、自分を納得させています）。私は養子（里子）でもいいから、子どもはいっぱい育てたいと思っています（赤ちゃんはかわいい、神様のところから来たみたいです）」と書いている。

継子を育てていることもあり、養子縁組に対しては特別の思いがあるようだ。自分はいわゆる「血がつながらない」子を育てているのに、不妊治療中に夫に養子縁組したいと話したさいに、他人の子は育てられないと言われたからである。養子縁組については「あまり簡単に養親、里親になれても、また複雑すぎても、子どもは救えないと思う。赤ちゃん（乳幼児）にはいつも一緒にいてくれる人が必要だと思うから、一緒にいてくれる人がいない赤ちゃんを減らしてあげたい。それ以上に赤ちゃんと接していると赤ちゃんは神様からの授かりものなのだとつくづく思うので。子どもはたくさん育てたい。でも今の制度（条件）では私は無理だと思う」とのことである。

第二回調査では「二人、三人目を妊娠中の人を見るとうらやましくなり、二人目不妊の自助グループに入会しました」とある。夫は「（すでに二人子どもがいるし、自分には原因はないので）もともと不妊に関心がない」こともあり、自助グループ、カウンセリング、女友だちからの心理的サポートが大きかったようだ。

インタビュー（二〇〇五年一月）

受診前に基礎体温を測ったら変な形。職場の文献庫で文献を読みあさった

結婚してしばらく、夫に前妻の子がいたので、とても子どもがもてるような感じではなかったのですが、落ち着いてから基礎体温をつけはじめました。でも不規則なので、職場の医療関係の文献庫で文献を読みあ

さって、やっぱり病院に行かなきゃだめだと思って行きました。

最初の病院の医師は、私が何か知っていることを言うと、機嫌が悪くなっちゃうような方だったこともあり、別のクリニックに行きました。そのときは、子どもも反抗期で、問題行動もあったりして、いろいろ煮詰まっちゃっていました。

自助グループにはすぐ入った。一人で抱え込めなくて

不妊の自助グループにすぐ入りました。私そういうのを一人で抱え込めないタイプで。家族計画協会の電話相談*に電話して、カウンセリングも受けました。

夫は子どもがいるので、時間を割かないで協力できることしかしないよと

主人は非常に頑固な性格で、そんななんでも話せるお友だちみたいな感じではないですね。昔の男の人みたいに、子どもに対しても厳しい。大事なことは決断、心を決めてからしか言わない。不妊治療するときも、私不妊症みたいなんだけどどって言ったら、「え？　お前よく寝てるぞ」って感じで、なんのことかと思ったら、「不眠症なんだろ？」って。

俺は病院には行かないよ、子どももいるからいいじゃないというか、別にお前がほしいならそれはそれでかまわないけれど、時間を割かないで協力できることはするけれども、勝手にしてていいから、わざわざ病院に行って検査を受けるとかそういうことはしないという感じでした。でも、人工授精*（ＡＩＨ）は協力してくれました。もっていけばいいんだったら、やるからと。

子どもと接するのは楽しそうなんですが、結婚するときは、これからの子どものことを話し合うということはなかったです。私がとりあえず小学生二人の面倒をみなきゃいけないという感じで。それまで主人の母や姉妹が親代わりをしていたので、なかなかそのあたりの関係を理解をして、そのなかで立ち回るというの

家族計画協会の電話相談　女性の健康支援事業として東京都から助成を受けて、日本家族計画協会が実施している、不妊当事者が電話を受ける電話相談。

人工授精　一四頁参照。

がむずかしかったです。

治療中は何も話さず（採精容器を）「これ、お願い」。一人でカレンダーとにらめっこ

不妊治療中は、主人にはまったく何も話さなかったです。（採精容器を）これ、お願い、みたいな感じ。友だちに話したり本で調べたりして、それこそ一人でカレンダーとにらめっこでした。

黙っていられない性分で、女性上司にも話して通院

私黙っていられない性分なんですよ。治療するときも、たまたま上司に当たる人が女性だったので、不妊治療に通っていて、診察が終わってから行くので遅刻しますなどと伝えました。すごく会社がよかったです。その後、持病の検査結果が悪くて、医師と相談して排卵誘発の薬をやめました。薬をやめたときに自然妊娠しました。

不妊治療で「ほしくて作った子だろ」と夫に。二人目の妊娠はあきらめ。お腹の大きな人がうらやましい

二人目も考えたんですが、持病の薬が、胎児に影響が出るかもしれないから、飲んでいる間は妊娠できないと言われていて。頭では理解できるけれど、年齢のこともあって、お腹の大きなお母さんを見ると、いいな、うらやましいなと。

ただ、不妊でもった子の子育てだって、普通にお母さんのストレスは同じにかかるんだけれど、夫に「ほしくて作った子だろ」と言われたことがあって。実母にも。それがすごくショックで。愚痴がこぼせないんです。それで不妊治療で子どもができた人のサークルに入りました。

自分は継子を育てている。小さな子と接したくて養子を提案したら、夫は自分の分身でない子は受容せず

養子に関しては、私もすごく考えました。どうして子どもがほしかったのかなと考えてみると、小さな子と接したいという気持ちがありました。

私にとっては上の二人は養子みたいなもんじゃないですか。だから主人に言ったら、だめだって、受け入れられなかったんですよ。今だって子どもはいるじゃないかと。

私は主人が言っていることがわからなくて、カウンセリングの帰りに占いのおばさんにみてもらったら、そのおばさんが上手な表現をしてくれました。

今いる子どもはご主人にとって、自分の分身なんだ、だから自分と同じもの。だから私にとっても他人じゃないと思っている。それで初めてわかりました。私から見たら、全部が独立している。子どもは子どもで自分の考えがあるから、親の所有物じゃない。あの子たちと接して初めてわかったんですけれどね。だけど主人にとっては子どもが分身だったんです。だから他から養子が来たら、私は今他人の子を育てていて、主人も私と同じ立場になって他人の子を育てることになるのかというと、そうじゃなくて、まったく別。ぜんぜん話にならなかったんです。

教育で身体を大切にすること、避妊だけでなく不妊も教えてほしかった

不妊症だとわかったときに、どうして学校で、もっと身体を大切に扱うということを教えてくれなかったのかと思いました。不妊になって、若いころの食生活がよくなかったんじゃないかとか、温めるような格好をしていればよかったとか、生理が不順だったら早く病院に行ったほうがよかったんじゃないかとか、そういうふうに思いました。避妊のことはすごく教えてくれるのに。

そのころからもうちょっと勉強していれば、男の人にしても、自分も半分は原因があるっていうのをもっと受け入れられるだろうし、女の人ばっかり「子どもができないのはお嫁さんのせいよ」「産まなきゃいけない」みたいなのはかわいそうだし。

治療には成功しても気持ちの面でついていかなかったら、ほんとうの治療にはならない

学校なんかでも、産めない人もいて当たり前なんだよというところから始まっていれば、自分だけじゃないと思えるところも少しはあると思う。不妊治療に限らず、移植医療も生殖医療も、治療には成功しても気持ちの面でついていかなかったら、ほんとうの治療にはならないから。そういう周りの人とのコミュニケーションの部分でサポートしてあげることが病気には必要だと思う。いろんな考えをみんなが受け入れてくれるような社会にだんだんなればいいですよね。

考　察

最初に紹介したように、沼波さんは、継母（ステップマザー）である。夫に養子縁組の話をしたところ、「他人の子は育てられない」と言われショックだったという。夫にとっては自分の子は分身で、沼波さんのことも自分と同じだと思っている。他人の子は分身でないので、受け入れられないというわけだ。しかし沼波さんにとっては、子は自分の分身でも夫の分身でもない。結婚したときにすでに子二人は小学校高学年で、思春期ということもあり、むずかしいことがたくさんあったようだ。そこで、「子どもは子どもで独立」しており親の所有物ではないことを肌で感じる。「上の二人も養子みたいなもの」だという。家族皆、個々人だから、養子が受け入れられるし、「産みたい」というよりも、「赤ちゃんは神様からの授かりものみたい」

「小さい子を育てたい」と思ったわけである。

不妊治療は、「二人でカレンダーとにらめっこ」だった。夫は、すでにティーンエイジャー前後の子が二人いるからか、「頑固」で「厳しい」性格だからか、時間がないからか、不妊治療に乗り気ではなく、人工授精のために精子をもっていくだけでいいなら協力するが、それ以上はしない、「勝手にしていいから。俺はそれくらいしかできない」というスタンスであった。沼波さんは、何も話さず、「これ、お願い」と採精の瓶を渡したそうだ。不妊治療で子どもを授かったとはいえ、出産後、育児のストレスや戸惑いは同じようにあるのに、「ほしくて作った子だろ」と夫に言われたと話していた。

インタビュー時点で四〇代前半という年齢、持病の服薬によって不妊治療ができないということもあって、不妊の受容と、つらさが行きつ戻りつするようである。結果として、「小さい子を育てたい」という思いを抱いたまま、不妊治療はやめている。不妊治療中から継続しているカウンセリングで自分を見つめ直すなかで、「自分のことをきちんと考えてあげられなかった」ことに思い至る。

「一人で抱え込めないタイプで」不妊治療を始めてすぐに自助グループに入った沼波さんは、そこでさまざまな人に出会うなかで、「不妊だから治療を受けなくちゃいけないとか、検査しなくちゃいけないのじゃないのだな」ということに気づき、ロールモデルを得る。以前は「偏差値時代に教育を受けてしまったから、人と比べて自分はどの位置か」を気にしていたと気づいたと語っている。

8章 飯島佐代子さん

「マラソン選手がゴールに倒れ込むように」終止

◆プロフィール◆

四〇歳前半・女性・子はいない。不妊原因はとくになし。不妊治療歴五年、排卵誘発・人工授精・ギフト法・体外受精・胚盤胞*移植。インタビュー当時不妊治療はしていない。

インタビュー(二〇〇四年一二月)

治療から一年経たずにギフト。駆け足でダーッと。早く結果を出したくて焦った

治療を始めてからギフト*(GIFT)をやるまでは一年かかってないんですよね。駆け足でダーッと。私のほうでも早く、早くという焦りがあった。早く結果を出したいというのがあって、走ったなという感じはあります。

胚盤胞　五〇頁参照。

ギフト法　採卵した卵子を体外受精させないで精子と混合し卵管に注入する方法。配偶子卵管内移植法。

母を亡くしたことが、子どもがほしいという思いに拍車をかけて、四十九日と初ギフトが重なる

治療の前から持病があった母が入院して、その年は、私は自分の治療をしながら、母の病院に見舞いに行きました。母が亡くなって二か月弱でギフトをしました。今考えると正気の沙汰じゃないと思いますが、母が亡くなったということで、もともと子どもがほしかったですけど、やはり母を亡くしたということが、子どもがほしい、なんとかしたいという思いにかなり拍車をかけていて。母の四九日と治療が微妙に重なるという状況でした。

やめるときは、すっきりではなく、「もうできない」。マラソンの選手がゴールで倒れ込んだよう

不妊治療をやめると決めたときは、すっきりしたというよりも、マラソンの選手がゴールで倒れ込んだという感じですね。「もうできない、これ以上できない」という感じ。すっきりではなく、もうできない。ただ、子どもを授かることに関してもう一〇〇%あきらめたわけではないので、できればいいなとは思っていましたけど、ちょっとこれ以上は治療続けるのは無理だなと思っていましたね。

今でも子どもをあきらめきっているわけではないけれど、こだわりつづけて不幸にはなりたくない

子どもをもつということにこだわりつづけると、どんどん自分が不幸になっていくな、幸せにはならないなというのがだんだん芽生えてきて、今でも一〇〇%あきらめきっているわけではないけれど、やっぱり自分が少しでも幸せな状態にもっていきたいので、こだわりつづけると逆行するので、こだわりつづけて不幸

せになりたくはないという気持ちになりました。負け惜しみじゃないけど、子どもを育てるという形ではなくても、いろいろな方法で次の世代を育てていく方法はあるなという思いもあります。

私はたまたま不妊のくじを引いた。私に欠くことができない要素で、アイデンティティの一つ

不妊の定義というのがなんなのかということもありますが、私は今でも不妊だと思いますし、今後も私のアイデンティティの一つではないかと思っています。一〇〇％苦にしないと言うと嘘になるけれど、実際三〇代半ばから後半、集中的にこのことに取り組まざるをえなかったし、取り組んできたし、子どもができていないので、もしできても自分のなかで不妊ということについては変わらないと思うし、引き受けざるをえないだろうと思います。たしかに一〇人に一人はそういうことに直面するので、たまたま私はそういうくじを引いてしまったと思います。最初はとんでもないはずれくじだと思ったし、今でも大当たりとは思っていないんですけれど、でもそういうくじを引いたんだという事実は変わらないし、もしかしたら子どもを今後授かるかもしれないけれど、かといって前のプロセスがすべて抹消されるわけではなくて、やっぱりそれは私に欠くことができない要素だと思います。

望んでも得られないものとどう向かい合うのか

不妊にはもちろんネガティブな側面はあるけれど、やはり不妊を通して得られたことはたくさんあるし、自分が体験しないと、ここまで不妊について考えなくて、心情的に実感できなかっただろうと思います。どんなに望んでも叶えられない、手に入れることができないこと、これまでの人生がお気楽だったのかもしれないけど、望んでも得られないものがあることと向かい合うのは、私にとって大きかった。かっこいい言葉で言えば私の財産でもあると思います。そういう点ではポジティブに、大事なこととしてとらえています。

9章 浅井美代子さん

卵の質が問題で受精卵ができず。逆にすっきり

◆プロフィール◆
四〇代前半・女性・顕微授精により子一人あり。主な不妊原因は排卵障害・夫婦間の同種免疫。不妊治療歴八年、排卵誘発・免疫療法・人工授精・体外受精・顕微授精。インタビュー当時不妊治療はしていない。

インタビューまでの記述

浅井さんは主な不妊原因は排卵障害とのことだが、抗核抗体の値が高い、卵の質がよくない、HLA不適合*、高プロラクチン血症*など、さまざまな不妊原因を指摘されている。

第一回調査時は「二人目の子どもがほしいと思っている。でも、身体に大きな負担があるのでもう治療はしたくない。でも、自然妊娠はかなりむずかしい状況と言える。奇跡が起きないか心のすみで期待をもちつつも、きっとこのままいくだろうなーと思っている。一人目治療中は〝一人だけでもいい〟と思っていたのに。一人産んだら〝またもう一人〟と思うなんて欲が深すぎるかな、と思うけれど、やっぱり産みたい。もしも二人産んでもそう思うかも。自分の気持ちの変化にも驚いている」という心境だった。

HLA不適合
夫婦で白血球の型の一種HLAの型が似ていると、流産しやすいと言われる。夫婦間の同種免疫。一〇四頁も参照。

高プロラクチン血症
一〇四頁参照。

浅井さんは、体外受精*（ＩＶＦ）や顕微授精*（ＩＣＳＩ）のとき、卵の質が悪いと何度も言われたのだが、それは妊娠・出産の可能性が閉ざされていることを暗に示している。その当時のことについて浅井さんは次のように述べていた。「初めてＩＶＦ－ＥＴ（体外受精－胚移植）をしたとき、受精卵ができなかった。卵の質に問題ありと言われた。もう、自分の遺伝子を受けつぐ子はできないかもしれないと思ったとき、なぜか、こだわりが消え、血縁のない子を育てることができるような気持ちがわいた。治療さえすれば妊娠すると思っていた傲慢な気持ち、子どもさえできれば人生の問題すべてが解決すると思い込んでいた気持ちなどに気づいた。心に風穴が開いて、すっきりした気持ちだったことを覚えている」と。「逆にすっきりした」ということは、インタビュー中でも語っている。不妊を転機にした変化について述べる項目でも、「よく報道などに出てくる〝夫婦＋子ども二人〟といった標準世帯から大きくはずれたことで、楽になった。『人並』とか『世間』とかをまったく気にしなくなって、自分自身のことを大切に生きていく覚悟ができた」と割り切れた気持ち、潔い気持ちになったことを述べている。

第二回調査では、二人目を希望して体外受精をしたが妊娠に至らなかったこと、子育てに取り組んでいることにふれながら、次のように記述していた。「不妊だった（今もですが）ことを話すようにしています。歳のせいか、二人目は？と聞かれることも少ないですが、聞かれても『できないみたいですね～』と言っています。不妊だったという私の事情を知らない人でも、それ以上言うことは最近は滅多にありません。子どもが一人いるといないではこんなに周りの対応は違うのかと思うと、あー、あのころは……この話題はつらかった、と思い出します。以前悩みの渦中にあったときは、不妊であることを話すのにとても勇気がいりましたし、相手をかなり慎重に選ぶこともありました。そしてそのときのような痛みはもうほとんどありません。また、そう話すと、けっこう『ウチもねぇ……』といった話を聞くことも多いと感じます。やはり誰かが口を開くことは必要かもしれないと思います。渦中にいたときに、『不妊を経験して子どもをもった人にこそ語ってほしい』と思ったことがあります。『不妊』のことを話そうとすると『同情』のまなざしを感じ

体外受精　一五頁参照。
顕微授精　二六頁参照。

て嫌になったこと、話題を変えられそうになったことがあったからです。今思うと、私も力が入って感情的になり、敵意をもっているように感じさせたのかもしれないと思いますが。そういったことから、今はとくに突っ込んだことでなくても、とくに『子どもがいない人は……』といった切り口で話が展開しそうなときには『そんなことないと思います』ときっぱり、でも、さらっと言いたいと思っています」。インタビューでも、「不妊だった」（でも今は子どもがいる）と「ごまかす」のではなく、さらっときっぱり、「不妊で二人目ができない」「一人っ子でも問題ない」と言うことが自分にとってすっきりするし、知らせることも大事だと語っていた。

インタビュー（二〇〇四年一二月）

さまざまな検査。夫はついていかざるをえない

結婚してから数年、ピルを飲んでいたんですね。処方したドクターは何も言わなかったんだけれど、飲み終わってからすぐに生理がこなかったので他へ行ったら、もともと生理不順だった感じだったのに、ピルを飲んだのは間違いだったと言われました。そうか、いけなかったのかという否定的な感じから治療に入りました。大きい病院で診てもらったり、漢方を薬局で買って飲んだりしていましたが、近所の個人医に行くことにしました。「じゃあクロミッド*飲みましょう」と言われ、飲んで三周期ぐらいしたらすぐに「じゃあ注射にしましょう」と言われました。当時排卵誘発のｈＭＧ*の副作用や、五つ子ちゃんのことが世間で言われていたので、私は知識がなくてこれイコール即多胎妊娠みたいな図式が私のなかであって不安だったので、通院、注射をキャンセルしてしまって半年ぐらい行きませんでした。それから別の不妊の個人病院に行きました。あとからわかったのですが、そこは調べて疑わしい原因をつぶしておきましょうという方針で、特殊

クロミッド　四八頁参照。

hMG　ヒト閉経ゴナドトロピン。卵巣に直接働きかけて卵胞細胞の成長を促

な検査も踏み込んでやるようなところで、夫とのリンパ球の検査もしました。それから排卵障害と高プロラクチンがわかりました。リンパ球検査では、夫婦間の同種免疫［ＨＬＡ］で治療するに値すると言われて、リンパ球移植*注射を始めました。二週間おきに六回ぐらい、妊娠がわかったらもう一回やりますみたいな感じです。それと私は抗核抗体*も高いと言われて、漢方薬を飲みました。

夫の検査（精液検査）もかなり初めのほうに一緒にやったと思います。夫のほうはすごく悪くはないけれど、うんといいとは言えないので、濃縮（人工授精）したほうがいいかもしれないということで、二人で来てくださいと言われました。夫は、ぜったい嫌だということは言っていなかったですけれど、子どもがほしいということであれば検査も仕方ないのかなというふうに思っていたのかもしれないし、嫌だったかもしれないけれど、私が行くというので、これはついていかざるをえないとそんなところだったかと思います。私から夫に説明すると感情的な部分も入りますが、ドクターの口から説明されると仕方なく納得せざるをえないというふうだったと思います。病院の方針で何度か夫も話を聞きに行きました。

ＩＶＦしかないがハードル高く、受けるまで二年近く

そのあとはずっとＡＩＨ（人工授精*）を続けていて、大学病院を紹介してもらって腹腔鏡*も受けました。

腹腔鏡を受けて何も問題がないから、ＩＶＦ（体外受精）しかないと言われてから、ステップアップするまでは二年ぐらい時間がかかりました。自分では高いハードルだと感じていました。やっぱりそこまでしなくてもできると。どこの病院にするかというのも自分で探すしかない。紹介はしてくれるということだったんですけれど、有名な病院にポンと行く気にはなれなくて、悩みつつ探そうという期間が長かったです。通院はして、漢方薬はずっと飲んでいました。たとえば自然に妊娠したとしても、初期から飲んでいないと流産につながるということでずーっと飲んでいました。

す働きがある。注射薬として使われる。五七頁「ｈＣＧ」の注も参照。

リンパ球移植 五〇頁参照。

抗核抗体 陽性だと習慣性流産・不育症の原因の一つと言われる。

人工授精 一四頁参照。

腹腔鏡検査 四八頁参照。

友だちと隣県の不妊クリニックに行き、そこでＩＣＳＩ

縁があって友人が通う隣県のクリニックでＩＶＦをすることにしました。最初の受診から五年が経っていました。ありがちにＩＶＦさえすれば妊娠すると当時は思っていました。でも一回目は受精卵ができなかったんですね。そこで卵の質がとは言われなかったけれど、いくつか原因が考えられるけれど、一つとして卵の質がグレードがよくなかったと。私は能天気に、今回は排卵誘発とか何かが合わなくてなんだとそのときはとらえていましたけれども。結局、病院を変えながら、ＩＣＳＩ《イクシー》（顕微授精）も含めて何回もしました。プロラクチンも、高いと最初に言われてからずっと薬を飲みつづけていたんですが、再検査したら今度は低すぎたりしました。

グリーン車に乗って遠足気分でゆったりと通院

とても遠いところで、往復三時間ぐらいかかりました。のんびりしたところだったので、ほんとうに遠足気分で、グリーン車に乗ってゆったりと飲み物飲んだりして（笑）。混んでいる通勤電車には、本も広げられないし乗りたくなくて。ゆっくりといい気分で通いましたけれど。最後は、その前のＩＶＦから期間も開いていたので、これで終わりにしよう、やめようかと思っていて、もう一回だけ、これでだめならほんとうにやめようと思っていました。

ＩＶＦ二回目あたりから卵の質が悪いと言われる

卵の質のことは二回目ぐらいから言われました。転院した先でも、やっぱり言われました。排卵誘発しても、卵胞の個数はたくさん出てくるけれども成熟してくるのも遅いし、見てみると、きれいじゃない、質が悪いという表現になるのかもしれないけれど、使えないものもあるとか、たとえば、エコーで見て、大きくなっているから採卵してもちょっと使えないかなというものもあったりとか、受精卵ができたとしても、ICSIだから精子を一つしか入れていないわけなのに、核が二つ見えるとか。それは精子を二つ入れればあるかもしれないけれど、これは卵の質が悪いと言えるのではないかということも言われて。それならもうほんとうにやりようがないのかなと思ったりして。

二回目以降は受精卵を戻すことは戻せた（移植した）んですけれど、一〇何個採れているのに戻すのは三個とか二個とか、率がすごく低いですよね。それでこれはIVFではということでICSIになって、ICSIでも……。問題がない人は、採った分は全部受精しましたみたいな人もいるのに、ICSIしても受精数が少ないというのはありました。

IVFからICSIに行くときは、迷いはなくなって、行くしかないという感じでした。AIHからIVFまでの迷いの大きさとは違って。「ああそうですか、じゃあお願いします」みたいな。勉強もいろいろしていて内容や方法を知ったというのもあるし、IVFをしてしまえば、自分としては何もやるわけではないし、大きな壁ではなかったです。

IVFをしてから、子どもができない確率が大きいと思いはじめ、不妊治療がやめられない悩みに

子どものいない人生とか養子とか里親っていうのは、ずいぶん夫と話題にしました。子どものいない人生は、逆にIVFをしはじめてから考えました。AIHのころは「妊娠しないかもしれない」という悩みで、IVFをしてからは、「もしかしたら妊娠できるかもしれない」、できない確率のほうが大きいんじゃないかという気持ちが自分のなかで占めてきました。AIHのときは、できるという気持ちが大きくて、できなかったらどうしよう、できないかもしれない不安。それが逆転して、できるかもしれないから、やめられない悩みに変わっていきました。

卵の質が悪いと言われたとき、受精しないなら子どものいない人生か養子縁組だと、逆にすっきり

一回目のＩＶＦがだめだったときに、一泊して泊まって次の日にＥＴ（受精胚の移植）して帰りましょうということだったんですけれど、受精卵ができなくて戻せないからそのまま帰ったんです。そのときに、「受精しないんだったら妊娠どころかまったくだめなのかもしれない」と思ったときに、もう自分の妊娠はだめってはっきり言われたら、じゃあ子どものいる人生は養子だってパッと浮かんだことがあって、それは子どもを産みたいというよりは、二人で子どもを育てたいという気持ちも自分たちのなかにあったんだなと確認できた気がして、血のつながりがある・なしじゃないのかもしれないとぽっと思い浮かんだことがあって、自分でも印象的な、意外なことでした。

白井：前のときの調査票ですごく印象的だったのが、卵の質が悪いと言われたときに、逆にすっきりした、さっぱりした気分になったと書いていらっしゃったことでした。

浅井：それこそ、「だめならだめって言ってよ！」みたいな。できないなら、そのほうが次にすっぱり行けるわ、可能性が残されてしまっていたがために、数パーセントにすがっている自分がつらかったから。これは使えません、何回誘発してもだめですということであれば、それこそ、たとえば子宮内膜症や子宮筋腫で子宮を全摘してしまった人もいますよね、そういう人の悩みというのももちろんあるわけですけれど、産むのは不可能なんですよね、それならどんなに楽かと思うこともあったんです。

自助グループで子どものいない人生のモデルができた。モデルを受容できたが、踏み込めない自分もあった

このころはずいぶん時間も経っていて、自助グループで自分の思いも語ったりしていたので。自分として

はすっきりして、いなくても素敵に生きていらっしゃる方もいるので、子どもがいない人生もいいかと。そういう方に出会えないとモデルも自分でもてないのですが。こういうのもあるんだと受容できてきていたんです。一方で、そっちに踏み込めない自分もありました。

妊娠はうれしかったが、妊娠を継続できるか心配

妊娠を知ったときは、やっぱりうれしかったです。でも、はたしてこの妊娠を継続できるのか、抗核抗体とかHLAとかいうのは心配でしたし、そういう意味では新たなストレスと言ってもいいくらい。妊娠中期に入るぐらいまでは不安でストレスでした。ET（胚移植）から判定まではとくに尋常ではない精神状態でした。たしかに最後の体外受精だから大事にしようと、寝て過ごすことにしていたんです。ほんとうに動かないように、同居している母に腰の具合が悪くて寝ているということにしました。実際に妊娠したので、ETのあと判定まで二週間の後半一週間はほんとうに具合が悪くて、腹水もたまって、入院もしました。妊娠反応が出てからも、腹水で尿も減って、お腹もふくれて夜中に脂汗をかいて。でもこれは自然にひくのを待つしかないと言われて入院して安静にして、点滴して出しました。妊娠中もやっぱり不安で過ごしていました。

「子どものいない人生もある」と言っていた知人たちが、妊娠を知って「やっぱり産んだほうがいい」と言い、怒り

親は手放しで喜んでいる感じでしたが、仕事関係の人たちは、「子どものいない人生もあるわよね」みたいに認めるような発言をしていたにもかかわらず、私の妊娠がわかったとたん、「やっぱり産んだほうがいいわよ」とか言い出して。周りの態度が手のひらを返したようで、なんだやっぱりそうだったんだと思いました。私をだましてたというほどではないんですが、やっぱり同情していただけなんだ、理解してくれてい

たんじゃないんだと思いました。私は怒りに燃えまくって、もう初期は「マタニティブルー」じゃなくて「妊娠レッド」だって言っていたぐらい怒りまくってました。私は勇気を出して「子どもができないんだ」と言っていたところもあったので。

妊娠するつもりなら仕事を紹介しなかったと言われ愕然

仕事でかかわった人には「不妊治療をしていたなら言ってほしかった。妊娠するつもりがあったんだったら、この仕事はお願いしていなかった」「子どもがいないから長く続けられると思って頼んだ」と言われました。そういうふうに周りは見ていたのかと、怒りというより愕然としました。その人は不妊治療をしたらできるものだと思っているからそんなことを言うんでしょうから、ああ知らないんだなと思ってあきらめましたけれど。

二人目を望んで再度ＩＶＦ、妊娠せず「やっぱり簡単じゃないんだな、私は」

それから、生まれてから一年半くらい経ったところで、もう一人くらいいればいいよねという感じで病院に行きました。こういう気持ちがある以上、あとであのときやっておけばよかったと思うのは嫌なので、一回やってみようということで。

このときの受精卵はすごく悪い状態ではなく、戻せます大丈夫ですと言われたんですが、妊娠判定結果はマイナス。自分で尿検査をしていますから、ああやっぱりと思ったのと、「やっぱり簡単じゃないんだな、私は」と思いました。一回妊娠したからといって体質が変わるわけではないんだな、「甘い夢見ちゃったわ」と思いました。

最初妊娠したときには、妊娠判定が出る前に、自分が男の子を抱っこしている夢を見たんですね。そのときに子宮がきゅーっと引っぱられるような感じになって、もうろうとしながら、「あ、これ着床したんだ」

と思って。二人目を望んだＩＶＦのときも夢を見て、赤ちゃんは生まれているんですけれどすごく小さい保育器に入るか入らないかぐらいの赤ちゃんで、生きていることはわかっているんだけれど目が開かなくて、私は抱っこできないんです。あ、だめだったかもと思って、すごく象徴的で、子どもが知らせたような気がして妙に納得しました。いえ、納得させたのか。それでも、もういいかなと思うまでは、一年ぐらいかかりました。すぐに次のＩＶＦとは考えなかったですけれど、ほんとうにもういいかなと思うまでは一年ぐらいかかっていると思います。子どもが大きくなってくると大変だから、現実的に、これで妊娠したらどうしようみたいなのもありますし。

自分は自助グループで軽くなったけれど夫のほうが深刻に

夫はわりと最初から協力的ではあったと思います。いろいろ言えば話は聞いてくれたし。私は泣いたり怒ったりして気持ちを出していたのですが、あるときから夫のほうが深刻になりすぎて、私より深刻度が増したと感じたことがありました。私は自助グループに行ったりして自分は軽くなったんですね。夫は発散できるところがなくて、深刻にとらえているのを感じました。夫は子どもがほしいという気持ちが強かったんだなと感じたこともありました。私は自分で産んでみたいという気持ちもあったし、育てたいという気持ちもあったけれど、育てるということに関しては、養子でも大丈夫と思ったこともあったぐらいですから、やっぱり産まないかもしれないというふうに思ってきたところがありました。私は自分の身体を使っているからそういうふうになっていったのかもしれないけれど、夫はそうではないですよね。あるときから治療は自分のためにというより夫のためにという比率が高まっていったと思います。だから夫は今でも「二人目はいたほうが」と。私もいたらいいなとは思うけれど、でも治療は行かないよ、って。経済的にも、老後を考えなくちゃという感じです。たしかに子どもはかわいいですし、いてよかったと思いますが、もうそろそろ自分の時間に戻りたいというのもあります。もし妊娠したらそれはもう万々歳というところですが、治療まではしません。

IVFは夫が同居の親に「言う必要がない」と

同居の夫の親に知らせていないのは、最初は言い出せなかったということがありますね。最初は自分自身が受け入れられなかったから言えなかったということで始まったんですけれど、IVFするころだったか、こういうふうにしてできたというのを、もし妊娠したら言おうか言うまいかというのを話題にしたときに、夫は言いたくないというのもあったかもしれませんけれど、「言う必要がない」というようなことを言ったんです。両方の気持ちだったと思いますが。だから言わないことにしようという話になりました。私はぜひ言いたいというわけでもなかったので、夫の意向に賛同したという感じです。入院のときにも、ちょっと検査だとか言って、適当なことを言いました。結局、妊娠だと言えば、そんなことは親にとっては消えてしまう。なんだそうだったのかと、わからなかったから伏せておいたんだよと言えばそれですんでしまう。

高校生のときに人工妊娠中絶をして、母が傷ついていたこともあり、実母には不妊治療が言えない

私の母に言っていないのは……私のいちばん原点なんですが、高校生のときに人工妊娠中絶手術をしているんです。そのことは母だけ知っているんですね。母はとってもそれで傷ついていて。不妊治療中にカウンセリングを受けたのも、それを誰にも言えなくて言えなくて。とくに不妊の原因ではないとは言われていても、相当自分では……。その前後の記憶が思い出せないんですね。そういうのもあって、母には不妊治療を言えなかったです。

母に認めてもらいたくて二人目がほしかったことに気づく

私にはきょうだいがいて、そのきょうだいには二人子どもがいるんですが、私の子どもが生まれてからですけれど、母との電話口できょうだいを非難するようなことを言ったら、「二人いると大変なのよ」と母が言ったんですね。母は三人産んでいるんですけれど、そのとき私は「ああそうか、母に認めてもらいたい、あの仲間に入れてもらいたくて妊娠したいというのもすごくあったなあ」と思って。母は別に私を責めるつもりで言ったんではないと思うんですが「あの話に私入りたくて入りたくてしようがなかったけれど認められない、言えない」っていうのがあって、それで二人目がほしいと思っていたふしもあるかもしれないと思って気持ちがストンと落ちて、「もういいや」と。母に言えない思いもあるのはこれのせいなんだ、私はもういいんだ、違ってもいいんだと急に思いました。それからはちょっと距離を置けるようになって母から自立した感じがします。不妊の本を渡して「読んで」と言ったこともあったのですが、なんて言葉をかけていいのかわからないという態度が見えたので、母自身がそれを受け入れるのは大変かなというのを感じました。私が泣いたりしたら、それが印象に残ってしまって、親ってそういうところを見たらすごく心配するじゃないですか。でも大丈夫とも言えないですし。それで母に言えなかったのかなと。

身内の妊娠はつらい。生まれてしまえば子どもに感情がわくけれど

身内の妊娠は、友だちの妊娠や不妊友だちの妊娠とはやっぱりちょっとは違いました。きょうだいが妊娠しているときは、やっぱりちょっとつらかったですね。生まれてしまえば、そこにいる子どもに違う感情がわくんですが。妊娠中の大きいお腹というのは、つらいのが強いかもしれないです。

ちょうど自分も治療が大変なときは、一族郎党が集まるときも、具合が悪いと言って帰ってきてしまったり。きょうだいの次の妊娠のときは、私は顕微授精が四回目ぐらいで、自分としてはまあいいやと思えるところもあったので、ぜひお腹を触らせてというところまではいかなかったですけれど、大変ねぐらいは言えるようになっていましたね。

夫が一人っ子。なので姑には二人目を産みなさいとは言われない

二人目については、私の親は「一人生まれたんだから、またすぐにできるわよ」って言ったりしていましたけれど、四〇歳を過ぎたら、もうぜんぜん言わないですね。夫のほうは、夫自身が一人っ子なので、最初から何も言わず。母は、その年代の人としては相当一人っ子って言われたんじゃないかなと思うんです。そういうこともあってか、もしかして私に何かトラブルがあったらと思って言わなかったところもあると思います。だからまったく言われたことはなくて、一つ屋根の下で助かりました。状況から考えても、「二人目を産みなさい」と言われることはないので。

友人関係は子どもがいるほうがマイノリティ

学生時代の友だちは、半分が独身です。けっこう独身だったり、結婚して子どもがいなかったり、結婚が遅かったり。子どもがいるほうがマイノリティで、子どもの話をしてもみんな反応がないですし、子どもをもっている人も仕事をしているので、子どもが子どもがという話もないです。

夫は一人っ子だがわがままではない。育てるときに気をつけることはあるけれど

今後は治療しないことにしていますし、夫はたまたま一人っ子というのもあって。一人っ子はわがままとかそういう面がよく言われたりしますけれど、私は夫を見ていると決してそうではないと思います。私のほうがよっぽど長女で好きにしていて、夫のほうがよっぽど自分に厳しいところがあります。たしかに一つしかない食べ物をずっと残しておいて、残っていると思っているところはありますけれど、私はあったらすぐ食べなくちゃと思うけれど、余裕があってガツガツしてないのが一人っ子のいいところかな。いいところもたくさんありますし、決して一人っ子だからとは思いません。親が育てるうえで気をつけなくちゃいけない

ところはあるなと思いますけれど。それはそれでいいと思っています。

子どもがいなくても、いい人生が送れると確信します

子どもをもつことについては、子どもがいて新しい生活になってよかったと言えます。でももし子どもがいなくても、いい人生が送れると確信します。つらい場面がたぶん多いと思いますし、経験上、自分の傷をもったまま、今でも傷がないわけではないですが、それがはっきりと紛れもない状態でそのままいくとは思いますし、自分自身のことを世間と比べてつらい場面もあるとは思いますが。

ごまかして「不妊だった」ではなく「悩んでいないけど不妊です」とはっきり言うようになった

つい最近思ったのは、二人目どうなのと軽く聞かれるときに、「なかなかできなかったの」「不妊だった」と言っていたんですけれど、「私不妊です」って言ったほうがいいやと急に思ったんです。今も悩んでいないだけでできないんだから不妊なんだ、「今も不妊なんだ」と思いました。

同じ幼稚園のなかで「子ども三人産まないと国は成り立っていかないの。二人じゃダメなの、減っちゃうから」と冗談めかして言っている人がいて、冗談で通じると思っている人がいるわけじゃないですか。そこで私は「不妊だった」と言うのは自分のごまかしだ、周りにもやんわり言っているだけで、周りにそれ以上言わないでというバリアを張っているだけじゃないかと思って、そういう人にはきっぱり「私不妊で二人目は産めないんです」と言わなきゃだめだなと思ったんです。私はまだ自分で認めていなかったんだなと思って。生まれてよかったのよと言っている自分がいたと。結婚して一〇年以上できなくて……と言えば、相手は引き下がっていくだろうと思っていた自分がいたんだな、でも「不妊なんです」と言ったほうが自分の性格にあっているな、ごまかしていると引っかかりが大きくなっていくと思いました。「悩んではいないけれ

ど、できないんです」と言ったほうが事実だし、自分でもすっきりするなと思います。

夫は言わなくてよいと言うが、私は子ども自身に顕微授精を伝えたほうがよいと思っている

白井：将来お子さんに顕微授精のことをお話しするつもりですか。

浅井：決めてはいないですけれど、夫に、生まれてしばらくしてから「どうする？」って投げかけたことがあるんですね。そうしたら、「言わなくていいんじゃないか」と言うんです。それはどうしてかということまでは話していないですが。私は将来何かあったら、機会を見つけて言うべきだな、言ったほうがいいと思っています。いつ言うか、言うときっぱり決めたわけではなくて、でもいつか言うんじゃないかな、そのほうが子どものためだと私は思っています。ずっと誰も何も言葉にして言わなくても、私のなかにそうなんだという思いはあるので事実なわけだから、それを隠そうとも思わないし、そう思いながら育てているわけだから、どこかで言ったほうがきっとあの子も納得がいく、どこかすっきりするんじゃないかと思います。今は疑問に思ってはいないかもしれないけれど、私がそう思いながら育てていることで、何か伝わっていることがあるかもしれない、伝えたいなと思っています。

伝え方としては、やっぱりある程度のことがわかったあとに。今は、子どもの性教育の講座みたいなのに出たりしているんですが、あのくらいの子どもだと出産シーンを見てもすんなり「へー」と。こういうふうに赤ちゃんはできるのよ、赤ちゃんができたらお母さんを大事にしてあげましょうなんていう話を聞いても無邪気で。命の大切さを話していったりするなかで、やっぱり産まない人や産めない人がいるということも伝えたいし、そのなかで、誰でもみんな祝福されて育っていくべきだということの一つとして、あなたはこういうふうにみんなに望まれて生まれてきたんだよということで伝えたいなと思っています。もう少し遠い先かもしれないけれど。

夫からの回答

インタビュー時にお渡しした配偶者用質問紙に後日郵送で回答をいただいた。

Q：自身が検査を受けることについては。

A：「いつか必ず子どもができる」と信じる気持ちはとても強く、その当時揺らぐことはありませんでした。「妊娠しづらい原因がどこにあるのだろう？　自分に原因があるのだろうか」と不安はありましたが、どのような状況なのか、どうすれば可能性が高まるのかなど、そのときの自分（たち）の立場を知り、しっかりと受け止め、できるかぎりの努力をしようという気持ちを再認識しました。

Q：不妊治療をすることについて当時の心境は。

A：できれば治療などをせずに自然にできればと考えました。でも、残された時間などを考え、少しでも高い可能性が得られる方策を必然的に選択しました。

Q：妻側に不妊治療の負担がかかることについては。

A：自分にできることをしようと思った、話を聞いたり心身の負担を軽減するよう援助した。妻の心と身体への負担が自分のものとは比較にならないと痛感し、なんとか早くよい結果が得られないものかと願いました。実際には、妻しか受けることができない治療がたくさんあったのですが、すべて二人一緒でという意識を強くもち、常に話し合いをもちました（とくに妻の気持ちを聞くようにしました。うまく受け止められないときもありましたが……）。私などには比べられないほどの大きな負担を背負ってくれている妻の姿を見て、とてもありがたいという気持ちをもっていました。でも、願いが必ず成就すると強く信じる気持ちがあったので、二人で力を合わせてなんとか乗り越えることができると感じていました。

Q：不妊治療は夫婦にとって、どのような経験でしたか。

A：夫婦の絆が強くなったと思う。夫婦二人で長く苦しい時間を過ごしました（とくに妻が）。お互いに自分がどういう気持ちなのかを突きつめましたし、それをぶつけ合いましたので、ほんとうにいろいろなことを理解し合うことができました。さらに結果として、子どもを授かることができたので、大きな喜びを分かち合うことができました。そのようなときを一緒に過ごした同志、戦友（言葉は少しおかしな感じもありますが、でも……）というような感じがあります。

Q：不妊治療中、つらかったこと、ストレスは。

A：一番つらかったのは、よい結果が出なかったときに妻の顔を見ることです。ずっといろいろな治療を受け、妻は自分自身の目の前に結果を突きつけられるわけです。治療といっても、私の負担は妻に比べればないに等しいものです。それに結果は妻から聞きます。治療が長く続くうちに、そのようなときには、つらそうな苦しそうな姿をただ見ているしかなく、言葉をかけられませんでした。

Q：親御さんへの話については。

A：知らせないでおこうと思いました。治療がどういう方向に行くか、どのような結果が得られるかわかりませんでしたし、また、当たり前ですが、私たち夫婦とは年代が違いますので、それを知ったとして親がどのような気持ちになるか……。要らぬ心配をかけたり、気遣いをしてほしくありませんでした。結果として治療がうまくいってもいかなくても、「自然だった。運命だった」のほうがお互いに心の置き場が得やすいのではないかと思いましたので、知らせないことが一番よいと判断しました。

Q：自身で情報収集は。

A：可能なかぎり情報収集や勉強をしました。妻が読んだ本はもちろんすべて目を通しましたし、それ以外の本、そしてインターネットなどを利用して調べたりもしました。また、妻が通院するときには可能なかぎり行動を共にして医師の話を一緒に聞きました。

Q：不妊治療をしている・いたことを知らせた人は。

A：不妊治療については、治療中・治療後も誰にも一切知らせていません。妻と私だけのこととしています。今後もこのままのつもりです。

Q：不妊治療中子どもをもつことについての考えは。

A：治療中「どうしても子どもがほしい」と強く思っていました。また、必ず子どもが生まれてくるということも信じて疑いませんでした。妻と私の間に新しい生命が作り出されるという、ほんとうにすばらしいこととしてとらえていました。私にとって子どもをもつことは夢・希望でもありましたが、それよりももっと必然的なことととして考えていました。家を継ぐ、血を残す、つなげるという意味でもとても強い気持ちがありました。また、ある意味ではこの世の中での自分の存在の証、また分身という気持ちもありました。

Q：治療を終止する気持ちは。

A：妻が終止したいなら、そうするしかない、妻が決断する前から自分は終止したほうがよいと考えていた。

Q：今後二人目は。

A：おかげさまで、一人の子どもを授かることができました。私は、できればもう一人子どもをという希望がありますが、妻の心と身体への負担を考えると「もうこれ以上の治療は……」と考えていました。

Q：養子縁組や里親を考えたことは。

A：考えたことはありません。治療なしで自然に授かることができればと考えています。養子縁組・里親については頭をかすめたことはあります。考えた理由は、仮に血のつながりはなくても、親子としての心のつながりをもって一緒に暮らし、喜びや悲しみなどいろいろなことを味わってみたいということからです。子どもがいるからこそということが、たくさんあるはずだからです。

Q：不妊について、社会に伝えたいことがあれば。

A：子どもをほしいと思っていても、何らかの事情で授からない、もたない夫婦がいるのだということをしっかり認識すべきだと思います。夫婦の間には子どもがいるのが当然とは思わず、言葉や態度に配慮や心遣いが必要です〈結婚してなかなか子どもが授からず、夫婦共々〈とくに妻が〉つらい思いをしてきたので、強く感じます〉。「お子さんは?」「早く作れば……」など、大きなお世話であり、他人が立ち入る問題ではありません。

不妊の治療には保険がきかず、とてもお金がかかります。子どもをもちたくても経済的な理由で治療を断念している夫婦も多いはずです。公的な援助をもっともっと考えるべきです。

インタビュー後

インタビューからさらに一年半後に質問をさせていただいたことから抜粋して紹介する。

あのころはまだ、不妊の経験を語るとき、胸の奥のほうがちくっとうずいたりしていました。今でも少しおっかなびっくりというところはありますが、だいぶ慣れてきました。相手のことも考えながら伝えたいことを選ぶ余裕も出てきた気がします。うれしいことです。

今も自分を不妊だと思っています。理由は自然妊娠しないからです。もう一人……の思いはありますが、悩んではいません。でも避妊のために気を遣ったり、お金も使わないので楽かも……と思うときもあります。

次の子の妊娠もあきらめがつきました。

考察

体外受精・顕微授精のたびに「卵子の質が悪い」と告げられるのは、人格や人間存在の否定、絶望につながる可能性もあるだろうが、浅井さんは、初めての体外受精で、移植できる受精卵がなくて、移植しないで帰路につく。そこで浅井さんは、いつまでも少ない可能性があるより、だめならだめで、子どものいない人生や養子縁組など、次の選択がはっきりしてさっぱりした、「数パーセントにすがっている自分がつらかった」「育てたい気持ちがはっきりした」と語っている。それは「妊娠さえすれば解決すると思っていた傲慢さ」への気づきでもあったと第一回調査で記述している。

時間は戻るが、不妊治療中、自助グループへの参加によって、浅井さんは「子どものいない人生」のモデルができていく。そのモデルに踏み込めない自分もあったというが、同じトンネルを前とも後ともつかめず歩いている感覚とは違う視界が開けてきたのだろう。夫のほうは、浅井さんの気持ちを聞いて受け止めていたが、浅井さんが自助グループに行って軽くなっていった一方で、夫は発散できず、あるときから夫のほうが深刻になりすぎていったという。「私は自分の身体を使っているから、産まないかもしれない、養子でも大丈夫と思ったこともあったけど、夫はそうではない。夫は子どもがほしいという気持ちが強く、あるときから不妊治療は夫のためにという比率が高まっていった」という。

この夫婦間の違いは、夫の回答からもわかるだろう。たしかに養子縁組や里親は、頭をよぎったことはあるとしながら、「必ず子どもが生まれてくるということを信じて疑わなかった」とくり返している。また、「妻と私の間に新しい生命が作り出されるのはほんとうにすばらしいこと」であり、家を継ぐ、血を残す、つなげるという感覚や使命感をもっていること、子どもが生まれるのは、この世の中での自分の存在の証であり、分身のように感じるとも記述している。

第二回インタビュー前・第一子が二歳前の三〇代後半のときに、浅井さんは「あのときやっておけばよかったというのは嫌なので、一回やってみよう」という心境で、体外受精を受けた。判定がマイナスだったときは、「ああ、やっぱり」「やっぱり私は簡単じゃないんだな」「一回妊娠したからといって、体質が変わるわけではないんだな」と、再確認させられた心境だったという。「ほんとうにもういいかなと思うまでは一年かかった」というが、不妊治療に通うのが困難であること、「一人っ子もいいところがある」こと、実際に妊娠・出産して赤ちゃんの育児から始めることを考えると、「妊娠しても戸惑う」という気持ちも芽生えはじめるようになった。しかし夫は、インタビュー後の自記式記述回答で、「今後、治療なしで、もう一人子どもを授かりたい」と述べていて、女性側の「無理だろうな」という実感と、男性側の希望や夢とは、食い違うことがあることを示している（ただし、妻の身体的、精神的負担を考えると、妻が決断するより前から、不妊治療は終止したほうがよいと考えていたそうだ）。

それだからといって、過去、現況、未来の夢や希望を共有していないのかというと、そうではなくて、夫の回答は、浅井さんもインタビュー中に述べているような、伴侶性の強さを改めて感じさせるものである。夫は「長く苦しい時間を二人で過ごした同志・戦友」という言葉を使っている。また、不妊治療が妻に与える身体的な負担を熟知しており、「私とは比べものにならないほどの大きな負担を背負っている妻」に寄り添おうとする強い姿勢、具体的には、話を聞いたり、自分も勉強したり、病院に一緒に行ったりするのは自分の強い意志であったことが述べられている。一点浅井さんと異なるのは、不妊治療について周囲に語るかどうかということだろう。夫は周囲に話すつもりがないと答えているが、浅井さんは周囲の気づきや意識改革のために、あえて話そうとし、子ども本人にも、「そう思いながら育てているので」機会を見つけて伝えたほうがよいと思っている。

10章 大竹恭子さん・正一さん

特別養子縁組二人。親になりたかった

◆プロフィール◆
恭子さん：三〇代後半・女性・特別養子縁組により子二人あり。主な不妊原因は卵巣機能不全、早発閉経。不妊治療歴七年、排卵誘発・人工授精。インタビュー当時不妊治療はしていない。家族構成は、夫・正一さん、特別養子縁組による子二人（はじめ君・たまき君）（すべて仮名）。

インタビューまでの記述

大竹さんは、第一回調査の回答者のなかで唯一、特別養子縁組*によって親になっている方であった（里親の方、養子縁組や里親を検討中の方は他にもいらっしゃった）。第一回調査では次に紹介するように、不妊治療の経過や、養子縁組に至る経緯が詳しく述べられていた。また第二回調査では、「告知をした長男の心の奥底で『自分を生んでくれた人はどんな人なのか』『どうして自分はこの家に来たのか』などの疑問がわいては消える」子育ての現状が率直に描かれていた。ご夫婦揃って面会してくださったインタビューを紹介する前に、郵送調査の内容を振り返っておく。

*特別養子縁組　詳細は一七一頁「考察」参照。

第一回調査では、次のように不妊治療の経過と養子縁組の決断を述べていた。「結婚する前から、私は、結婚後、女性として生まれたのだから、ぜひ、妊娠・出産を経験したい、そして家族が増え、子育てして、家庭を作っていきたいという考えがあり、憧れていました。結婚前に左卵巣嚢腫の手術を受けた私は、結婚するととくに妊娠の希望が強まりました。長年治療をしたものの、結果は出ず、くやしい思い、涙する日。周囲の妊娠、出産の話にうらやましさ、ねたましさをもつこともありました。年数が経つにつれ治療の段階が究極の治療に向う途中で、私たち夫婦の将来の人生、私たちにとって、子どもをもつとは何なのか、を折りにふれ、話し合ってきました。最終的には早期閉経となり、卵子提供をしてもらわないと妊娠は不可能という状態と診断され、決断しました。私たちはやっぱり子どもを育てたい‼　妊娠経験をとるのか、子育て経験をとるのか。そして養子を迎え、特別養子縁組し、二人の男の子の親になっています。不妊治療という終わりのない不安のような気持ちがなくなり、子育てという地に足のついたような目の前の現実にとても幸せを感じています」

第二回調査時点は、二人とも養子縁組手続きが終わり、また、子どもの成長の過程でさらにさまざまな経験をしていた。「子どもを迎え、四年が経ち、日頃の生活のなかで、子どもに対し、また周囲とのかかわりのなかで、表面的には養子という意識はほとんどないのですが、告知をした長男の心の奥底では、『自分を産んでくれた人はどんな人なのか』『どうして自分はこの家に来たのか』などの疑問が、子どもなりにわいては消え、悩んでみたりといった気持ちがあるようです。そのつど子どもに伝わりやすいよう話をしています。子どもの心の奥で悩んでいることを、私たち親や、信頼のおける幼稚園の先生などに子どものほうから話してくることがあり、自分の気持ち（養子に関すること）を正直に人に伝える勇気のある息子に対し、心の成長を感じました。また、私たち親や、周囲の大人に対する信頼感をもってくれていることを実感しました。今後も私たち家族としては、子どもと、気持ちを分ち合える関係を築いていけたらと思っています」

子どもが生みの親や育ての親を意識すること、そしてそれを通じて大竹さんは、さらに信頼関係と絆を高めていることがわかる。それではインタビューを紹介しよう。

インタビュー（二〇〇四年一二月）

夫と知り合う前に卵巣嚢腫になり「早く子どもは産んどいたほうがいいよ」と

恭子：卵巣嚢腫になったのは結婚する前で、片方全部とって、もう片方は少し削ってほとんど残っていたんですが、ドクターに「子どもは早く産んどいたほうがいいよ」と言われました。結婚前に主人にはそのことを話をして、私も妊娠の可能性はあると思っていて、早めに子どもがほしいなと思っていました。

正一：そのころっていうのはあんまり意識していなくて、覚えていない。意識しはじめたのは二年ぐらい経ってかな。私は普通に結婚すれば子どもはとくに異常がなければできるものだっていう気持ちでいたし。男として産婦人科にかかるのは最初は非常に抵抗がありました。

恭子：転勤のたびに産婦人科が変わって、医者が変わると言われることも違ってくる。早くほしいこともあってタイミング療法*ということで産婦人科にもかかっていたんだけれど、そのころは、エコーも見なくて、顕微鏡でシダ状のを見ました*。あとは通気検査*ぐらいです。二年してできなかったこともあって、不妊治療をしていこうということになりました。転勤先で診てもらったときに、卵巣自体、排卵してないみたいと言われました。まさかそんなことはないと思っていました。次の転勤先でまた通気をしてみたり。

正一：俺が産婦人科に一緒に行くようになったのは、三年目ぐらい。毎朝起きるたびに尻に筋肉注射打ったりとかして。私のほう（精子）にも勢いが足りない。数が足りない。結局、最終的にはそれは問題がなかったんですけど。毎日、朝起きるの嫌だったですよ。ひょっとしたら僕にも何らかの原因があるのかな、協力せざるをえないと、嫌だったけどがまんしました。

タイミング療法
一四頁参照。

～シダ状のを見ました
ホルモンの変化により、排卵が近くなると頸管粘液がシダ状の結晶に見える。現在では唾液のシダ状結晶を見る市販の器械もある。

通気検査
卵管が通っているか、ガスを子宮から卵管に送りこみ、圧力の測定や聴診で調べる検査。

「とにかく何にでもすがりたい気持ち」に

恭子：歳はとっていくし、神にもすがりたい気持ちになって、占いをしたり方角を見たり。

正一：大丈夫かなと思いました。神がかりじゃないけど、そんなことまで。風呂に入ったときも塩みたいので肌をこすったりして。一時、ほんとうに大丈夫かなと思うときもありました。

「家内は一人娘で長女」「将来独りになる可能性があるから」

正一：家内は一人娘で長女。僕はきょうだいがいるんです。今はいいですけど、歳をとると、僕らのきょうだいはみんな子どもだ、孫だという生活になる。私と家内は五歳離れているから、男女の平均寿命を考えると、私が逝ったあと、まだ生きるだろうし。そうなると将来独りになる可能性があるから。僕のきょうだいとの付き合いがあったとしても、たとえば同居して一緒に生活することは考えられない。そういうことを想像すると、子どもがいたほうがいいなあと。

体外受精までする状態だと思いたくなかった

恭子：私としては身体が体外受精*（ＩＶＦ）までする状態だと思いたくなかったというのがあるんです。手段としてはやってもいいんだけど。

正一：最初はそうだろうね。ただ普通にしてても受精しないとなると段々考えなくてはいけない。人間の医学では顕微授精*（ＩＣＳＩ）だとか進んでるけど、そうまでやって受精させなければ妊娠しないわけだから。

恭子：トータル七年不妊治療をしました。転勤のたびに病院を変わって、もう一回検査をしたり、通気検査で気分が悪くなったり、リンパ球移植*をしたり、威圧的で嫌な思いをしてやめたところ、ミスが多くて医療ミスを起こしそうなところもありました。

体外受精 一五頁参照。

顕微授精 二六頁参照。

リンパ球移植 五〇頁参照。

年月が経つにつれて、治療方法が変わってきて、腹腔鏡*や体外受精が身近になってきました。一回卵巣嚢腫の手術もしているので、卵巣部分に癒着があったり、卵管采がなかったりするのではないかということで、転院先で腹腔鏡の手術を受けました。

*腹腔鏡検査
四八頁参照。

転院先の病院で腹腔鏡で癒着を剥がしたら早期閉経

正一：直接、どうなっているのかを見てみたいっていう感じだったんだよね。

恭子：見てみて、治療も兼ねて癒着してるんだったら、それを剥がしてやったほうがいいんじゃないかと。

正一：あのときはそれが一番最善だと思ったんだよね。腹腔鏡だったらそれほど傷はつかないし。

恭子：一週間くらいで退院できるしと言うので。

正一：結果的にそこがとんでもなくて。「一時間くらいで終わりますよ」って言ったんだけど、一時間経っても二時間経ってもずっと終わんないわけですよ。おかしいなと思ってたところ、手術が終わって出てきたドクターが「どこに卵巣があるのか探しちゃいましたよ」って。何言ってんだって思った。もう診察してどっちの卵巣がなくてどうなってるってわかってるはずなのに。患者の状況を確認しないで医者は手術したのかって思った。中を引っ掻き回した状況ですよね。結局ね。だから、それだけ時間がかかったってことですよ。その話を聞いて、非常に頭に来た。とんでもないと思って。

恭子：案の定、それ以来、生理がこなくなっちゃたんですよ。説明では、癒着を剥がしました、これで大丈夫ですよ、みたいな。

正一：今なら医療過誤だと私は思ってますよ。

恭子：生理がこなくて受診したら、「手術のあとだからもう少し経てば」って感じだったんですけど、「あの卵巣じゃな」って。気持ちとして、手術をしたために生理がこなくなったっていう後悔はしたくなかったので、関連づけたくなかった気持ちもあります。

正一：家内はそう思ったかもしれないけど、私はそれを境にそういうふうになりましたから、あれ絶対あのときの腹腔鏡の手術が原因としか考えてないんですよ。医療過誤で訴えるかというと、資料がなくて勝てるわけないし、そんなことに年月使ってたら歳をとるばかりだし、仕方ないと。自分たちに運がなかったのかどうか。自分たちはそのときは最善だと、それが一番の方法だと思ってやったんだから仕方ない。次に、先に進もうという感じ。

さらに転院先で原始卵胞ができないと「最後通牒」

恭子：その後、別のクリニックに行ったら、「なぜそんなことしたんだ」って。卵巣嚢腫の手術をした既往があるのになぜ腹腔鏡の手術をしたんだと。また卵巣を剥がすことによって、卵巣をいじるとかレーザーをあてることによって、残っていた卵胞、原始卵胞がだめになっちゃうっていうことらしいです。

正一：腹腔鏡の手術が原因でなったのかわからないんですけど、そこで診てもらった状況では卵子の元になる原始卵胞ができないって。それでもう万事休すになっちゃったんですよ。排卵できれば、今の現代医学を使えば、顕微授精であろうが、どんなことにもチャレンジできたんだろうけど、当の本人に卵子ができなければ、もう何をやっても無理なわけで、最後通牒をここで言い渡されたようなものです。

卵子提供を提案され、親戚に意向をたずねる

恭子：「子どもがほしいのであれば血縁で、姉妹などの卵子をもらって*」と先生は言っていました。そういう方法もありますけども、また別な方法もあると。

正一：あのときは少なからず考えたよね。これでもう自分の子どもができないんだなって。物理的に不妊治療は成り立たない。子どもがいない生活、夫婦だけの生活をするのか、それとも養子を考えるのかとかね、話しはじめたんだよ。先生も養子とかって言ってなかったったっけ。

*姉妹などの卵子をもらって（卵子提供）　腹腔鏡手術から「最後通牒」は、一九九八年から九九年ごろ。当時姉妹間の卵子提供

恭子：卵子提供できるような人がいればとも。ただ、日本産科婦人科学会は反対しているけれど、それに反対して実施している先生もいるって。卵子提供のことは、親には話さず、二人の間だけで。クリニックに言われてから四か月後に、子どもがいる親戚一人に聞きに行きました。私としてはそこまでして……というのはあったんだけど、主人が聞くだけ聞いてみようと。何もしなかったら始まらないしと思って。

正一：不妊治療はできないんだから、別の手段を考えるしかないわけで。あとであのときそうしてたらって後悔するだろうから。家内のほうは直接卵子はできないけれども、家内と血のつながりがあれば何らかの関係、血縁の関係の子ができるんじゃないのか。そういう手段を産婦人科のほうでとってくれるんだったら、トライしてみるかと考えたんです。

を公表している医師もあった。諏訪マタニティークリニック（根津院長）では、サイトおよび同医師の著作によれば、姉妹間の提供卵子による体外受精は一九九六年に成功、一九九七年に児誕生。それ以外のクリニックは公表していない。

夫に言えないからと卵子提供を断られ、夫婦二人の生活か養子を迎えるか

恭子：断られるのは当然だから、だめもとで聞いてみようと。結果としては、私の気持ちはわかるけれども、その人の旦那さんにも話さないといけないことだけど、旦那さんには言えないって。嘘つくこともできなし、そこまでは、と。

正一：それはそうだよねということで、それで私も気持ちが吹っ切れました。そうなってくると夫婦だけの生活か、養子を迎えるかしかないわけですよ。夫婦だけの生活となれば、経済的にも余裕ができて、楽な生活が一時的にはできるけれども、長い将来を考えると、私は家内が生きてる間に死んでいいかもしれないけれど、家内は残ったあとその周りにサポートする人が何らかの形でいたらいいんじゃないかと考える。そうするとやっぱり養子ということを考えるようになってきた。

恭子：子どもを通じて親っていうものになってみたいという気持ちがあったので。そのクリニックに行くまでは、養子は全然考えていなかったです。

正一：それまでは自分たちの子がほしいって気持ちが強かったから、わざわざ遠くのそのクリニックまで

行ったわけです。

やっぱり育ててみたい

恭子：不妊の本でも、治療をしたけどうまくいかず養子を迎えた人の話も載ってたりしますよね。読んではいたんですけど、具体的に自分でそうしよう、それに向かって進もうというにはそのクリニックの最後通牒が出るまでは考えてなかった。そうするとほんとうに子どもを育てたいのか、二人だけの生活にするのか選択することを考えると、やっぱり育ててみたいというのがあって、養子なのかなと。無理な排卵誘発をして、身体をボロボロにしたくないというのもありました。

正一：やっても仕方ないという状況になっちゃったんだよね。

恭子：クリニックで、原始卵胞がないからやっても無駄だって。

まずはインターネットで養子を紹介する会を知る

正一：年齢がどんどん高くなっていきますから、いつまでも放っておくわけにもいかないし、じゃあ、次の行動という感じで、すぐにインターネットで調べました。いくつか会を知ったり、里親登録が必要な会もあったので、里親登録したりしました。説明会に行ったり、面接を受けたり。

妻側の母親にはそのつど相談

正一：家内の親のほうにはそのつど、早めに相談しました。僕のほうには養子ってことがかなり具体的になってから、考えてるよと話しました。

趣旨に賛同した会があったんですが、代表のお眼鏡にかなわなかったみたいです。育ての親と生みの親と子どもと地域社会、みんなで手をつないで子どもを育てていきましょうって非常にいいもんだなと思いました。厳しい条件もどんな状態の子どもでもあなたは育てられますか、突然、今間もなく生まれる子どもをあなたは育ててくださいって言われてね、それができますか、健常者であっても身体障がい者であってもどんな状態でも育てる覚悟はありますかと問われて、あのときはとにかく子どもを育てたいという気持ちがあったから「そういう気持ちは、はっきりあります」って言ったんだけど、理解してもらえなかったのかな。

インターネットで養子縁組経験者と直接やりとり

恭子：インターネットで、養子縁組をした人とメールのやりとりをしていろいろ情報を増やしていきました。遠かったですが、オフ会にも行きましたし、そこで国際結婚で海外から養子を迎えた家族にも会いました。いろんな話ができて、そこで力づけられました。いろいろな会から資料を取り寄せて読んだり。

正一：血はつながらなくても親子としてやっている人たちがいるんだということがだんだんわかってきた。

恭子：その人たちが自然な感じで、特別なことじゃないと思いはじめました。

正一：特別視するほうがかえって偏見の強い、視野の狭いことだったんだと気がつくようになった。福祉の社会でよくノーマライゼーションって言いますよね。どんな状態でもいろんな人たちがいて、健常者も身体障がい者も精神障がい者もいて、子どものいる人、いない人、できる人、できない人、養子を迎えて育てている人、いろんな人が普通になんの違和感もなく普通に生活できる社会。

私たちは里親になりたいんじゃなくて親になりたかった。一定期間やるのではなく、血がつながってなくても親子になりたかった

恭子：養子縁組を仲介する会の養親講座や研修にも関東から関西まで通いました。

正一：地元の里親登録の話も聞きに行きました。ただ私たちは里親になりたいんじゃなくて親になりたかった。あずかる場を提供して、一定期間やるのではなく、血がつながってなくても親子になりたかった。普通

に子どもが生まれた人と同じ当たり前のことをしたかった。里親になりたいのが最初じゃない。でも、そういう講座を受けて養子を迎える前には手続きの関係で、まず里親である必要があった。

講座には全国から参加者があって、一〇組夫婦がいれば一組は子どもができない夫婦がいて、それが当たり前なんだって。全国でこういうふうに子どもができなくて、親になりたくて、お金をかけてでも遠距離でも来るんだと。そこでまた視野が広がった。ここを通じて親子になっている人の体験談を聞いたりとか。

恭子：講座では、親になった人の体験談を聞いたりロールプレイをしたり。子どもを家に受け入れたときの「試し行為」のスライドも見せてもらいました。味付けのりしか食べないとか、やたら水遊びをしたがるとか。

正一：最初は大人しくしてる、連れてこられたときは。だんだん慣れてくると「この人はほんとに私の親になろうとしているのか。私がどんな状態になっても受け入れてくれるのかな」と試す。物を投げる。手当たり次第、食べてみるとか。どんなことをしても受け入れてくれるか。そういうときは、とことんやらせる。そうするとだんだん治まってくる。今いる大人は私が何をしても受け入れてくれる人なんだと理解してくれば治まってくる。これは単なる初期の一例。そんなエピソードを全部説明されるわけですよ。具体的に特別養子縁組っていうのはどんなシステムになっててどんな手続きをすればいいのかという説明もされる。

並べられた写真のなかで、夫の小さいころに似ている子に心が動く。「この子は僕らを必要としている」

正一：講座のときに会で紹介している子どもたちの写真を見せてもらった。夫婦で気になった子が同じだったんです。僕の小さいころに似ていて。それが今の長男です。

非常に気になって「ぜひ話を聞かせてください」とお願いして、その子の境遇を聞いたんです。僕らが感じたのは、この子は僕らを必要としている。助けなければいけないというか、非常に縁を感じました。こんな所にいちゃいけない。乳児院に置いておいちゃいけないと思ったわけじゃなくて、同じ子どもとして生まれてきて、僕らのように何不自由なく学校を出て社会人になってっていう子もいれば、大人の身勝手でこういう境遇に置かれて、親に育てられることなくそこにいる子どもがいる。ショックだった。
恭子：その子しかいないなって。別に理屈なんかないんですよ。直感。

会には脅すように試されるが、そんなことで負けるかと

正一：会は講座で脅すんですが、我々を試してるな、そんなことで負けるかという気持ちはありました。
恭子：この子だけしか考えてないと話して、会で検討してもらって、一か月ぐらい待ちました。里親登録もして。それから会からうちまで面接に来ました。

環境を整えるために家を購入

正一：実際、どういう環境で生活しているか見に来て話を聞いて。そういう状況のなかで家を買ったんだよね。まず環境を整えなくてはいけないと思って。
恭子：並行して、週末はホテル住まいで会の研修を受けたり、子どもとの面会や実習にも通いました。

里親登録して研修とその子の養育を開始

恭子：会からはOKが出たんだけど、うちの地元の児童相談所が、乳児の里親委託を受け入れたことがなかったらしく、また他県から来るので慎重になったようで、失礼なことも言われました。
正一：乳児院は強烈な経験でした。〇歳とか一歳とか、同じような年齢の子がいっぱいいるわけですよね。僕らが目指しているのはその子なんですけど、不思議なもので、僕らのところにその子が来ないんですよ。その周りの子がいっぱい来る。〇〇ちゃんのお父さん、お母さん、僕の、私のところには来ないのってみんな目を潤ませてこっちに来る。涙が出ちゃいますよ、それを見てると。〇歳、一歳、二歳、それくらいの子

が焼きもちをやくんですよ。自分のところに来たんじゃないんだって。みんなそうやって見る。

肝心のその子は、来るんですけど、すぐ行っちゃうんですよ。わかってるんですよね。意識してる。周りの子は自分のところに来たんじゃないってわかってるんだけど、そういう子が焼きもちをやいてこっちに来る。なだれかかってくる。

恭子：わざと身体を寄せてくるっていうか。

正一：そういうところの子は保母さんに二四時間みてもらいながら生活してるんでしょうけど、自分とお母さんの関係ってないわけですよね。みんな何人もいるから。何らかの形で自分の欲求を伝えたいという生活をずっとしてきたんで、その子なりにいろんなやり方が出てきて。僕らの上の子は自分の欲求を通すのに、床や壁に頭をぶつけるんですよ。言葉を喋れないから自分の欲求をどうにか伝えたいって、その思いがそういう行動につながっているんでしょうね。

家に迎えてすぐに親、親戚、近所に養子だと紹介

恭子：家に連れてきて、すぐ実家のほうにも紹介しに行きました。

正一：迎える前に、僕の親に養子を迎えるよと話して、ちょっと父親に反対された。説得して、僕らの将来は今の状況だとこういうふうになるから、将来一緒に住まなくても少しでも協力できるような子どもを育てたいという話をした。

恭子：私の両親には写真も見せたりしてたから。

正一：突然ではなく徐々に。僕は長男ですから、それしか方法がないのかというのが父親のほうにあったのかもしれない。

恭子：近所の人にも言いました。妊婦の時代はないのに突然子どもがいたらおかしいですよね。

正一：会から指導もされていましたし、将来、いろんな形で真実告知をしていかなくてはならないし、それ

は前提だってこともわかっていたし。隠すこともないと思ったし。
恭子：実習に行くのに家をあけますから、自治会にも知られてるし、誰か一人に言えば伝わるだろうなと。隠すこともないし。
正一：来たときには誰々が来るというのは周りは知ってたから、「よく来た」って。
恭子：同じような歳の子が多いんですよ。近所の奥さんたちとも子どもを迎える前にいろいろ話もしてたから、公園で一緒に遊ばせるときに、それぞれの頭の中に「この子なのかな」というのがあったと思う。

自己防衛のために愛嬌を振りまく

正一：生まれながらに人懐っこい子だった。乳児院のアイドルだった。
恭子：愛嬌を振りまく。近所の年配の人にもすぐ抱っこ抱っこって。でも、そういう子もいるって聞かされてたんだよね、乳児院に。
正一：そういう子は誰に対してもそうなるよ。かえって親子になりにくいとかって。本能なんだ。自己の防衛力。自分によくしてもらう。自分をいい状況に置きたいっていう本能があるから。

はじめ君の特別養子縁組をするために戸籍を取り寄せると、下にもう一人生まれていて乳児院にいることが判明

白井：下のお子さんはどういった経緯で？
恭子：まず上の子と一緒に生活しはじめて、試験養育期間を経て、特別養子縁組を申請するんです。手続きのなかで本人の戸籍を取り寄せてみたところ、この間に下にもう一人生まれてるじゃないかと。
正一：その子の状況も確認したところ、生まれてすぐに乳児院にあずけられた。私は憤ったんですよ。その母親は、人の命を何と考えてるんだろう。捨ててしまうために産むのかって。それでまた会に問い合わせて、

うちしかいないって。うちの子のためにもその子のためにも。

せっかく同じきょうだいとして生まれたのだから

正一：本来血のつながりのない親子を目指すってことだから、そんなことにこだわらなくてもいいんだけれども、せっかく同じきょうだいとして生まれたのに、大人の勝手な都合で離ればなれにされるというのは、とてもいいことだとは思えなかった。私はきょうだいがいて、何不自由なく親に育ててもらったことを考えると、とてもかわいそうで考えられない。うちで育てさせてほしいとすぐ申し出た。

恭子：でも、会のほうが、上の子が来てからまだ一年ぐらいしか経ってないし、きょうだいの年齢も近いからと慎重になった。

正一：もう少し二年なり、三年生活してほんとうの親子関係を作ってそれからでも、って。

恭子：でも、その間に下の子は大きくなっちゃうし、大きくなってから家に来てもかえって違和感が出てしまう。

正一：私たちと子どもは血のつながりがないけど、その子たちは本来は一緒に生活してるのが当たり前であって、年齢が一歳違いであろうが五歳違いであろうが関係ないわけですよ。どんな状態でも一緒に育っていくわけですよね。それが普通だと思ったので、年齢が近いとか言わずに、と説得した。

恭子：他の夫婦の候補として、写真も見せたそうです。それから話を進めるという形をとって、いろいろあったけれど、うちに来ました。

上の子が下の子を排除しないために告知が必要

正一：そのときに上の子に、下の子のことをどうやって話そうかと、告知の問題になりました。

恭子：下の子を迎えるにあたって、上の子に告知をしなくてはいけないというのが会の方針でした。上の子が三歳、告知をしないで受け入れた場合、上の子は私のお腹から生まれて、あとから来る子は全然別の存在だと思っちゃって排除しちゃう。そういうケースもあったそうなんです。ちゃんと言わなかったがために、子ども同士がなじめなくて、排除するような形になった。

「お母さんのお腹が壊れて子どもができなかった。でもどうしても子どもがほしかったときに子どもの国に行ったら、そこにかわいい子がいた。それがお前だよ」

話を聞くために上の子も会に連れていったんです。ホテルの中で「はじめはどこから産まれたの?」って話をして。「あっち」「こっち」って全然違うほうを指してたりして、気づいてたのかなと。性格的にも敏感で繊細なタイプなので。「お母さんのお腹からじゃないんだよ。だけど、はじめはお父さんとお母さんの子どもで、とっても好きなんだよ」と話をしました。

正一：「お母さんのお腹が壊れて、子どもができなかった。でもどうしても子どもがほしかったときに子どもの国に行ったらね、そこにかわいい子がいたんだよ。それがお前だったんだよ。一緒に生活したいから生活するようになったんだよ」と。

恭子：下の子が来るまでに何回か話をして、下の子が来て。

正一：来ると上の子が不安定になるよと言われたけど、やっぱりそうなった。

恭子：上の子が不安定でちょっかいを出すんだけれども、下の子の性格に助けられたのか、二人で一緒に遊ぶようになってきた。

幼稚園や父母たちに養子縁組を説明

正一：下の子が来たのと幼稚園に入ったのが重なって不安定になって、幼稚園に行きたくないと言いはじめた。突然下の子が来てお母さんを独占されちゃうというのがあった。

恭子：今行ってる幼稚園は、うちの子に限らず、「お母さんと一緒じゃなきゃいやだ」という子の気持ちを受け入れてくれて、お母さんも一緒にどうぞという幼稚園なんです。上の子が友だちを突き飛ばしても、突き飛ばしたからだめなのではなく、この子の気持ちを理解してくれて、それでも可愛いよと見てくれました。

正一：幼稚園に入園するときも、特別養子縁組の説明もしてたしね。

恭子：お母さんたちも、何であんなふうにちょっかい出したりするんだろうって、子どもの気持ちを理解しようって人が多いから心配してくれる。先生と相談して「話したほうがいいんじゃないか」ということで、今年の春先に懇親会でお母さんたちに話をして、それから状況がすごくよくなりました。お母さんたちの目もやさしくなって、子どもたちもすごく仲いい感じになって、私の気持ちとしても隠してるというのがなくなりました。今まで隠してるから自分で抑えてる部分があって、自分をあっけらかんと表現できなかった。

正一：そういう状況のなかで、二人もいつのまにかきょうだいらしくなってきた。小さいときからぶつかり合って、自然にそういう感情って出てくるのかな。血のつながりとか関係なく、同じような境遇で生活していくと同じような気持ちが出てくるんじゃないのかなと思う。

弟の養子縁組手続きに戸籍を取り寄せると、さらに生まれていた

正一：下の子の特別養子縁組の手続きをするために戸籍を取り寄せたところ、もう一人いたんですよ。

恭子：また生まれてて、事情を聞いたら、また乳児院で。

正一：キレたよね。なんという親だろうって。ただ、三人とも親の願いが入ってるいい名前なんです。育てるにあたって改名したりする人もいるんですけど、そんな気にはならなかった。

親に捨てられ、兄たちを育ててる親にも一緒に生活させてもらえないのは可哀想。でも会には許されず、妻は限界と。

ただ、子どもに対する扱い、そういう境遇に置くから許せなくて。すぐ、三人目も引き取るって思ったんですよ。でも、結果的には断念しなければならなかった。年齢的なものもあるし、経済的なことも会は考えたんでしょうし。会の理解は得られなかった。今でも許してもらえるなら私はそのほうがいいと思う。同じきょうだいとして生まれながらその子はね、可哀想すぎるじゃないか。親にも捨てられ、おにいちゃんたちを育てている親にも、一緒に生活させてもらえない。その子はまったく赤の他人として生きていくのか。将来、二〇年三〇年経ったあと、本人たちが会ったって、もうきょうだいには戻れないよ。きょうだいという事実はあるだろうけど、意識としてそうにはならない。小さいときから生活する一〇年二〇年三〇年という年月は取り返しがつかない。かけがえのないそのときを今やらなかったら取り返せないと言ったんだけど、理解してもらえなかった。

家内にも物理的、精神的、体力的にきついと泣かれました、二人が限界だって。僕なんかきょうだいが多いから自分の境遇を考えて、もし弟、妹が他人として生きてたらなんて考えられない。そういう思いがあったから、なんとしてでもと説得の手紙を書いたり、電話をしたり、実際に行って訴えようとしたんだけども。

恭子：私がもう体力的にだめだ。もう少し年齢的に若ければ。

正一：もう、ちょっと無理かな。僕一人が言っても。毎日育てるのは家内のほうだし。限界って言われたら仕方がない。飛行機のチケットとか全部取ってたんですよ。子どもたちを連れていって、あなたたちは年齢が近いって心配したけどちゃんときょうだいになってるでしょう、親子になってるでしょうって会に見てもらいたくて。

恭子：上の子には、生まれている子のことを話しました。

正一：僕らだけじゃだめだから、子どもたちの力も借りたんですよ。ここにもう一人弟がいたらどうする？面倒見てやるかと。「いい子いい子してやる」「何か困ったことがあったら助けてあげる」って言うわけですよ。それを見てもらいたくて。会は絶対うまくいかないと決めつけるんですが、これが生みの親のところで育ったら、そんなこと関係なく生活するじゃないですか。そういう状況は自然なことでしょって。それが育ての親だからうまくいかないのかと言ったら、そんなことないでしょう。まして会は血のつながりを越えて親子関係を作ると言ってるじゃない。言ってることとやってることが違うじゃないって言ったんですけど。最終的には家内のほうがきついって言うんで。

将来、子どもたちにその子が一緒じゃないと追求される

正一：将来絶対追求されるよ、その子らに。なぜ僕らは二人で育ったのに、その子は一緒じゃないのか明らかになったとき、絶対問い詰められるよって。そのときには答えようがない。
恭子：そのときにはそのときの状況を話すしかないって思うんですけど。
正一：子どもらにしては単なる言い訳にしかならない。なぜ一緒に生活できない。その子だってそうだ。何も弁解のしようがない。力が足りなかった。

今でもきょうだいの弟がどうしているのか気にしている

恭子：今でもその子のことはどうしてるのかなって気にはしてるんですよね。会報でも養親を求める子として紹介されないか気をつけているんですが、出ていません。
白井：迎えに行きたい気持ちはあるような、迎えに行けないようなって感じですか。
恭子：今のところは私も限界で。経済的にも。
正一：経済的にも厳しい状況にあることはある。定年になるころにまだ高校生ぐらいだし、全部大学あげるころには年金生活一歩手前のころになるので。その思いはあったにしてもむずかしい。
恭子：年齢がもっと若ければ。経済的にもこれからっていうのもあるし。
正一：あと五年若ければ違ったかなと思う。

自分が産むはずだった子ども。もし産んでたら同じ子が産まれてた

恭子：産みの母親ともいくつか共通点があって、意識としては自分が産むはずだった子ども。もし産んでたら同じ子が生まれてたと思う。

正一：上の子の小さいときの写真が最初は僕に似てると思ったけど、一歳ぐらいの写真とそっくりですよ。だから近所のお母さんたちが見ても違和感がない。おじいちゃんの写真は家内の一歳ぐらいに行くと、ときどき会う状況を知らない近所の人に「おじいちゃんと上の子が散歩によく似てるね」って言われた。

養子を迎えたときに親戚からお祝い金

恭子：私の親戚は田舎がほとんどなんですが、上の子を迎えたときに母親から親戚に「養子をもらったんだ」と話をしたら、お祝い金を送ってきてくれて。友だちにも話しています。

正一：他に親戚でも、子どもができなくて、一時養子を考えた人もいて。

はじめ君は幼稚園の先生に「産んでくれたお母さんに会ってみたいよ」と。園児みんなで話を聞く。

正一：上の子は知っているけれど、成長に伴ってだんだん、説明も具体的になってくる。最終的にはどこの乳児院でという話になってくる。当然、生みの母親にも関心がわいてくると思いますよ。

恭子：生みの親のことは、もう言っている。幼稚園は自分の気持ちを理解してくれる、気持ちを言ってもいい場所だと思っている。先生に「産んでくれたお母さんに会ってみたいよ」って言って、先生はそれを気にして夜電話をかけてくれた。そしたら子どものほうから、「お母さん、先生に産んでくれたお母さんに会ってみたいなって話をしたんだよ」って言ったんですよ。幼稚園は年長さんになるとその子の話をじっくり聞

いてあげようってなるんです。みんなが周りにいて先生が「こうなんだよね」って誘導して。「自分ではうまく言えないから先生話して」って言ったそうなんです。わかりやすいようにみんなに話をして、話を聞いた子のなかには泣いちゃった子もいるみたいで、私もたまたま居合わせて……。みんなが気持ちをよくわかってくれて、みんなも泣いて、先生も泣いて、私も泣いて。上の子にあとから「どうだった、話してみて」って聞いたら「すっきりした。よかった」って。

正一：小学校にあがったら、私たちの気持ちとは別に、子どもたちは生まれた境遇を背負っていかなければならないと思う。今後、いろんな形で絶えずくると思う。自問自答する状況になるだろうし、精神的に思春期になればその思いは強くなっていくだろうと予想できるんです。そのころはこっちも歳をとってきちゃうのでどれだけ受け止められるかなって思う。それ以上に生みの親についても当然ながら関心もつだろうし。父親は誰か。そのときに私らに言うか言わないかにしても自分を産んだ親に会いに行きたいって。

恭子：今でもあるんだよね。ときどきぽっとある。

「会いたかったら、もっと大きくなってからお母さんたちも一緒に探してあげるからね」

正一：小学校に上がる前にもあるぐらいだから、将来絶対あるだろうし、そのときには協力してあげようと。

恭子：この間も「はじめを産んでくれたお母さんに会ってみたいな」と言うから、「会いたかったら、もっと大きくなってからお母さんたちも一緒に探してあげるからね」って。私は、私たちからではなくて、会に出向いて、話を聞く方法をとったほうがいいかなと思う。会とは関係が切れなくて、写真もずっとファイルしておいてくれる。

正一：日本では、一方では少子化と言われてる。子どもは少ないのに、乳児院とかはいっぱい。そういう現実がある。そこに本来なら考えなければいけないことがある。アメリカなんかは反対にそういうところは少ない。普通に親子が生活する状態、血のつながってない養子縁組が一般的で、施設にいるほうが少ない。日本の場合は施設を維持するためかどうかは知らないけど満杯。

恭子：下の子は、お兄ちゃんに話すときに一緒にそばにいてそれを聞いてる。「たまきも同じなんだよ」って言う。

正一：親のいないところできょうだいで話してるかもしれない。小さいながらもね。

出産ごっこ：出産・乳児期の再体験

恭子：出産ごっこもありました。遊び半分みたいな感じで「生まれる〜生まれる〜」って、二人ともやります。「お母さんのお腹から生まれたことにしとこうね。それでいい?」「それでいいよ」って。それから話はしない。

正一：生みの親と離れて育ての親と生活するまでの間、同じ期間だけ愛してあげなさいってことですよね。大人になってもそういうギャップがあって、大人なのに赤ちゃん返りしたってよくあるじゃないですか。乳飲み子の体験から実際にさせてあげるっていう。それを再体験することで普通に戻っていく。

大きくなって、だんだん自分の境遇を知るようになったときに、ふさぎ込んだり、親を恨んだり、社会を恨んだりせず、現実を受け止めて精神的に強くなってほしい。普段の生活のなかで心を鬼にして言うこともある。嫌われ役になろうと思ってる。社会ってそんな甘くないし、冷たいし。否応なくそういう弱いところをいじめてくる、追求してくる、スポイルする。いろんなことに耐えられるようになってもらいたい。どんどん反抗してこいって。

育てることによって親になれる

正一：子どもによって親になれるんですよね。親になる教科書とか勉強の機会ってない。学校に入れば親になれるかと言えば、そんなことはないので。子どもを育てることによって親になれるのかな。

恭子：実際産んで育てる人であっても産むだけじゃなく、育てないと。育てることで親になると思う。血のつながりあるなし関係なく親子になれると思う。そう思いたい。

正一：一〇組夫婦がいれば一組は子どもに恵まれない人たちということですけど。親になりたいという気持ち、将来そういう生活を考えるのであれば養子というシステム、特別養子縁組があるわけで。法的に実子扱いになるし、プライバシー的なものも配慮されるようになってきているので、考えられてもいいかなという気がする。当然、本来の親子であればないような悩みなり出てくると思うけれど。それを乗り越えることはできるんじゃないかな。

恭子：児童相談所で里親同士が集まったりすると、同じような状況の人もいるので。

正一：そういう組織、グループ、人たちと絶えず交流したり。支えになってくれる人たちもいます。自分たちで抱えないで、そういう人たちと一緒に育てていくというのが一番いいんじゃないかな。自分たちを特別視したくない。これが当たり前なんだと思いたい。普通に結婚して、普通に子どもが生まれて、普通に親子になって生活していくのが普通なんじゃなく、いろんな結婚の仕方もあるように親子間もいろんな形があって、それが普通で当たり前なんだと思いたい。

恭子：離婚して、子どもがいてまた結婚してって家もあるし。いろんな家族の形があると思うので、これがいいとかではなく、いろんな形があっていいし、そのなかで自分たち、それぞれの家族が幸せに思いが叶ったような家庭を作っていくのがいいんじゃないかな。

正一：特別養子、普通養子、養子と言ってもいろんな形があると思うんですけど、行政が作った施設で生活するのではなく、普通の家庭のなかで生活できる子どもが一人でも多くなるようにと思います。それが当たり前なんだ。施設を維持するがためにそこに置いておくなんて本末転倒。少しでも普通の当たり前の生活ができるような状態になってほしい。そのためにも親になりたいという気持ちをもっている人がいたら、少子化と言いながらもそういうところにいる子どももってたくさんいるので、目を向けて考えてほしいと思う。生む親も、自分がもしそういう状況に置かれたことを考えてみてほしいと思います。

考察

「特別養子縁組制度」は、六歳未満の子を実子として養子縁組する制度だ。普通養子縁組は養親は成人一人でもよいが、特別養子縁組は二五歳以上の夫婦しか養親になれない。また前者は子（または子の法定代理人）と養親の同意があればよいが、特別養子縁組は当事者たちの合意だけでなく、六か月の試験養育期間と家庭裁判所の調査官による調査を経て、最終的には家庭裁判所の審判によって成立する。普通養子縁組は子連れ再婚や、家の継承・婿養子などの成人養子に多く、実親やその親族との親族関係を失わず、養子縁組の解消も可能だ。一方、特別養子縁組は、子の福祉を中心に据えて子の成長環境を安定的に整えるため、実親との親族関係は終了し、養親は縁組を離縁することができない（一七二頁表参照）。一九八七年に成立・翌年から施行されたこの制度では、現在年間約三〇〇組の縁組が成立しており、施行から累積すると約一万組におよび、家庭で育つことができない子どもと、親になりたい夫婦が出会い、家族を育んでいる。

一七三頁の図に示したように、戦後、養子縁組件数は急激に低下した（成人養子を含む）。里親委託児童数は、一九六〇年前後をピークに減少しているが、該当する児童が減少しているのかというとそうではなく、児童養護施設に在籍する児の数は増大し、要保護児童の九割は施設に在所している。一方、体外受精（ＩＶＦ）によって出生した児は一九八〇年代から急増し、今では年間出生児の約六〇人に一人が体外受精によって生まれている（配偶者間人工授精〈ＡＩＨ〉や一般不妊治療は不詳）。特別養子縁組、ＡＩＤ*（またはＤＩ〈非配偶者間人工授精〉）の割合は相対的に小さい。このように見てみると、日本の戦後六〇年はますます、生殖技術によって遺伝的な子をもつことが志向されているようだ。

ＡＩＤ　三一頁参照。

表　２種類の養子縁組の違い

	（普通）養子縁組	特別養子縁組
縁組の目的	目的は問わない。たとえば、子連れ再婚の場合に、法的親子関係を作る、婿養子、姓や家の継承など。右の目的で普通養子縁組をすることもある。	子どもの福祉
縁組の要件	養親：単独、独身可。未成年者を養子にするときは、婚姻している夫婦。配偶者があるときは、配偶者の同意が必要。成人の証人２名が必要。養親は成人で養子以上の年齢であること。養親は、養子の嫡出子または養子でないこと。 養子の年齢：制限なし。 父母の同意：子が15歳未満の場合は法定代理人が代諾縁組する（親権者、後見人、施設長等）。	養親：婚姻している夫婦（単独不可）。年齢は夫婦の一人が25歳以上。 養子の年齢：原則申立時に6歳未満。 父母の同意：必要（遺棄、虐待、意思表示困難の場合は不要）。 縁組の必要性が要件：父母による養育が困難・不適当で、縁組が子に特別の利益になる場合のみ。
縁組の手続き	契約により成立（当事者の合意）。 自己または配偶者の直系卑属以外の未成年者を養子とする場合は、家庭裁判所の許可を必要とする。	家庭裁判所による審判が必要（6か月の試験養育期間の状況を考慮）
離縁	当事者の合意によりいつでも可能。 養親または養子により申立（15歳未満は法定代理人）	原則としてできない。 養親からの縁組の解消はできない。 養親による虐待、悪意の遺棄など養子の利益を著しく害し、実父母が相当の監護をすることができる場合のみ、家庭裁判所の審判により離縁することができる。
縁組による父母、血族親族との関係	存続する。	終了する。
戸籍への記載	養子、養女	長男、長女等（事項欄に記載はあり）

（出所）白井千晶作成

遺伝的つながりのない子という観点から見たとき、日本におけるＡＩＤと、特別養子縁組の決定的な違いに気づく。それは、真実告知に対する態度だ。日本ではＡＩＤであることを子に告知するつもりである人が一割前後と、告知をしないことが前提であるケースがほとんどだ。*しかし、特別養子縁組は、妊娠・出産を

ＡＩＤであることを子に告知〜ほとんどだ　二三九頁参照。

ＡＩＤ出生児数　ＡＩＤは一九四八年に日本で初めて実施され、翌四九年にＡＩＤによって日本で初めて児が出生したと言われているが、実施数・出生数は不明である（少なくとも一万人以上、多くて三万人が生まれたかとも言われている）。一九九七年に日本産科婦人科学会がガイドラインを出してＡＩＤ実施施設を登録制にし、登録施設にＡＩＤ実施状況、児の誕生状況の報告を求めるようになった。登録施設での出生数のみ公表されているため図にはその数値が入っている。それ以外の実施施設、出生数は不詳。

図　日本における高度生殖技術・養子縁組の状況

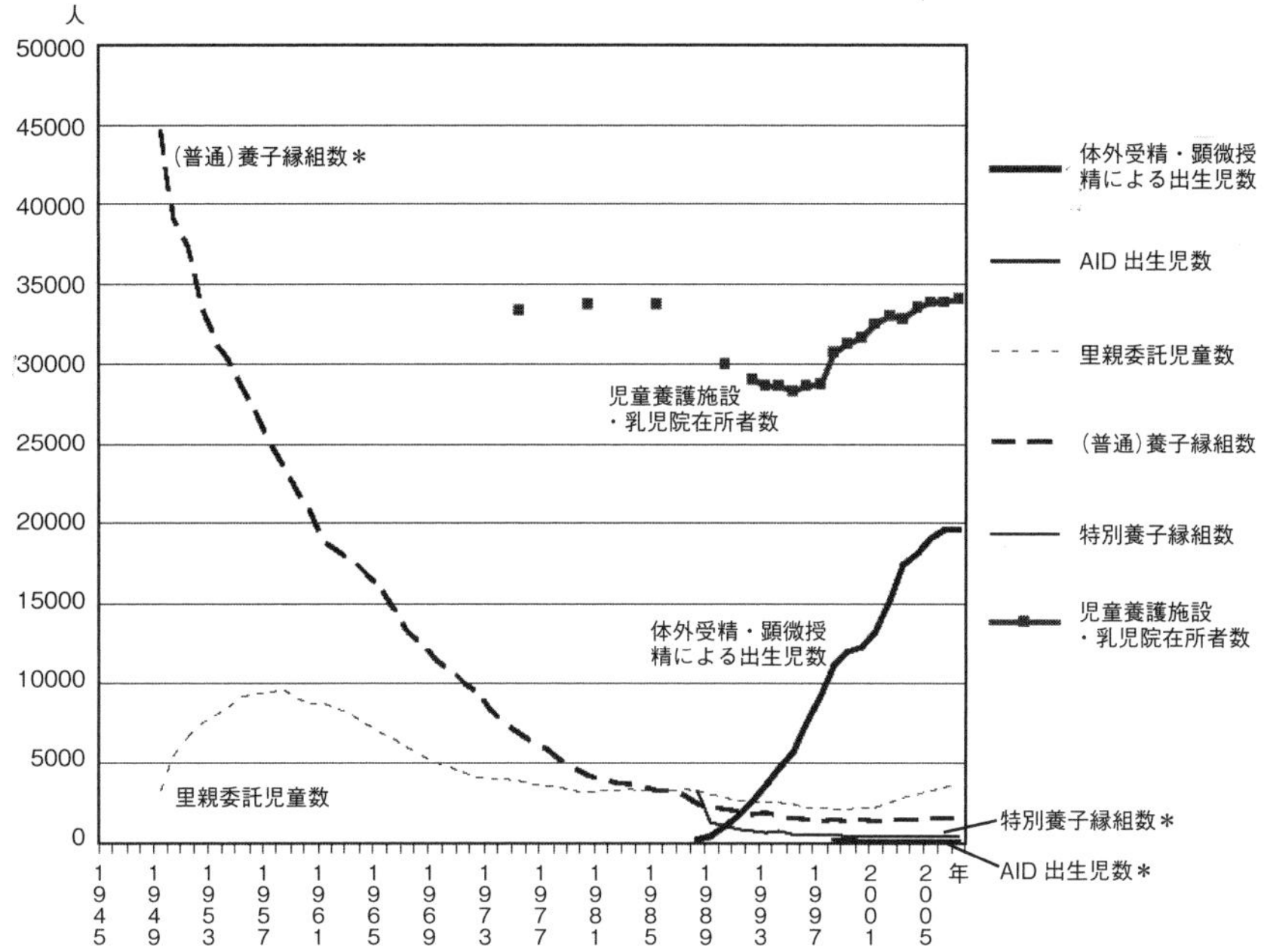

（出所）日本産科婦人科学会、厚労省「社会福祉行政業務報告」、最高裁判所事務総局「司法統計年報：家事編」より白井千晶作成

経ていないので、ほとんどの場合、親、親戚、近隣に、子が来た経緯を説明することになる。よって、子にも告知をすることが前提となる。

　養子縁組を仲介する会では、この真実告知に関して、かなりの時間をとって研修したり、体験談を聞く機会をもったりする。また幼少時からそのときどきに応じて告知をすることをすすめている。小さな子にもわかりやすい養子縁組の説明本として、日本語で読めるものとしては、『ふうこちゃんのたんじょうび』（はるのみえこ・さく／なかにしやすこ・え、くろしお出版、二〇〇四）、『どうして私は養子になったの?』（キャロル・リヴィングストン、明石書店、二〇〇三）、『ほんと

特別養子縁組数／(普通)養子縁組数

特別養子縁組制度は一九八八年から施行された。それ以前は乳幼児など未成年の養子縁組も（普通）養子縁組で縁組された。正確に言えば養子縁組の特例として特別養子がもうけられたため、「普通養子縁組」という制度はない。そのため（普通）養子縁組と記載している。日本における（普通）養子縁組は、成人間の養子縁組（婿養子や相続のための親族間成人養子）が多いが、表中の（普通）養子縁組数は、未成年養子に限定した数値である。なお、特別養子縁組制度が施行されてからも、六歳以下の乳幼児が（普通）養子縁組で縁組されることもある。

うにかぞく——このいえに養子にきてよかった』（のぐちふみこ、明石書店、二〇〇五）、『ねぇねぇ、もういちどききたいな　わたしがうまれたよるのこと』（ジェイミー・リー・カーティス作／ローラ・コーネル絵、偕成社、一九九八）、『ふたりのおかあさんから　あなたへのおくりもの』（作者不詳／いいたかもとこ訳／しもかわくみこ絵、家庭養護促進協会、二〇〇七）などがある。家庭養護促進協会など、養子縁組を仲介する会でも、自費出版で告知体験談に関する本を出している。たとえば『ー真実告知事例集ー　うちあける（改訂版）』（家庭養護促進協会大阪事務所、二〇〇四）など。

今回大竹さんにお話をうかがって、養子縁組であることを周囲に伝えることが、周囲からの大きなサポートを得る契機になっていることが印象的であった。出産したときと同じように親戚がお祝い金を届けてくれたり、近所にも紹介をして回る。幼稚園入園に当たって園に説明しておくことで、産んでくれたお母さんに会いたいと言っていたと電話をくれ、それが子どもの気持ちを聞く会へと発展していく。

本人に「お母さんのお腹から生まれていない」ことを伝えることは、告知という一回性のものではなく、行きつ戻りつのプロセスであることがよくわかった。出会いは、先に述べたように、この大人が自分を迎えに来たことを意識して、他の子は防衛本能から愛嬌を振りまきに来るのに、当の本人は寄りつかない。養育が始まるとまず試し行為をして養育者が自分を捨てないこと、条件なしに受け入れることを確認する。その後、大竹さんの場合は、下の弟を迎えたことがきっかけになったわけだが、はじめ君は「お母さんのお腹が壊れて、できなかった。子どもの国に行ったらかわいいあなたがいた」ことを知る（実は、敏感なはじめ君は、それ以前から気づいていたのではないかと恭子さんは言う）。その告知と、親をめぐって弟と競合することが重なり、はじめ君は赤ちゃん返りをする。そのときにしたことは「出産ごっこ」だ。二人で毛布をかぶって胎児にみたて、お腹から生まれる儀式をする。「お母さんのお腹から生まれたことにしよう」と気持ちが落ち着き、はじめ君は、幼稚園入園と下のきょうだいを迎える前後に親が研修で不在になったり、赤ちゃんが来たことで不安定になっていたが、もう一度生まれるところから追体験をする。そして、信頼関係を結んでいた幼稚園の教諭に「産んでくれたお母さんに会ってみたい」と告白するのだ。はじめ君の話（と代弁して説明した幼稚園教諭の話）をみんなが聞き、はじめ君は「すっきり」したあと、「大きくなったら一緒に探そう」と恭子さんと約束する。今では、はじめ君の話をたまき君も聞いて、「同じだ」という認識だそうだ。大竹さんは、今後も、誰が生んだのか、どの乳児院にいたのか、成長の過程で疑問がわいてくるだろうが、そのつど誠実に接し、また「現実を受け止めて精神的に強くなってほしい」と望んでいる。

それぞれ、お互いがお互いの言葉を補い合い、互いの会話の続きを語るなど、夫婦が多くの会話をして、気持ちを確認しながら、いくつもの選択をしてきたことがよくわかるインタビューだった。だが、よい・悪いの価値判断をするつもりはまったくないが、夫婦の立場や気持ち、考え方の違いを表していると推察できる点が二点ある。一つは、なぜ養子縁組したのかという理由づけである。正一さんは、先に述べたように、「将来、妻が一人になる」ことを予想して、「妻だけ残ったあと、その周りにサポートする人が何らかの形でいたらいいんじゃないか」ということをあげている。一方恭子さんは、調査票でもインタビューでも、「やっぱり育ててみたい」「子どもを通じて親というものになってみたい」ということを強く述べていた。もちろん、二人とも、「育てたい」「親になりたい」ということは共通した希望である。遺伝的つながりを追求するよりも、「育てたい」、また里親という形で「子どもをあずかる」のではなくて、「親子になりたい」という。

恭子さんも正一さんも、二人とも直感的に同じ子に目がとまったこと、そのほかにも共通点がいくつかあって、不思議な縁を二人とも感じている。恭子さんが「自分が産むはずだった子ども。もし産んでたら同じ子が生まれてた」というのは、「育てたい」という強い気持ちとつながって、「絆」を「運命」と感じるに至ったのだろう。

もう一点、夫婦の立場や気持ちの違いを感じさせたのは、三番目の子を迎えるかどうかという点に関してだ。二人目のたまき君も、幼稚園に入園する前には養子縁組を終えていたほうがよいと、特別養子縁組申し立てのために戸籍を取り寄せてみると、生母はまた子どもを産み、乳児院にあずけていた。結論から言えば、正一さんは、会の理解が得られなかったことと、妻の気持ちから、家庭に迎えることをあきらめざるをえなかった。会は、前例がない、うまくいくわけがない、たまき君をあと二〜三年育ててから、年齢と経済的な懸念事項から、という。それに対して正一さんは、生みの親のところで育つなら、そんなの関係なく過ごすはずだ、育ての親だからうまくいかないなんて、「血のつながりじゃない」と言っていることと、やっていることが違うじゃないかと憤る。正一さんは、「同じきょうだいとして生まれながら、下の子は、親に捨てられ、お兄ちゃんを育てている親にも一緒にさせてもらえなくて、可哀想すぎる」「二〇年・三〇年経ったあと、本人たちが会ったって、きょうだいには戻れない。かけがえのないそのときを今やらなかったら、取り返せない。将来、絶対追求される、責められる」と言う。会には、理解を求めようと、二人の子に赤ちゃんが来たらどうするか説明し、受け入れがよさそうであることを見極めて、こんなに素敵に育っていると見てもらうために、飛行機チケットまでとったと言う。しかし恭子さんは、「もう体力的にだめだ」「もう少し年齢的に若ければ」と、泣いた。恭子さんもおそらく正一さんと同じ気持ちではあったと思うが、正一さんは「限界と言われたら仕方ない」と、妻の意思を受け入れ、恭子さんは将来きょうだいには「状況を話すかない」と言う。恭子さんはもちろん今も気にしていて、会誌にその子が載っていないか、目がいくようだ。

それから最後に補足しておきたい。当時、他の病院では卵子提供をしていたが、恭子さんが最後に不妊治療をした病院は、卵子提供による妊娠・出産を当該病院で実施したことがあると公表したことはない。しかし卵子提供という選択肢があると医師から話があり、実際に親戚に卵子を提供してくれるか意思をたずねたことは、特筆しておくべきだろう。実際には、そのような病医院は複数存在すると、不妊治療している当事者の証言からわかっている（現在は病医院で団体をつくって独自のガイドライン・審査で卵子提供をおこなっていることを公表している施設もある）。ローカルな、ないしインフォーマルな場面では、パブリックな、フォーマルな歴史的事実とは異なるエピソードが掘り起こされている。それは本書で言えば、ＡＩＤのエピソードでも、減数手術のエピソードでも同様である。

11章 渋谷久美子さん

男性不妊・二子ありでも「私は生殖能力に欠けた女」

◆プロフィール◆
三〇代後半・女性・人工授精により第一子、自然妊娠で第二子。主な不妊原因は乏精子症。不妊治療歴四年、排卵誘発・人工授精。インタビュー当時不妊治療はしていない。最初の妊娠は自然妊娠で稽留流産。

インタビューまでの記述

第一回調査は、第二子を出産した直後であった。第一子は体外受精*（ＩＶＦ）直前の人工授精*（ＡＩＨ）によって妊娠。第二子は自然妊娠である。

調査票では、男性不妊であることについて「一生懸命自分ががんばっても（整体、漢方、ヨガ、食事など）相手（夫）に原因があると思うと、とてもむなしい思いをしました。夫から自分の親には治療していることを黙っていてほしいと言われ、こんな大変な思いをしているのにわかってもらいたいと、幾度となく思った。治療を受けるのは私なので、仕事との両立が大変だったとき、なぜ私だけこんなに負担を負わなければならないのかと思っていた」と述べ、夫婦関係については「治療を始めて自由な性生活がほとんどなくなったと

体外受精　一五頁参照。
人工授精　一四頁参照。

思う。排卵日にできなかったりすると、こちらはイライラ、むこうもそんな思う通りにいかないと怒ったり。ほんとうにストレスフルな日々でした」と述べている。この点は、インタビューでも同様に語られている。

人間関係でつらかった言葉をたずねた質問では「犬の散歩で会った人に『優雅ね』と言われた」とあったが、このエピソードはインタビュー中でも語られた。渋谷さんにとって、忘れることのできない理不尽な経験であったことがわかる。また「街で障がい者などを見かけると、たまたま自分ではなくて、その人に障がいがあるのだと強く思うようになった」と述べている。不妊経験者は、妊娠・出産した者であっても、していない者であっても、このようなとらえ方の変化を経験することが少なくない。

第二回調査では「二人の妊娠経過が悪かった原因が医学的には見つからず、ドクターも首をひねっていたが、不妊に引き続いて出産まで大変で、自分には、生命を宿し、お腹の中で育む能力に欠けているのだと、劣等感のようなものを感じる。出産も帝王切開となり〝産みの苦しみ〟を体験していないことに対する引け目(?)のようなものもある(壮絶な出産だったにもかかわらず)。二児を育てている今でも、人の妊娠、出産に対してねたみ(とまではいかないけど)のような感じ、胸がザワザワするような感覚をもっている」とあった。「生殖能力に欠けている」という表現で、インタビューでも同様の感覚を吐露している。調査の最後で「つい最近仕事に復帰しました。妊娠前と同じ仕事、同じ職場で、不妊でドツボにはまっていたときの職場なので、いろいろなことが思い出され、心が痛くなることもあります。復帰後初めての出勤時、一人で電車に乗ったときに、とくにその感じが強く(普段の生活ではありえない)、改めて、『自分のなかにまだある不妊』を意識しました」とあるように、「不妊である(あった?)」「自分のなかにまだある不妊」と表現している。

インタビュー（二〇〇四年一一月）

ほしいと思った時点で排卵検査薬、そして基礎体温

仕事の都合で結婚して最初の一年は子どもをもたないと夫婦で話し合って、そのあとじゃあそろそろという感じで、いつ子どもができてもいいよねという感じで過ごしていました。だから、私、ほしいと思った最初から基礎体温をつけて、ドラッグストアで売っている排卵検査薬を使ったんです。検査薬で陽性が出ていて、まあ何度かお試しをしたんだけれども、それで妊娠しなくて、二、三回目になるあたりから、「おかしいな～」というふうに思いました。

冬にインフルエンザになって、生まれてはじめて不正出血になったんです。インフルエンザになったときは高温期だったので、「薬は飲めない」という思いで、なんの薬も飲まないで耐えていたんだけれども、医者に「もしかしたら、妊娠の可能性があるので」って言ったら、「そんなことより、この熱下げないとどうにかなる」と言われて。総合病院に行って産婦人科でも不正出血を診てもらいたいけれども、インフルエンザの治療もしてもらいたいということで、最初に産婦人科にかかったんです。そしたら、「不正出血はたぶんインフルエンザからだから、インフルエンザを治すことが先決」と言われて、それでがんの検査もしておくけれど、とりあえずこの病気を治して、と言われて。インフルエンザが落ち着いたころにその結果を聞きに行くのと同時に、「こういうことで妊娠しないんですけれども」ということで、治療というより、検査を始めることになったんです。それでそのまま通うようになりました。これがなければ、いつ腰があがったかわからないという感じですね。子宮卵管造影などの検査が嫌だというのがあったんですよ。それから子宮内膜検査をして、子宮卵管造影をして、卵管が片方通っていないと言われて、子宮鏡検査をしようと言われました。予約は数か月後で、何もできないし、悶々として待っている間はつらかったですね。子宮鏡を入れた

ら、すごくきれいで、とりあえず、私の器質的な問題はないと言われたんです。

最初に行った総合病院は男女同時に検査を始める方針で、男性のほうの検査もしています。そうしたら、自然妊娠はちょっと不可能かもしれないような数値だ、と言われました。でも、だから何か策を講じるかと言えば、まったく何もなく、私の検査ばかりが進んでいきました。

タイミングもフーナーもプレッシャーでＡＩＨへ

夫が、たぶん仕事のストレスもあって、排卵日にするというのができなくて、フーナーテスト*は不可能だったんです。そんなことは無理だと。ほんとうに排卵というと萎縮しちゃうというか、がんばらなきゃと思うのかわからないけれど、それがむずかしくなってきて。何か月かそれがあって、次もフーナーやりましょう、来月でいいです、というのが続いて、「うちの夫は無理です」って言って、そしたら、先生も「ご主人の結果がこれだから、まあタイミング法*と言っても確率は低いかもしれないから」と言って、比較的早い時期からＡＩＨ（人工授精*）に行ったんです。夫もそのほうが気が楽だと言って。「ちゃんとしなければならない」ということにプレッシャーがあったんじゃないですか。

一回、診察に行ったときに、自分でももう排卵しそうというのがわかるのでそう告げたら、まさに排卵しそうだから週明けのＡＩＨでは間に合わないから、夫婦関係でももってみたらどうですかと言われて。「自然妊娠しないって言ったのはそっちだろうが」と思ったんだけれど、たまたまそのときはできて、そしたら妊娠したんです。胎嚢も見えたんだけれど、そのときは結局、稽留流産で、手術しました。

その病院は、お腹の大きな妊婦と同じ席で長時間待たされるし、「あなたね、基礎体温表は手にもってここって開けてもってこなくちゃいけないのよ、それがこの病院のやり方なの！」と看護師はキツイし、行くたびに先生は違うし、先生によって言うことが違うし、ＡＩＨは学生あがりか若い研修医みたいな人がやるし。カーテン一枚だから全部聞こえてくるんですよ。どうも三つ子みたいだから一人なくしましょうかとか、

フーナーテスト
一三頁参照。

タイミング療法
一四頁参照。

人工授精
一四頁参照。

子宮はとりますけれど卵巣はどうしますかとか、そういう会話が全部聞こえてきて、プライバシーがなくて私はすごく嫌で。

手術のあとだとしばらく妊娠はできないので、少しお休み、という時期はちょっと気が楽でした。あそこは二度と行きたくないから、次からどうしようかなと思いました。全然不妊は専門ではないけれど、仕事と両立して通える町の女医さんにも行ってAIHを三回ほどしました。

男性不妊に力を入れているクリニックへ

結局、夫のほうに問題があったので、男性不妊にも比較的力を入れていると言われているクリニックに通うことにしたんです。で、流産の手術後、つまることもあるから通気をやりましょうと言われてクリニックで通気検査*だけやりました。それから、初めて私の血液検査をしました。ホルモンバランスも少し悪いからと、クロミッド*を初めて飲みました。クロミッドを飲んでいるので、三周期AIHして一周期あけてというやり方になり、五〜六回AIHをやっても妊娠しませんでした。夫が検査したらたまたま数値がよくて、もしかしたら自然妊娠も不可能じゃないですね、なんて言われて夫は喜んじゃって。男性が多く来る病院だったので、夫も来やすかったようで一緒に来たりして、先生がほら、これが元気なやつです、と画像を見せてくれたりしました。

次の年に、このまま続けてどうなのかなと思って先生に相談したら、「まだ若いから」と言われて、もうすぐ三五歳なのに、「この世界じゃ若いんだ」ってびっくり。でももうAIHを一〇回以上やってきて、もう先が見えないのはうんざり、これを何回やったらいいの、と思って、仕事の夏休みに体外受精ができないかとお願いしました。

体外受精*（IVF）までの周期はつなぎみたいなものという位置づけだったのに、クロミッドも飲んでいない、ほとんど何もしていない周期に、第一子を妊娠しました。

通気検査　一五一頁参照。

クロミッド　四八頁参照。

体外受精　一五頁参照。

「なんであんたに治療の原因があるのに私ばっかり」

夫は、「そんなところ行けるか」と言う人ではないけれど、積極的にやろうよと言う人でもない。私に引っぱられて、じゃあいいよ、みたいな。でも夫は、一人はほしかったみたい。精液検査の結果は、夫は夫なりに落ち込んだのかもしれないいんだけれど、クリニックに自分が行ったときにすごく結果がよかったので、何だか舞い上がっちゃって。

やっぱり、私のなかでは、「なんであんたに治療の原因があるのに私ばっかり」。いつも私は職場で「すいません」と謝って、○日は休ませてくださいと言っているのに、なんであなたは頭下げなくていいのというストレスとか……。精子をもって病院に行くのも私、何でも私、という感覚はあって、そういうストレスはすごくありましたね。

だからそういう意味で治療に対する感覚とか、子どもをもつということについて、「あなたはいいわよね、お子さんいらっしゃらないのって言われないわよね」というのは……。どこか行くと「優雅ね」って言われたり。犬を飼って散歩していて、子連れで犬を散歩している人に初対面なのに「お子さんは?」って聞かれて、「いないんです」って言ったら、「いいわね～優雅で」って言われて。そういうこと言われたら、落ち込むじゃないですか。男の人はやっぱり言われないんだろうなと思いました。でも、きっとこの人には言ってもわからないだろうなというのはありましたし、言ったところでどう、というのもありました。

二人目……「私はもういいわ」

二人目については、私のなかで、「ぜったい、二度と治療は嫌」というのがあって、夫も、「今度はいつだ」と私の排卵に合わせて自分で出張を調整してという苦労があったんです。自由がきかないころは、排卵のたびに「私、薬飲んだのに、いないの?」という時期もありました。夫のほうももう第一子を作るだけでも疲れちゃったという感じがあったので、治療をする気はきっとなかっただろうと思います。

私、非常に妊娠経過が悪くて、最後は切迫早産で、意識を失って、寝たきり、差し込み便器でほんとうにトイレにも立てない。帝王切開でした。またあれをやるつもりもないし、あのときの恐怖感もありました。母親仲間が「二人目は」という話になっても、「そうか、普通はこんなふうに二人目をもつと思っているんだな」と。私は二人目をもてないというより「私はもういいわ」という気持ちのほうが強かった。

今ある命のほうが大切だから

だから二人目を妊娠したときは、びっくりしました。試し一発ですよ。身体のほうが排卵ってわかっているから、ホント半分冗談で「じゃあいってみる?」ってやったらできちゃった（笑）。私のあの四年はなんだったんだ、って。振り返ると、第一子と逆だったら考え方も違っていただろうと思いますね。

だけど妊娠と同時に、妊娠期間のあの恐怖感がよぎってきたり。でもなんか意味をもってこの二人目は来てくれたに違いない、って私は思ったんです。一人目がすごく大変だったから。不妊のときに抱いていた妊娠のイメージって、大きなお腹をゆったりさすってベビー服を選んだりっていうすごくそういう感覚があって。それがまったく違う。出てこないで、出てこないで、お腹張らないで、と薬漬け。私は今にももうだめかもしれないっていう妊娠を送ったから、この子は、「あ、やっぱり妊娠ってすてきね」と私に思わせてくれるために来たのかもしれない…と思ったら大間違いだったんだけれど（笑）。もっとひどかったんだけれど。

第二子は四か月で前置胎盤だとわかったんです。私は、またあの生活を送るのか。階段だめ坂道だめ何もだめ、荷物をもつのも何でもだめ、また寝たきりになってずっと安静、今いる第一子を抱いちゃだめ、おんぶしちゃだめと言われて、もうこんなにだめだめで。すごく考えたんです。今ある第一子の命を守るほうが大事だから。まだ一六週……まだ堕ろせるんですよね。夫婦で真剣にそれは考えて、今ある命のほうが大切だから、私は今この子をあきらめて、今いる子どもを大事にしたほうがいいんじゃないかと思って……。どうしたらいいんだろうと思って、ずっと話し合って、それならそれで仕方がないね、そうしようかって言って、ある医者に言ったら、前置胎盤の堕胎なんて怖くてとてもできない、母体の出血が多いから、うちは恐ろしくてできませんって言われて、絶対行きたくなかった、第一子を産んだ大病院に紹介されて行って、実はこうこうこうで、この妊娠は断念することも考えています、と言ったら、「えー、まだそんなんわかんないじゃん、せっかくここまできたのに、なんでやめるの」ってさらっと言われました。そしたら、覚悟を決めて産もうと思って。やっぱり私、不妊治療がなかったら、産みたくないって強く思っていたと思いますね。第二子はもしかしたら出産していなかったかもしれない。不妊の「できない」っていう感覚を知っているから、やっぱりこの命が来たっていうことは意味があることだと思って覚悟を決めて、産もうと思いました。妊娠期間中はやっぱり大変でしたけど。

あれだけほしかったのに、それでもこの子はいらない、中絶しちゃおう、断念しちゃおうって思う自分もいるんだなっていう感覚もありましたけれど、それだけ第一子の妊娠・出産が大変だったんですよね。

「人間保育器、人間保育器、人間保育器……」

妊娠期間の最後はやっぱり入院になりました。第一子のときも思ったけれど、私は人間ではない、自分が人間で感情があるものなんだと思うととても耐えられないと思ったから、私は「人間保育器、人間保育器、人間保育器……」って自分にずっと言い聞かせて。最後、私は感情はないんだ、保育器なんだ、と思わないとやっていられなかったです。前置胎盤が上のほうにあがったので、「先生お願い、普通に産ませて」とお願いしたけれど、「一人目切ったから子宮破裂するからだめ」と言われて結局帝王切開手術でした。

「産んでもこれかよ」

不妊治療中にけっこう荒れてたんですが、やっぱり育児も違うストレスなんですよね。第一子を産んだあとに夫に「産んでもこれかよ」って一回言われたのは、私ぜったい一生忘れない。頭に来ました。さらにもう一回。「世の中の親は育てられるのになんでだ」みたいなことを言われて、「また……この人はこの程度の人なのね」と思いました。結局、不妊治療中も差はあったけれど、産んでもこうなんだなとも思いますね。けっこう世の中のご主人ってそういうこと言うみたい。「みんなやってるんだろ」とか。そのくせ自分は子どもを遊びに連れて行くことすらできないんですよ（笑）。うち今、上の子が私としかお風呂に入れないんです。パパは嫌って。それ見ろ、自分は「お前は怒ってばかりいる」とか言うくせに、自分はものの一五分ぐらいでプンってなっちゃって、ギブアップ。育ててみろって思いますよね（笑）。

「あんたの息子のおかげで大変だったんですよ」

それから、夫に母親、私にとっての姑に話すと心配するから言うな言うな、言わないでくれと言われたんです。夫はたぶん、私への思いやりというより、男性不妊を知られるのが嫌だった気持ちのほうが強かったと思います。無精子症ではないから、それほどひどく落ち込んでいた様子ではなかったですが。

今わかるんですが、たしかに口やかましい人ではあるんです。うちの姑は流産をくり返している人なんですが、昔は超音波もないから出血して初めてわかるんだけれど、今は超音波で稽留流産がわかることを知らない。ほんとうにあなた妊娠してるの、嘘なんじゃないの、それは生理なんじゃないの、って言われて。

一人目の子のときに、検査をしたとさらっと言ったから、女性不妊だと思っているんじゃないですか。私今でも言ってやりたいと思いますよ。「あんたの息子のおかげで大変だったんですよ」って。妊娠経過が悪かったのも「ほんとうにうちの嫁はもう」って思っているかもしれないけれども。その悔しさは、今はだいぶ薄れてきたけれども、何か嫌なことがあると、「ほんとうに私はあなたの息子さんのおかげで大変だったんです」って言ってやりたい気分がのど元まで来る（笑）。

夫はうるさく言われるのが嫌だったのかもしれないけれど、「私こんなにがんばっているのにあんたの息子のおかげで」って思ったんです。何か言われたら、夫が何か言っても、ぜったい言い返してやろう、売り言葉に買い言葉で返してやるぞ、と思ったんだけれど、それを言う機会もなく。それも悔しかったんだけれど。第二子をもってからは、自分が疲れてそんな余裕もエネルギーもないけれど、「いつかこの人に、あなたの息子さんもこうこうこうだから……と言ってやるぞ、なんか言う機会ないかなと」思っているところはある。

不妊でないとは思わない。生殖能力に欠けた女

やっぱり今でも自分を不妊「じゃない」とは思いませんね。不妊ではないとは思わない、どちらかというと不妊かな。不妊と言うより、生殖能力に欠けた女だと思う。妊娠経過も悪かったから。妊娠経過が悪いことで、やっぱり私って、受胎させ、それを育んで、満足に育て上げるという能力が……器質的には何もないんですよ、なんであなたこんなんなんだろうねと先生にもよく言われたけれど、何かそういうのが欠けているという感覚がありましたよね。

ああ普通の人はこういうふうにできるんだよな

職場の人は、ギリギリまで働いて、三～四か月で戻る感じだったのに、まさか自分が妊娠で仕事を辞めるとは思っていなかったです。結局、私出血していて切迫流産だったので、二～三週間休んだ時点で、もうだめ待てないって職場に言われて、でも私はやっと授かった命と仕事と天秤にもかけられなかったの。まだ働きたいっていうのじゃなくて、もうあっさり、「じゃあそうしてください」って、天秤にかけるまでもなく、スパッと迷いなく辞めました。命のほうが大切に思っていたので。ただ、妊娠で仕事を辞めるとは思わなかったなというのは今でもありますね。普通に妊娠する人はみんな、ほんとうに産むまで元気に働いて、ある程度休んで、「産みました」ってまた職場に戻ってきて……私ってこれができなかったんだな、「ああ普通

の人はこういうふうにできるんだよな」と思います。私、命がけですもん。

今思うんですけれど、不妊治療から今まで、休まることがなかった。不妊治療、切迫早産、上の子が小さいときにまた妊娠、切迫早産、出産。「もう休ませて」と思います。

切迫早産の入院中、先生には「N〔NICU〕に行かせない」っていうのをずっと言われました。私ずっと寝たきりでわからなかったんだけれど、起きて、外の世界、ほかの患者さんを見られるようになって、ほんとうに子どもを亡くした人を見て、ここはこういうところなんだと思って。子どもを体重計に乗せたら、「いいな」って授乳室で言われたんですよね。「私の子はNにいるから、ここに乗せてみたい」って言われて。すごくいろいろありますよね、「六〇〇グラムで産んじゃったんです」っていう子どもを遊ばせている人がいて、やっぱり小さいんですよね、だからいろんな不安を抱えながら育てているんだろうなあと思ったり。

「いいわよね、そういうことあなたはできて」

今は不妊ではないとは思っていない。だけど、ほんとうに子どもがいないときの不妊と今は、ちょっと違うかな。自分だって、いわゆるART*、高度なことをやっていないから、そのわりには、精神的にはすごくしんどかったけれど、結局はその治療をやらずに終わったんだなとは思いますね。でも今でも、芸能人とか友だちとか、さらっと妊娠しちゃうと、気持ちいい感じではなくて、なんとなく、嫌な感じともまた違う、ぞわっという感じというか、「あー、できるのね」と思う自分がいます。子ども二人いるのに「あ、いいな」と。小児科の先生に「こうこうこうで、大変だったんですよ、治療して」って言ったら、「あなた、下の子を背負って上の子を抱っこして歩いている姿を見たら、誰もそんなふうには思わないわよ」って言われて、世間は私がこうやって子どもを産んだって思わないだろうなって思いますよね。ぽんぽんってこの人できちゃったんだろうなって人は思うだろうな、っていう感じはある。とくに二歳違いだから、すごく計画的に産むことができちゃってと思われてるかもしれないなと。

*ART　高度生殖補助技術。一般的には、体外受精と顕微授精を指し、人工授精は含めない。Assisted Reproductive Technologies の頭文字。

やっぱり妊娠経過が悪かったっていうことが追い打ちをかけて、私のなかで、どこか劣等感とまでは言わないけれど……なんか女性の生殖性に対する妬みではないけれど、妬みとまではいかない、いいわよね、そういうことあなたはできて、という感覚はありますよね。「私は二人いる、二人、二人、二人……」って打ち消したりして(笑)。

夫からの回答

男性不妊ということもあり夫への複雑な心境が入り乱れたことを率直に語ってくださったが、夫も質問紙に回答くださった。

Q：自身が受診するまでのお気持ちは。
A：若干恥ずかしい気持ちはありましたが、とくに嫌だとかいう気持ちはなく、比較的軽い感じで受診しました。
Q：精液検査の結果を聞いたときのお気持ちは。
A：検査の結果は毎回それほど悪いものではなく、ほっとしました。少なくとも私のほうが一方的に悪いということではなかったためです。
Q：不妊治療当時の、治療への参加については。
A：通院回数は四回くらいだったと思います。治療に関する情報については、妻が買ってくる本をながめたりという感じで、自分のほうから積極的に情報収集することはありませんでした。
Q：女性の側に不妊治療の負担がかかることについては。
A：申し訳ないと思っていた。妻についていけないと思った。話を聞いたり心身の負担を軽減するよう援助した。不妊治療について妻が突っ走りすぎているのではないかと感じていました。最後の人工授精でだめなら、体外受精もやむをえないと思っておりました。

Q：不妊治療はご夫婦にとって、どのような経験でしたか。

A：夫婦の絆が強くなったと思う。計二年半くらいの経験でしたが、あまりいい経験ではなかったと思います。

Q：不妊治療をしていることについて知らせた人は。

A：治療後には数人に知らせました。

考察

渋谷さんが初めに行った病院は、「夫婦同時に始めましょう」という方針で、精液検査をわりと早い段階でおこなっている。「自然妊娠はちょっと不可能かもしれないような数値だ」と言われてショックだったのだが、精液検査のための検体を病院にもっていくのも、検査の結果を聞くのも、結果を伝えるのも、渋谷さんだ。「自然妊娠は無理」と言われたにもかかわらず、「何か策を講じるのでもなく」子宮卵管造影、子宮鏡検査、フーナーテストと検査が進行していく。その間のタイミング指導も、フーナーテストも、夫は「この日に性交渉を」というのが「だめ」だったとのこと、「がんばらなきゃと思う」「ちゃんとしなければというプレッシャー」で、できなかった。

渋谷さんにしてみれば、妊娠・出産するために、「休ませてください」と職場で頭を下げ、仕事先の予定を調整し、排卵誘発や検査のために通院し、つらい検査も受け、精子をもって行ったり検査結果を聞いたりし、犬の散歩をしていると「優雅ね」と言われたり、友人に「次に妊娠したら堕ろそうかな、避妊の仕方教えて」と言われたりするのに耐えているのだ。医師にエコー検査で「そろそろ排卵だからもう一度明日来て」「夫婦生活を今晩」などとタイミング指導を受けているのに、夫が「ちゃんとできない」と苛立つのは当然だろう。夫の精液検査の結果は、状態によって変化するので、よい結果が出ることもある。そうすると、夫のほうは安堵からなのだろうが、急に「羽が生えたように」自信のある態度に見えてしまったりして、それもまた夫婦間の衝突になる。

さらにこうした男性不妊特有の、女性が経験する理不尽さは、その後の生活や、周囲との人間関係に影響を及ぼす。育児でストレスを感じたときに、夫は「産んでもこれかよ」と言ったそうで「一生忘れない」という。先に掲載されているように、7章の沼波さんも、「ほしくて作った子だろ」と言われて、その言葉は決して忘れることのできない言葉として、澱のように心に残っている。男性側としては、育児でカリカリしている妻に対し、虫の居所が悪いと「あんなにほしがって、望んで作った子なのに」と言い放ってしまうのだろう。渋谷さんの夫は「世の中の親は育てられるのに」とも言ったというが、これは不妊治療を経験していなくても、それこそ世の中の子育てにメインで携わっていない人が言いがちな言葉である。

夫は、自分の母親の口うるささや過干渉を見越してか、それとも母親には男性不妊であることを言いづらかったのか、理由は渋谷さんもわからないけれども「親には黙っていてほしい」と言ったという。妻側に原因があって子どもができないと姑に思われる悔しさと、夫の頭越しに不妊原因を告白できないジレンマで、当時から「こんな大変な思いをしているんだから、わかってもらいたい」と思ったそうである。不妊検査のことは話したことがあったそうで、不妊治療をしたと思っているかもしれないが、子どもが生まれてからも詳しくは話しておらず、渋谷さんに原因があると思っているかもしれないとのこと。流産も知らせていないそうだ。何か嫌なことがあると、「あんたの息子のおかげで大変だったんですよと言ってやりたくなる」そうだ。夫の母親は、自分を見下したり、子どもができない嫁と思うのではなく、申し訳なく思ってしかるべきだと感じるほど、男性不妊は女性に理不尽な経験を強いるものである。*

この点については、夫の回答と齟齬《そご》が見られることが特徴的だ。このような調査に、自記式回答を寄せて

＊理不尽な経験を強いるものである　白井（二〇〇七）

くださること自体、特筆すべきことであるが、不妊治療については、「検査の結果は毎回それほど悪いものではなく、ほっとしました。少なくとも私のほうが一方的に悪いということではなかった」「妻が突っ走りすぎているのではないかと感じていました」と述べている。夫のほうは、妻が突っ走っていると感じていたと記述している。

渋谷さんはそうした不妊治療に「もううんざり」で、体外受精を希望して準備していたところ、投薬も注射もしていないAIHで妊娠をする。また、第二子も「二度と治療は嫌」と思っていたのだが、予想外に自然妊娠する。今二歳違いのきょうだいを育てている姿を見たら、不妊治療の経験は「ぽんぽんと妊娠できちゃったと思われるだろう」と言うが、渋谷さんは、今でも「不妊ではないとは思わない」と言い、「ぽこっと妊娠できた人」「さらっと妊娠しちゃう人」には「いいわよね」と思い、妊娠してもぎりぎりまで働いて、出産して、少ししたら復帰する人を見ると「ああ普通の人はこういうふうにできるんだよな」と思うと言う。自分は違うという感覚、嫉妬や妬み、劣等感は消えていないそうだ。

その理由は、不妊治療の経験だけでなく、「妊娠経過が悪かったこと」もある。第一子のさいも、第二子のさいも、切迫早産で入院、トイレにも行けない寝たきり状況、一時期前置胎盤で、二回とも帝王切開だった。それは「自分は人間で感情があるものだと思うととても耐えられないから、人間保育器、人間保育器……と言い聞かせ」たり、第二子の妊娠のときには、「今ある第一子を守るほうが大事だから妊娠をあきらめよう」と、人工妊娠中絶を依頼するために病院を二軒回ったという。

渋谷さんはそれに対し、「生命を宿し、お腹の中で育む能力に欠けているのだと、劣等感のようなものを感じる。出産も帝王切開となり〝産みの苦しみ〟を体験していないことに対するひけめ（?）のようなものもある」「生殖能力が欠けた女だと思う」「受胎させ、それを育んで、満足に育て上げる能力が欠けている」と述べていた。2章の岡山さんも、4章の幸野さんも、男性にも原因があるのだが、着床・出産に至らない自分を「夫の欠点がカバーできないから着床しない」と自分の生殖能力が足りないと述べていた。そうした

で述べたとおり（六六頁参照）、その背景には、近代社会において因果関係に還元するパラダイム（なんのせいでこうなっているのか）——原因－責任論的パラダイム——があることとも関係があるだろう。

女性の「生殖能力」が欠けているという劣等感は、妊娠・出産に至っても、自己評価として継続するようである。

しかし、振り返ってみると、不妊治療をした四年間は、貴重な経験であったという。「第一子と第二子が逆だったら考え方も違っていただろう」と、人生や価値観に与えた影響の大きさを語っている。「不妊の〝できない〟という感覚を知っているから、この命〔第二子の妊娠〕が来たということは意味のあることだと思えた」とのこと、今でも、「あのつらさに比べれば」と、踏ん張る支点になっているようである。

12章　大野麻子さん

子どもがいないからこそ、ひとかどの人にならねば

◆プロフィール◆

四〇代前半・女性・子はいない。不妊原因はとくになし。不妊治療歴四年、人工授精・体外受精。インタビュー当時不妊治療はしていない。

インタビューまでの記述

インタビュー時点では、大野さんは不妊治療をやめており、今後も治療する予定はないと答えていた。その約二年前に当たる第一回調査時は不妊治療中で、体外受精*（ＩＶＦ）をしていた。治療のやめどきについて、苦悩を綴っていた。「一応、四〇歳までと考えているが、そのときになってみないとわからない。治療を続けるのか、やめるのか、子どもができるのか、できないのかが、なかなかはっきりせず、将来の計画が立てられないのが一番困る。このことによって、目標が定まらず、毎日不安定ないらいらした日々を過ごしている」と「はっきりしない」ことへの苛立ちを感じていた。

生殖技術についても、子どもをもつ可能性を高める歓迎すべき技術というより、子どもをあきらめられな

* 体外受精　一五頁参照。

いやっかいな原因という位置づけだった。「原因がわからない機能性不妊のため、AIH（人工授精）*は二〇回以上、体外受精も何回もして、現在も治療中です。ここまでかかった莫大な時間とお金を考えると、ときどき生殖医療がここまで進歩していなかった何十年か前に生まれていたらどうだろうかと考えます。早々にあきらめて、趣味や仕事に充実した日々を送っていたかもしれない。生殖医療の進歩は、どこまでも治療を続けさせるのではないかという不安があります」。そして子どもがいない人生について「私と夫との間だけで考えれば、子どもがいないことはなんとか納得することができるかもしれない。しかし、孫がいない親のことを考えると、寂しい思いをさせ、子孫を絶やすことになる自分が情けないし、申し訳ない思いがある。一方で家制度はもう古い考えとは思うが……」と「情けなさ」「申し訳なさ」を感じていると述べていた。

一年半後の第二回調査時は、不妊治療をやめて数か月後のことだった。喪失感より、満足感と安堵感を感じている。「四〇歳までがんばろうと思っていましたが、四〇歳直前で治療をやめました。理由としては、体外受精での卵子の質が衰えてきたり、基礎体温の状態がよくないなど、年齢的限界を感じたからです。治療を始めてからほぼ毎月AIHをやり（合計二〇回以上）、ステップアップしてからも、休むことなく病院に通いつづけたので、やるだけのことはやったという満足感はあります。治療中はまったく先が見えず、どこまで続ければいいのかという不安でいっぱいでしたが、わりと自然のなりゆきでやめられて、ホッとしています。わずかな希望にしがみつき、今も、病院と家の往復だけだったらと想像すると、ゾッとし、やめられてよかったとつくづく思います」

安堵を感じる一方で、今後の人生については、覚悟とともに心配が募っているとのことである。「やはり、二人だけで生きていくのだという覚悟ができてきたと思います。それと、夫はあまり感じていないようですが、私はとても将来に不安を感じます。『夫が先に死んだらどうしよう』、二人ともあまり友人がいないので『歳をとったら、ますます孤独になるのではないか』など、心配の種はつきず、このことを考えない日は一日もありません。老後のことばかり考えて暮らすようになりました」

*人工授精
一四頁参照。

そして経時的な心配とともに、共時的にも、人間関係上の孤独を感じていた。「子どものことは、もう割り切ったつもりでしたが、知人の妊娠話、きょうだいや友人の子どもの自慢話、マンションの階下の赤ちゃんの泣き声などに、心の傷が痛みます。『お子さんは?』と聞かれるのが嫌で、なかなか新しい人の輪に入っていけず、孤立感が強いです。『子どもを通して人間関係が広がる』とつくづく思います。仕事もしていないので、どのようにして、人と知り合ったらいいのかわかりません。社会のなかで一人ポッカリと浮いているような気がします」

そして、第一回調査時にも書かれていた、義父母への申し訳なさ、「家が絶える」ことへの責任が綴られている。「子どもを産めなかったことを一番意識するのは、義父母と接するときです。夫のきょうだいにも子どもがいないので、私が産まないかぎり、家は途絶えることになり、ものすごく責任を感じます。運命とは思いながらも、こんなことがあっていいのかと、現実を受け入れられないようなときもあります。最も強く感じることは、『子どもがいないからこそ、その分、人から一目置かれるような人間にならなければ』と自分を鼓舞しつづけていることです。もともと、とりたてて能力があるわけでもなく、平凡な人間のはずなのに、何か、『特別な』『ひとかどの』人間にならなければ、とがんばっていることに疲れています。『子どもがいるから~』という言い訳を使えないこともつらいです」

インタビュー(二〇〇四年一一月)

海外で人付き合いに入れず孤独。年齢的な焦り。帰国後一週間で病院に行った

結婚は遅くて三〇代半ばでした。その直後に夫が転勤で海外に行くことになりまして、数年間行きました。何しろ自分では結婚したら子どもがいるのが当たり前と思って生きてきたので。それと三五歳を超えたら妊

娠率が下がると自分のなかにインプットされていたので、海外滞在中はものすごく焦りました。ほんとに早くほしくて、向こうに行ってもかなりストレスが強い毎日を送っていました。周りの日本人もみんな小さいお子さんがいる方ばかりで、幼稚園の話やハロウィーンの衣装はどうするとか、そこにも入れず、言葉もできないので孤独で、ひたすら早く日本に帰って検査をしてもらいたいと思いました。

向こうでも検査を受けに行きましたが、そこから先は、保険が違ったりして踏み込めなかった。実際、夫と一緒に病院に行ってお話を聞くまではしました。でもそこからは帰国してからのほうが安心なので、早く帰りたかった。数年後に帰国してすぐ病院に行きました。何しろすごく焦っていました。帰る前からどの病院に行こうかとインターネットで情報を集めて、帰ってから荷物も片づかないうちに受診しました。

一通り検査して、子宮卵管造影まで全部しても、別に何の問題もなくて。三回ぐらい人工授精すればすぐにできるんじゃないかと言われ、病院の方針で夫の検査もなくすぐに人工授精をすることになりました。

夫は毎回精子を提出するので検査をしますが、何の問題もなく、逆にすごくいいと言われました。いいと言われつづけたので、それ以上の検査はしていないです。私も三回ぐらいすればすぐにできるのかなと思っていたら、全然できず、結局、一軒目の病院でＡＩＨを半年しまして、結果が出ないので「体外受精はどうですか」と言われました。最初の病院は不妊治療で有名なクリニックだったのですが、この病院でいいのかなと思って、別の病院を探しました。

嫌な思いをしたくなくて、人柄のよい医師の病院に行きつづけてしまった

次の病院ですぐに体外受精をやりました。受精もすぐにするし、また何の問題もない。何の問題もないので、今思うとそこがおかしいんですけど、あなたの場合、体外受精じゃなくてＡＩＨがいいんじゃないですかと、またＡＩＨに戻ったんです。また半年以上やりました。どんどん歳をとるので、焦ったんですけど。今思うとあの時間は何だったんだろうと思います。ただ、先生がとってもいい方だったんですよね。そのこ

ろ、ドクターハラスメントほどではなくても、医者の言葉にすごく傷ついたという話を聞いていたので、すごくそういうのが嫌で、何しろ人柄がよかったので行きつづけてしまいました。

嫌な思いをしたくなかったんです。でも一年経ってしまい、先生と話していると元気も出たし、できればこの先生のところで妊娠したいなと思いました。でも一年経ってしまい、またほんとうにこのままでいいのかなと思いはじめ、いろいろ探しはじめました。最後に転院したのは有名な不妊専門病院です。友人からかなり聞いていて、最後はそこと思っていましたので。また体外受精をやることになりました。結局、一度で卵がけっこう採れたので、卵を採ったのは一回だけで、それを分けて移植しました。すぐに妊娠反応は出たんですが、初めから「反応はありますが値が低いのでどうなるかわかりません」と言われ、行くたびに「もしかして大丈夫かも」と言われて「またしばらく様子を見ましょう」と言われたり「やっぱりだめかも」と言われたり。もう気持ちの浮き沈みはすごかったです。

卵子を見て老化を目の当たりに。三九歳で治療終止。やってる間はやめられなかったらどうしようと不安だったが、自然にやめられてよかった

ほんとうに精神的にどうなってしまうんだろうという感じでした。結局成長が止まってしまったので「これはだめです」と言われて掻爬の手術をしました。その後も受精卵を戻しましたが、結果が出ず。

不妊治療をやめたのは、そのころから自分でも基礎体温の乱れなどがわかっていて。卵子を採っていますから、卵子の老化が見てわかるんですよ。不妊治療をやっている間はこのままやめられなかったらどうしようという不安がすごくあったんですが、わりと自然にやめられて、ほんとによかった。いまだにあの日々を送っていたら地獄のようだったなと思いますし、これだけやったので治療に関しては、やるだけやったと思って悔いがないです。

今まで調子がよくてだめだったのに、こんな悪い状態で妊娠するわけない、できることはもうないだろうな

最後に戻したときは、まだもう一回ぐらいと思っていましたが、そのころから体温も乱れはじめて、生理も調子よくなかったので。今まで調子がよくてもだめだったのに、こんな悪い状態で妊娠するわけないと思いました。漢方もずっと飲んでいたんですが、全然効かなくなってきたんです。そのころ四〇歳直前でしたから、これからできることはもうないだろうなと思って、やめられました。

今度ＡＩＨいつだから来てね。全部私が決めた

この流れは全部一人で決めました。一切、夫の意見はないです。夫は、私は自分が納得しないと言うことを聞かないとわかっているので。夫自身は、結婚するまでそんなに子どもに興味がなかったんです。情報を知らないですから、言われるままに私が「今度、ＡＩＨいつだから来てね」とすべてにおいて私が全部決めるし、夫は全部従うという感じです。反対もありません。私に言われたら「そうですか」と。興味がないので自分で情報を集めることもなく、言われたらやる。少し物足りないところもあったんですが、今思うと好きにさせてもらってよかったかな。そこでいろいろ言われたら喧嘩になっただろうと思います。職業柄もあるのか、興味がないことには、こだわりがない性格です。

子どもに恵まれなかったのは半分は自分の責任だから、妻を一生責任をもって守ってやらなきゃ

何しろ全然興味がなかったんですけど、私が散々やってるうちに、意外と人に影響されやすいところもあって、そんなに深い思いはないんでしょうけど、「ほんとに子どもがいたらいいね」という感じに。何しろ協力的でした。できることはすべて協力、自分ができることは全部やる。甥姪と一緒に夫も出かけると「あんな子がいたらいいね」とは言いますけど、それほど思っていないって感じですね。

今回、夫にもアンケートをという話をいただいて、夫に気持ちを聞いたことがなかったので、不妊治療したことに何か感じたか聞いてみたんですよ。そうしたら、私に対して「責任を感じるようになった」と言いました。要するにここまでやって子どもに恵まれなかったのは半分は自分の責任だから、私のことは一生責任もって守んなきゃって言ってくれて。この人、こんなこと考えてたのと驚きました。これまで一切、ほとんど何も話したことがなかったけれど、彼なりに感じたことはあったんだなと思って、ちょっと感動しました。不妊治療中、夫の前でもけっこう落ち込んでいましたけれど、具体的な励ましとかはあんまりなかったです。だから、おかげさまでこのアンケートで初めて、この人こんなことを考えていたのかとわかりました。

舅姑は一言も言わないからこそプレッシャーを感じた。きょうだいには同情されているのを感じて言いたくなかった

でも、治療中、支えになったのは同じ不妊治療をしているお友だちでした。夫のきょうだいにも子どもがいないので、私が産まなければ後継ぎはいない状態だったんです。それに関して舅姑は一言も言ったことがない。一言も言わないからこそプレッシャーを私は感じていたんです。病院に行っているなら行っているで、言ったら心配したでしょう。この話題はとても出せなかったので、まったく知らない。私のきょうだいにも話ができませんでした。きょうだいには子どもがいますから、同情みたいなものを感じて、言いたくなかった。となると友だちなんですけど、学生時代からの友だちにも一言も言えず、自助グループで友だちになった経験者たちが支えでした。情報を聞いたり。いなかったら私は耐えられたか……。人によっては治療中に逆にそういうところに出ていきたくないって人もいる。自分一人でこもってっていう人もいるんですが、私はそこだけは……。ただ、今はもうみんなも治療をやめてますし、年賀状だけ。治療中だけの友だちみたい

な感じになってしまいました。結局、不妊を通じての友だちだった。お互いの治療が終わってしまったらあんまり話すことがないんですね。

一番つらいときにわかってもらいたいのは母なんですよ、だからすごくつらかった

ただ、一番つらいときにわかってもらいたいのは母なんですよ。だから、母に話せないことがすごくつらかった。話せないのは、もともと話せるような性格の母ではないんです。今まで母に何度も何度も失望させられて「もういい」って思ってしまって、反動でまったく連絡を取らなくなってしまった。

母は産んでいる人。妊娠するのが当たり前と思ってる

詮索されたりはしなかったけれど、一回だけ「病院行ってみたら」と言われました。母は母で立ち入ったらいけないと思っていたのかもしれないですけど。流産も母には言わなくて、きょうだいから伝わりましたが、反応はずれていました。やっぱり母は人の気持ちがわからない。わかってもらえないので、もういいやと、あきらめてますけど、いまだに恨んでます。母は産んでいるわけですから、母にしてみれば妊娠するのは当たり前、子どもができないなんて考えられないわけです。

周囲は不妊治療はとんでもない世界だと思っている

学生時代の友だちが、結婚してからも遊びたくて一〇年ぐらい子どもを作らなかったんです。それが四〇歳近くになって、後継ぎもいるし、今月から子どもを作ろうと決意して、基礎体温をつけて今月からと言って、一回で妊娠したんですよ。あれを聞いたときには、不条理でちょっともう食事ものどを通らなかった。ショックでしたけど、生まれたときにはお見舞いに行きました。長い付き合いなので、今は別に。今は子どもは一人でいいとお受験で忙しくしています。彼女は長い間子どもを作らなくて、急に子どもができたから、

周りから治療をしてできたと思われることが嫌だそうです。だから不妊治療にすごく偏見をもっていて、自分は病院に行ったんじゃないと触れ回っていました。姑さんからもできたのはよかったけど病院に行ったんじゃないでしょうね、もし病院に行ったら変な子どもとかできると悪いからねと言われたと。だから、彼女には絶対言えませんでした。

子どもがいないからこそ、その分がんばらなければ。これは私が望んだ道じゃない。好きでしているわけじゃない

それから別の友だちで、子どもがいなくて治療したことがない人もいます。不思議なんですけど、できないとわかったときに病院に行く人と行かない人がいますよね。分かれ目はなんでしょうね。その友だちは、子ども好きで家庭的で、母性的な女性なんですが、若く結婚して長男の嫁なのに子どもがいないんですね。私は、子どもがいないからこそ、その分がんばらなければと思うんですけど、彼女はそんなことまったく感じていなくて、不妊治療もせずに、毎日、趣味とか習い事でうめて、楽しくしている。同じ不妊でも考え方、行動って違うんですよね。私なんて、子どもがいないけど何不自由なく暮らしていて、夫は理解ある夫だし、羨ましいって言われるのがすごく嫌なんですよ。これは私が望んだ道じゃない。好きでしているわけじゃない、こんなはずじゃなかったのにこうなってしまった。先ほどの彼女は同じ立場なわけですよ。彼女も専業主婦で働いていなくて、毎日習い事をして。でも彼女は理解ある夫で羨ましいと言われるとうれしいって言うんですよね。人から羨ましいと思われることは自分にとっていいこと。なんでこんなに違うんだろうと思います。

病院に行こうと思う人と思わない人と、分かれ目は何なんだろう

大野：病院に行こうと思う人と、思わない人の分かれ目は何なんでしょうね。私はつらい思いをして、時間とお金をかけて、この時間何にも考えてない人はその分楽しく。私は絶対ほしいわけですから、確率の高いものは全部やってみる。これだけの時間とお金を別のことにかけていたら今頃、もっと何か得ていたのかもしれないと思うと、何だったんだろうと。

その彼女なら私の気持ちをわかってくれるだろうと思って、私はこんな治療してるのと話したら、なんか恐いと引かれてしまいました。ちょっと意外でした。そんなことやってるのという感じで。

私は治療開始時点に戻ったとしても、同じ道を辿ったと思う

白井：生理がくるたびに、ジェットコースターに乗っているみたいに気持ちの浮き沈みがある人もあれば、生理がくるのは健康な印のように思っている人も。できたらできたでいいけれど、今さらできても面倒くさいし、気がついたら自然にこの歳になっちゃったという人も。

大野：いいですよね。不思議ですよね。でも私は治療開始時点に戻ったとしてもやっぱり同じ道を辿ったと思う。私にとっては避けて通れない。私はこういう生き方だった。これだけの時間とお金を別のものにかけたらと思っている自分もいるけれど、仕方ないですね。

世の中の女性が普通できることが私はできない。子どもはいない。仕事はない。手に職もない。妻という肩書きはあるけれど夫に捨てられたら何もない

治療経験で得たものがあるとするならと考えたんですけど、今の段階ではネガティブなものしかない。やっぱりすごく自信をなくしましたよね。世の中の大多数の女性ができることが私はできていないということ。今でもマイノリティだと思います。世の中の大多数は普通に結婚すればできるんですよね。

最近子どものいる人ともお付き合いできるようにはなったんですが、自分だけ子どもがいないと「かなわないな」という気がします。どんなにがんばってもかなわないし、自分だけはちょっと違うと感じます。何しろ自信がない。子どもはいないし、仕事はないし、手に何か職があるわけでもないし、一応夫の妻という肩書きはあってもそんなもの夫に見捨てられたらほんとに何もない。それがものすごく不安です。一番ひどいときは電話がきても出ませんでした。あまりに自信がなくて私の存在を忘れてほしかった。この世からみんな私のことを忘れてって。一番ひどかったのは、最後の病院で体外受精をやってるときですね。ほんとに引きこもっていました。

子どもの成長が証になる。私は子どもがいないんだから同じレベルじゃだめ

たとえば五年間あって、子どもが○歳だったら、五年経ったら五歳じゃないですか。その女性は何したわけでもなく、この子が五歳大きくなったというのがその人の証ですよね。私にはそれがないんですよ。何年経っても、私は何やってきたんだろうと思って、ほんとうにつらかったです。とくに仕事でも何か一つもっていればいいんですけど、何もないので、これから始めるしかない。私は特別自分が才能あるわけではなく、世の中の一般的な人間だと思っているので、子どもがいないからこそがんばろうと思っても、もともと能力がないのですごくつらいんですよね。自分のありのままを受け入れらない。たとえば、語学の勉強を例にすると、世の中の子どものいる大多数の主婦が海外旅行ができるくらいでいいやと思っていたとします。だけど、私は子どもがいないんだから同じレベルじゃだめ、もっとできなきゃだめだと思う。すべてそういうことで判断するようになるんです。

所属してないことは不安。社会と接していないと不安定になる。夫は私がいなくても一人で生きていける

社会と接してないとすごく不安定になる。所属してないということも不安なんです。仕事や子どもがいないと、どうやって人と知り合うんだろうと思います。だから、何か得なくてはと思うけれど、「いない分」

と自分で高く目標を設定してしまうので、それに追いつかず、自分で首をしめてしまう。何か見つかればいいんでしょうけれど。夫は親きょうだいもいますし、けっこうなんだかんだいって、一人でも生きていける人なので、私がいなくてもと思う。

白井：ご主人は責任があるっておっしゃったわけですよね。

大野：優しい人なので。でも結局、私がいなくなってもいいのではないかと思います。

養子縁組は一瞬だけ考えた。今は老後のことばかり考える

将来に対する構えですが、養子縁組、里親は、一瞬考えました。考えましたけど、インターネットで会を調べたところまでで、実際に行って話を聞くことはしませんでした。夫がちょっと嫌がりました。私もよっぽど自信と責任感がないとこれは無理なので。ただ、自分が死ぬときに、この子を育てることだけはやったと言えるかなとちょっと思いました。でも結局そこまでじゃないです。

夫はいいとも嫌だともはっきり言わない人なのですが、そういうのは大変だねって、何となくそんなニュアンスで。

今はもう、これからも子どもはできることがないと思うので二人だけなんですけど、夫はそうでもないけど、老後のことばっかり考えるようになりました。具体的には、老人ホームのこととか、身体が動かなくなったらどうかとか、高齢者住宅はどうかとか。電車に乗ってても老人ホームの広告ばっかり目に入るというか。一時金はこれだけあればとか。

人間関係を今から作るのは、やっぱりまだどこかで自分に自信がない状態が尾を引いてるので、積極的にいけないいんですよね。浅い付き合いぐらいはしても、どっぷりつかれないし。自信をもって私はこういう人間なんだと言えるようにならないと、人間関係も新たに作りにくい状態です。何年も自分から人に電話して誘ったことはないです。

自助グループやグループカウンセリングでは嫌な思いもした

同じ立場の人、治療してもうやめた方と出会うとすれば自助グループですが、お世話にはなったのですが、何度か嫌な思いもしたことがあって。皆さんある程度傷ついてるので、人を思いやるほど気持ちがないのかもしれません。グループカウンセリングを受けたときも、嫌な思いをしたり。そういう経験を何度か重ねるうちに、また行って嫌な思いするのが怖いなと思います。何度か足を運ぶと、会を一緒にやりましょうと言われるんですが、そこまで自分が確立できてなくて、すごくいろんなことに揺れそうで。

治療をやめても不妊はまだ引きずっている

でも、行くことはできなくても、自助グループをやめる決断はできなくて。ときどきあれを読んではこんな気持ちだったなとか、そういう感じです。治療やめてまだ一年ぐらいなんですけど、こう話してみると、ほんとうにまだまだ引きずってますね。

高年齢の人の妊娠の確率が低いことを病院は知らせるべき。儲け主義

今、不妊の看板を掲げている病院はどこでもすごく混んでいます。少子化でみんな看板さえ書き換えればすぐ儲かる。ですが、たとえば四〇歳を過ぎた人の体外受精の成功率ってほんとにわずかなんですよね。そういうことをもっともっと公にするべきです。芸能人が四三とか四四で出産すると、自分もと思って行くかもしれないけど、その人が病院に行ったときに医者は確率はこのくらいでほんとに少ない、それでもあなたはやりますかとはっきりもっと出すべきだと思う。わずかな希望をもたされて目の前にエサを釣り下げられて、それを追いつづけるっていうのはあまりにつらいので。マスコミも四〇何歳で産んだとか六〇歳で産んだとか、そういうことばかりとりあげますけど、実際に医療が発達しても女性の生殖能力というのはそれほ

ど進んでいるわけではない。そこをもっと報道したほうがいいんじゃないでしょうか。医者も儲かるからといって、看板掲げて、体外受精の件数は少なかったりする病院が多いんじゃないかな。私が行った病院は確率が貼ってありましたけど、妊娠率と言っても、二週間後に妊娠した妊娠率と継続した出産率は違いますよね。一瞬妊娠しても流産率が高いのではだめじゃないですか。妊娠率だけではなく出産率まで出してもらわないと。

患者のほうもそこまで考えないで、有名な病院だから大丈夫だと思ってしまうかもしれない。最初は、行けばできると思っていて、で、どんどんステップアップして、はまってしまう。とくに私は不妊治療を始めた年齢が高かったので、絶対休めなかった。休むということはイコール確率が落ちるということなので、もったいなくて。毎月やってました。身近な人に隠しながら。

夫からの回答

インタビュー時にお渡しした配偶者用質問紙に後日郵送で回答をいただいた。

Q：不妊治療、人工授精や体外受精について当時考えていたことは。

A：少し人工的な方法に抵抗があったが、子どもができればそれに越したことはなく、試みてみるのはよいことだと思った。

Q：女性側に不妊治療の負担がかかることについて。

A：申し訳ないと思っていた、自分にできることをしようと思った、妻のしたいようにしようと思った、話を聞いたり心身の負担を軽減するよう援助した。妻は加齢のこともあり、将来への不安もあり、大変であろうと思った。

Q：不妊治療は夫婦にとってどのような経験でしたか。
A：夫婦の絆が強くなったと思う。一緒に病院に行ったことは夫婦の共同作業であったと思う。
Q：親御さんへの話については。
A：親には知らせないでおこうと思った。なぜならば夫婦のことに立ち入ってもらいたくなかった。詮索やプレッシャーはなかった。他の人にも知らせていない。
Q：子どもをもつことについては。
A：いたら夫婦の人生がより充実していたと思うが、いなくとも夫婦二人の生活は十分に楽しいので良しとする。今後は子どもをもたぬ人生を妻とともに歩み、夫婦二人でさらに充実した生活と、妻の自己実現を見つめ、さらに自分は仕事や社会活動で自分の自己実現を図りたい。
Q：治療を終止するさいの気持ちは。
A：妻が終止したいなら、そうするしかない。自分はまだ続けてもよいと思ったが、妻が二年程前に身体の変調を訴えたので、これ以上無理はできないと思いやめた。
Q：不妊について、社会に伝えたいことがあれば。
A：子どもをもつかもたないかは夫婦だけの問題であると社会の人々は理解してほしい。ことに子どもがもてないのは医学的理由があり、あるいは偶然の場合もあるが、子どもがもてないということで夫婦、とくに女性の側を責めるのは理不尽であると言いたい。

考察

郵送調査でもインタビューでも「不妊治療をしている間は、このままやめられなかったらどうしようと不安がすごくあったが、わりと自然にやめられてほんとうによかった」「やるだけやった」「いまだにあの日々を送っていたら、地獄のようだった」と語っている。

一方で、「子どもがいない人生への移行・受容」（Matthews et al., 1986）の苦しさや、「一度も存在しなかった家族」（Bryan et al., 1995=2002, 133）に起因する喪失感にさいなまれてもいる。友人づきあいや社会での孤独感、孤立感は大きなものである。「お子さんは？と聞かれるのが嫌で新しい人の輪に入っていけない。どのようにして人と知り合ったらいいのかわかりません」と第二回調査で記述していたが、インタビューでも、「社会と接していないとすごく不安定になる、所属していないことも不安」だと語っている。子どもがいないと、社会のなかでの自分の位置がない、つながりが希薄であると感じるのである。

また、不妊治療をやめられたことはよかった、やるだけのことはやった、と評価しているし、「治療開始時点に戻ったとしても、やっぱり同じ治療をたどったと思う」と述べている。ただ、その治療の経過と、自己評価は、別物であるようだ。不妊治療の経験は、ネガティブなものしかない、自信を失った、と述べている。「大多数の女性が普通にできることが私はできていない」という自信のなさ、劣等感は、「子どもがいないのだから、一目おかれるような人間にならなければ。ひとかどの人間でなくては」〔第二回調査〕と自分を追い込むことにもなる。子どもがいる人のなかにいると、「かなわないな」と思う。五年経てば、子どもがいないのだから、子どもがいる人よりも、到達度が高くなければならない、成長の証を子の成長によって代替するのではなく、自分で残さなくてはならない、というプレッシャーがある。「子どもはいないし、仕事はないし、手に職があるわけではないし、妻の肩書きも夫に捨てられたら何もない」と、自分の存在に確かさを感じることができないでいる。「子どもがいないんだから、と高く目標を設定してしまうが、それに追いつかず、自分の首を絞めてしまう」「もともと特別な才能があるわけではなく、一般的な人間なので、子どもがいないからこそがんばろうと思っても、もともと能力がないのですごくつらい」ことになってしまう。

夫との関係は、優しくて協力的だと思っているけれども、「夫は私がいなくなっても何も変わらない」と自意識が低い。「夫は私がいなくても、一人で生きていけるし、親きょうだいもいる」。一方大野さんには、年子を三人産んで「妊娠するのは当たり前」と思っている実母がいるが、「人の気持ちがわからない人だから、もういいや」と「いまだに恨んで」いて連絡を取らなくなっており、子どもがいるきょうだいからは同情を感じて言いたくない。そういった親族関係も孤立感や疎外感を高めているのかもしれない。

また、大野さんは夫自身は自分がいなくても生きていけると認識しているようだ。夫は不妊治療にさいしても、「あんな子がいたらいいねと言うが、そんなに深い思いはない」ようで、不妊治療を始めるところから、通院、やめるところまで、大野さんが全部決めて夫が従う、というスタイルだったそうだ。優しい人だから妻の今後の人生に責任があると言ったが、「でもいなくなっても生きていけるのではないか」と感じている。

ただし、今回のインタビューを機に夫に気持ちを聞いてみたところ、「ここまでやって子どもに恵まれなかったのは、半分は自分の責任だから、あなた［大野さん］のことは一生守ってやんなきゃ」と思ったと大野さんに語ったという。「今まで落ち込んでも具体的な励ましもなかった」のに、「この人こんなこと考えていたの」と思いがけず夫の気持ちが聞けたことは、光をもたらしたようだ。さらに、夫自身も調査に回答してくれ、その記述を見ると、「子どもがいなくても二人の生活は楽しい」「今後は子どもをもたぬ人生を妻とともに歩み、夫婦二人でさらに充実した生活と、妻の自己実現を見つめ、さらに自分は仕事や社会活動で自分の自己実現を図りたい」と、妻を支え、妻と生きる強い決意が示されている。不妊治療も、妻の大変さを気遣いながら、不妊治療は「一緒に病院に行ったことは夫婦の共同作業であ」り、絆が強くなったと述べている。

このインタビューを事前にパートナーに話すかどうか、どのように話すか、夫の反応があるか、また夫自身がインタビューや調査に応じるか、というのは対象者によって反応が分かれたところであった。大野さんは、インタビューで語るよりももっと、伴侶性と支援が得られているのかもしれない。

最後に「この人生は私が好きで選んだわけではない」という理不尽さは、大切な人間を不慮に失ったり、がん体験をするときと同じような、受容の過酷な体験であると言えるだろう。

■参考文献

Matthews, R. and Matthews, A. M., 1986, Infertility and involuntary childness: The transition to non-parenthood, *Journal of Marriage and the Family*, 48(3): 641-649.

Bryan, E. & Higgins, R., 1995, *Infertility-New Choices, New Dilemmas*, Penguin Books.（今泉洋子他訳、二〇〇二『不妊症——新たな選択とジレンマ』メディカ出版）

13章 小田島しおりさん

自然妊娠できないから一〇人産んでも不妊です

◆プロフィール◆
四〇代前半・女性・体外受精により子一人あり。不妊原因はとくになし。不妊治療歴四年、排卵誘発・人工授精・体外受精。インタビュー当時体外受精の治療中。

インタビューまでの記述

小田島さんは、第一回調査時は、体外受精*（ＩＶＦ）によって妊娠中だった。その前に、同じく体外受精で妊娠したが、初期流産の経験がある。第二回調査時は、第二子に向けて体外受精の治療中だった。すべて、フルタイム勤務を続けながらである。夫側には不妊原因はまったくないと言われており、小田島さん側にも、不妊原因はとくにないが、排卵が未破裂ぎみ*と言われているとのこと、体外受精の治療をしている。

第二回調査には「悪徳病院の調査をしてほしい」と書いてあり、第一回調査も、病院や不妊治療に対する憤りや要望が綴られている。最初の病院は初診のその日に検査もなく排卵誘発の注射を打つなど、信用できない不妊治療の進行だったという。*そこは顕微授精*（ＩＣＳＩ）や卵子の活性化、アシストハッチング法*、

体外受精
　一五頁参照。

排卵が未破裂ぎみ
　卵子ができても、排卵されない状態のこと。

〜不妊治療の進行だったという
　通常なら、排卵に障害があるようなら排卵誘発をするため、検査を経る。また、注射するならば、のちに小田島さんがすぐにＯＨＳＳ（卵巣過剰刺激症候群。六八頁参照）になったことからわかるように、ホルモン負荷テストをしてから、慎重に実施するはずのものである。

顕微授精
　二六頁参照。

アシストハッチング法
　受精胚の殻に小さな穴をあけて子宮の着床を助けよ

二段階胚移植*、受精卵凍結、胚盤胞移植*、精巣生検（ＴＥＳＥ*）などを手がける、その地域では不妊治療で名高い病院だった。調査票には、「このような病院がご立派にＨＰを立ち上げ、不妊患者を食いものにしている現状は許せません。診察室も注射を受ける患者との仕切りもなく、恥ずかしい内容の質問もできず、内診も無言でモノ扱いでした。不妊治療病院は、最近急増していますが、ろくな検査もせず安易に排卵誘発剤だけに頼るようなところが多いのではと不安を感じます。少子化にともない、分娩数が減り減収になっているのを不妊患者で増収しようとしているとしか思えません。そんな医者が〝不妊相談〟などの看板を掲げるのはやめてほしいです」と強く求めていた。

　また、「ＩＶＦなどをむやみに勧め、年間六回以上もするのは母体にとってもよくないと思う。ＩＶＦを受ける人は高齢の方が多く、焦る気持ちもわかりますが、年四回以内とするようなガイドラインや、カウンセリングをできる体制をもっと整備していくべき」と、医療側にも、不妊治療側にも、改善点を提起している。

　第一回調査でも、第二回調査でも、「治療は四三歳までと決めている」と書かれていた。それは、作家の林真理子さんが不妊治療によって四四歳で出産したことと、その後の育児の体力などを勘案してのことだという。インタビューはその区切り前後だったので、「見切りをつけようと思っている」と答えていた。

　第一回調査では「現在のティーンエイジャーの態度に対し、親たちがあまりに甘いしつけであることを語ると、〝育てたこともないくせに〟というふうに、社会的批判にも参加させてもらえない。現在妊娠中であるが、わかったとたん『これで人間的に成長できるよ』と言われた。それ以外では成長しないのか、他の人みんな成長したのか、と反論した。周囲はあまりに偏見が強すぎる」と指摘していた。

うとする方法。

二段階胚移植　五一頁参照。

胚盤胞　五〇頁参照。

ＴＥＳＥ　精巣内精子採取術。精巣に針を刺して内容物を採取し、精子があるか調べ、あれば顕微授精に使用する方法。

インタビュー（二〇〇五年二月）

最初の病院は診察のときに、横に注射待ちの列

結婚して一年は仕事が忙しかったので避妊をして、やめたらできると思っていたのですけれど、一年経っても二年経っても。そのうち三五歳を過ぎてしまって、でも最初は病院に行くのがためらわれて、結局、初診は三七歳でした。インターネットも充実していなくて、本で実績などを調べて行きました。

初診の日にいきなりｈＭＧ（排卵誘発の注射）

診察室の壁沿いに横長の椅子があって、注射の人がずらーっと並んで、そこでデリケートな話もするんです。行った日から検査もなしにいきなりｈＭＧ*注射を打たれて。勉強不足で、渡されたパンフレットを見ても意味がわからないから、そういう薬剤を打てば、すぐできるのかなーと思いました。内診台でみんな並んで待っていて、普通内診をするときには、「失礼します」とか、「入ります」と言うのに、何も言わないでパッと入ってパッとやってパッと終わる。来て、パカッ。普通モニターを見ながら「今これぐらいですねー」とかありますけれど、一切ないんです。説明が一切なくて診るだけ。こちらも、身体は元気だから、たぶん二、三回行けばできるんじゃないかって、すごく甘い期待をもっていて。三周期ｈＭＧ注射を受けて、たいした検査もなく、卵管造影ぐらいで。三周期目にお腹が腫れてきて*、もう、ここはやめようと。

ネットでサイトが出てきて、近住の人にオフ会に誘われて、クチコミ情報で転院

そのころ、ネットでどんどんサイトが出てきて、オフ会に行って情報交換して転院しました。

二軒目の病院ではＡＩＨ（人工授精*）をして、医師がおこなっている、不妊専門の鍼治療にも一年ぐらい

ｈＭＧ　一三〇頁参照。

お腹が腫れてきて　ＯＨＳＳ（卵巣過剰刺激症候群）。六八頁参照。

人工授精　一四頁参照。

行きました。漢方薬もやったんですけれど、漢方って高くて。
転勤で転院せざるをえなかったんですが、もう三〇代後半で、そこの先生に年齢のことばかり言われて。悪いのは全部年齢のせい。卵がよくないとか、この年齢では厳しいとか。病院の成績が下がるから嫌なのかなと思いました。

ＡＩＨは五回でやめようと思っていたので、鍼の先生にＩＶＦできる病院を紹介してもらい、ネットで患者ランキングの高い病院に転院

ＡＩＨを数回しましたが、五回以上やってもあまり効果ないとも聞いたので、鍼の先生にも相談して、ＩＶＦ（体外受精）できる病院をいくつか紹介してもらって、ネットの患者の投票ランキングを見て転院先を決めました。ｈＭＧとｈＣＧ（排卵誘発）の治療で懲りたというか、ほんとうにこんなやり方で大丈夫なのかな、身体を壊すんじゃないかなと疑問があったので、ＩＶＦは自然周期で採卵*する病院に行きました。質のいい卵は一個採れればそれでいいという考えの病院でした。採卵も麻酔なしで三〇分休んで帰れるんです。混んでいて待つので、土日は家を六時半ごろに出ました。注射がないので、通院の負担は減りました。

自然周期で採卵　ほとんど排卵誘発しないで、自然に近い状態で少ない数の卵子を排卵する方法。

かなり知識がついていたので、いちいち説明とか励ます医療はもういらない。技術さえあればいい

この病院に来たとき、かなり知識がついていたので、いちいち説明とか励ましとかいう医療はもういらないと思い、ＩＶＦにお金をかけるなら転院しようって。ここでもうできなかったら、あきらめてもいいやというぐらい。対応はたしかに一分診療ですけれど、技術さえあればいいという割り切りで。たしかに冷たいとか、診療が短すぎるという人もいるんですけれど、そういう人はそういうところへ行けばいい。私は必要なことはこっちから聞きますし、それぐらいはもう医者も答えてくれるので。

この病院は、卵の質が悪いとは言わなかったです。待合室でも五〇歳ぐらいに見えるような人がいました。FSH*の値を見て、高いと今周期はやめなさいと言う。それでも治療を続けたい人はカウフマン療法*などやっているみたいでした。一切年齢のことは言わないです。実績も自信もあるんだと思います。

治療すればすぐできると思っていたので、できない分焦った。IVF抵抗なく、どんな手段を使ってもいいような

そのころは、もう突き進んでいたので、IVFは抵抗なく。治療を始めたらすぐできると思っていたので、できない分、すごい焦りがどんどん出てきちゃって。最初は「えー、体外受精なんかできないよねえ」なんて言ってたんですよ。でも、もうこうなったら、どんな手段を使ってでもいいような。このままできなかったらどうしようという、強迫みたいな観念がバーッと押し寄せてきて、年齢も上がってきていたので、今しかないという感じでした。

妊娠反応は、うれしかったけれど流産の不安のほうが大きい。流産して、やっぱりなと

転院してのIVF一回目で妊娠反応が出ました。すぐだめでしたけど、ここに骨を埋めようと思いました。妊娠反応は、やはりうれしかったけれど、高齢は初期流産が多いというから、不安のほうが大きかったです。次の診察でもう体温も下がっちゃったので、「ああ、もうだめだな」「やっぱりな」というのがありました。主人には「反応出たよ」って一応言ってすぐに、「でも、流産の人も多いから、あまり喜ばないでね」と言いながら、自分では期待して、マタニティっぽい服を買っちゃったりして。一週間経ったら、あーやっぱりこれはだめかな……。でも、まあ一回反応が出たから、このままここでの治療を進めれば、なんとかなるのかなあって。「もう、転院はしないぞー」って。いかにドクターと相性がよくても、結果が出なければ

FSH　卵巣機能障害や閉経に向かうと値が高くなる。卵胞刺激ホルモン。

カウフマン療法　ホルモンを補い規則的な月経周期にする療法。

だめじゃないですか。

四〇歳までの一年では踏ん切りがつかないから、ＦＳＨの値が下がるか、四三〜四四歳ぐらいまで

林真理子さんが四四歳で出産しているので、そのぐらいまではできるんだなというのがあったので、四三、四ぐらいまでというのはありましたね。この時点で三九になりかかっていたので、もう四〇歳なんていったら、一年じゃたぶん踏ん切りがつかないだろうなって。あとＦＳＨ、卵の質を決定するホルモンの値がもう下がりませんと言われたら、その時点でやめようかなというのもありました。*

夫は「ああ、そう」「わかった」と淡々と

夫は、あんまり反応がない。初めて病院に行くときも「なかなかできないから、病院に行ってみるよ」って言ったら「ああ、そう」。「精液をもってきてくれって」と言ったときも、「わかった、わかった」と淡々と。子どもがほしいという気持ちが強いから、このままやっていてもできないというのは、薄々感じてたみたいだけど、向こうからは言い出さなくて、言えばやってくれるけれども。嫌とも言わないし、抵抗もしない。話もしない。

タイミングはこちらはｈＭＧを打たれていたから一周期も無駄にできず。夫は義務が嫌

一番嫌だったのが、タイミング*のころで、この日にって言われるのが、向こうも義務みたいで嫌そう、もう雰囲気がすごく悪かったです。こっちも言うのは嫌ですけど、それでもバンバンｈＭＧを打たれていたから、一周期も無駄にできないというのがあるので。

ＦＳＨ、卵の質を決定するホルモンの値が〜というのもありました
　ＦＳＨの値がよくない結果でも、排卵誘発に必要なホルモンの量が多いだけで、妊娠しないわけではないとも言われている。
　近年では、ＡＭＨ（抗ミューラー管ホルモン）の値も指標とされる。ＡＭＨは卵巣の予備能力、いわゆる卵巣年齢の判断材料になると言われている。

タイミング療法
　一四頁参照。

夫は、だめだったよ（妊娠しなかったよ）と言っても「あーそうか、残念だったね」ぐらい。「治療をいつまでやる?」って言ったときも、「俺はずっとやるんだったら協力する」「俺からは言えない」って。「自分で決めるしかないでしょう」みたいに。夫にまったく問題がなかったので、申し訳ないみたいなのがありましたね。

でも喧嘩もなく、まあ一応四二、三までやって、だめだったら、ネコでも飼ってのんびり暮らそうかぐらいに。本音はわからないですけどね。

夫にはあまりかまわないでほしかった。自分で受け止めた話にしておきたい。一緒に落ち込まれても嫌

ネットを見ていると夫も勉強して「今日は何日目だね」「卵胞どうだった」と聞くような人もいるらしいんですが、それは嫌ですね。私は、自分で受け止めた話にしておきたいので、あまりかまわないでほしいほうですね。私はあまり言わないたちなんですよ。たとえば、卵があまりよくないとか言われても、ダンナに言ってもしようがないなーっていうのがあるので。ただ「だめだった」ぐらいしか言わないで、「今回はできそうにないよ」とか。向こうはこっちが言わなければ、聞いてもこないし。そのくらいでよかったかなー。あまり、ねえ……びしびし言われたり、一緒に落ち込まれても嫌なので。

ＩＶＦの金額は桁が違うので伝えたら、驚いていたけれど、それでできればいいよねと

ＩＶＦの金額も、これぐらいかかると言っておいたら、金額の高さにびっくりしていましたけど、「でも、まあ、それでできればいいよね」って。

それから、子どもができるまでの時間が長いと、子どもができてから仲が悪くなるような気がします。二人でいる時間が長いと、家庭への「妄想」が強い。子どもができて、ゴール、「あがり」だと思ってしまう。ほんとうはそこからがスタートなのに。私も産んじゃえばなんとかなると思っていました。

親は古いタイプなので世間体から養子縁組はだめ。不妊治療もクローンみたいに思われるから話さず

不妊治療の話は両親に言わず。古いタイプの人間なので、そういう話を理解できない気がしました。そんなにまでして作ってって、その子がクローンみたいに思われるのは嫌だし、万が一できても、後々まで言われそうな気がして。うちの主人の親とかはもうあきらめていたと思うんですよね。年齢も年齢だったし。養子も「世間体が」と思う古いタイプ。自分も養子までいかなくても、里親ぐらいはいいかなというのもあったんですけれど、仕事があったので、子どもがいなくても人生としてはそんなに……。

夫の親には、結婚して一、二年目ぐらいは、帰省するたびに遠回しに言われましたけど、あとはもう何も言われなくなって。私は友人にも全然言っていないんですよ。やっぱり異星人のように思われちゃうし。言ってないんですよね。

サイトの掲示板も一時期したんですけれど。でも、「残念だねー」「一緒にがんばりましょう」とか表面的なことを言われてもちょっと嫌なんで。だんだんそういうのに疲れちゃって。たまに妊娠報告とかあると、みんな「おめでとー」って、知りもしない人に書いているけど、私、ひねくれてるのか、よく書けるよなって。もっぱら後半は、ハンドルネームも書かない無記名のサイトで、みんな本音で言いたいことを言いましょうというところに書いてました。

不妊治療をして子どもを産んでから、夫婦がどうなるか、話す場所がないです。「ママサイト」は子育ての話ばかりだし、「不妊サイト」は、ママお断りだから。

仕事を休むときは婦人病、子宮内膜症と言っていた

私は、職場にも言ってなかったんです。休むときは、どうせ上司は男だから「婦人病で」と言えば突っ込まないと思って。だから、ずっと「子宮内膜症です」とか言っていました。婦人病にしておくと「いつ休むというスケジュールが見えないんですよ」という言い訳にもなりますので。最後の病院は、その周期で休まなければならないのは、採卵と戻す日の半日だけなので。

子どもはできないかもしれないから、仕事を辞めて不妊治療に専念するのは考えられない

よく知り合いでも仕事を辞めて専念する人がいますけど、私はそれは考えられないですね。万が一できなかったらどうするんだということと、学校を卒業して仕事をずっとやってきて、それなりのキャリアもできているので、それを捨てて治療に専念という気にはならないです。

子どもができたら、手のひらを返したように、子どもをもって一人前と言われる。とくに現実的な話ができないおじさんに

職場では、たとえば親子関係の助言の話などに「子どもをもたないとわからない」と入れてもらえないのは嫌でした。その延長で、私に子どもができたら、みんな手のひらを返したように「やっぱり子どもをもって一人前だよ」と言う。女の人は現実的に保育園の話とか、仕事をどうするかという話になるんだけど、おじさんはわかってないから、そういうことしか言わないんです。で、人間的に成長できるとか言われているけれど、「じゃあ、○○さんはあれで成長しているんですか」「あの人はしてません」と思わず言っちゃいましたよ。

今はセクハラがすごくうるさくなったので減ったんですけど、結婚して一、二年ぐらいのときはおじさんが悪気なく「まだ、できねーのかー」とうるさくてうるさくて。話題がないから言っているぐらい。あまりうるさいから、「ええ、作り方がわからないので」って言って、ハハハハッて、「じゃ、おれが教えてやろうか」「そうですね」って、それで終わるじゃないですか。目くじら立てて「放っておいてください」というのも嫌ですし。

やはり日本人的だなと思うのは、結婚して子どもが二人生まれて、それで標準の家庭だなというのがあって、型に近づいたから、やっと普通のはずれた人間じゃないと見られたり。結婚する前も、「あいつどうだ?」とか。単純に言われました（笑）。

一〇人産んでも不妊です。つまり自然妊娠が無理な人

あなたは不妊ですかと聞かれたら、不妊「です」。現在形ですね。最初はやっぱり、子どもができたら不妊が終わると思っていたんですけれど、でも、子どもができても妊婦さんを見るとモヤモヤするのが消えないんですよ。不妊というのは、自分がほしいときにほしい人数を作れないことだから。やはり、医療の力を借りないと子どもを作れないのだったら、医療の力を借りて一〇人作っても、不妊は不妊なんだって思っちゃうんです。つまり、自然妊娠が無理な人。

一人目が生まれてからママさん友だちに「二人目は」なんていう話が出ると、私の場合はまた病院通いして……となるわけですよね。自然妊娠できるとは、もう思えないですね。今治療していなくても、自分のなかで「三人ぐらいほしい」というのがあったので……だから、「不妊」というのは、一生「不妊」なんだろうな。生理が終わっちゃったら、少し解放されるかなと思う。

生理がくると神様に見捨てられたような気がして、もうだめなんじゃないかと、ショックが大きい

不妊治療中、生理がきたときのショックはすごかったですね。そのたびに「ああ、もうだめなんじゃないか」、もう神様に見捨てられたような気がするんですよね。なんで虐待するような親のところに子どもが来て、何も悪いことをしていない私には来てくれないのってよく掲示板にも書いてあるけれど、そういう心境がすごく強いと思います。子どもが普通にほしいのに、なぜ神様は授けてくれないの。なんか、最後は神様になっちゃうんですよね（笑）。

病院に行くのはすごくストレスなので、落ち込んだら気がすむまで遊びます。基本的に「ほしい」というのは変わりなくて。それを単に遊びで紛らわしているだけなので。やっぱり二か月ぐらいしたら、「ああ、やっぱりこんなことしている場合じゃない」と（笑）。

採卵できなかったことがあった。採れない身体になったの？とショックだった

ＩＶＦを五回やって、一回は卵が採れず、戻したのは四回です。やはり採れなかった周期はショックでしたね。「えー、採れない身体になったの？」と。でもそういうときは、薬で生理を起こして、その次の周期はいい卵ができるからということで「しばしば「リセット」と呼ばれる」、採卵できなかったら逆に連続になるんですね。落ち込んでいる暇はないです。「一周期休んでいいですか」って聞いたら「そんな余裕はない」とか言われて。

流産したときより、採卵できなかったときのほうがつらかった。このまま採れないと思っちゃう。病院のほうは、いちいち感情移入している余裕はなくて、機械的に、今日採れなかったから、じゃあ、これ飲んでって。

結局あとは終わりを自分で決めるだけだから、カウンセラーはいらない

待合室の待ち時間は長いけれど、私はそこで話をするのは煩わしい。結局話すことは治療の話ですよね。カウンセリングも、あればいいんでしょうけど、たとえば段階を上がるのか（いわゆるステップアップをするのか）、治療方針がガラッと変わるときぐらいですね。ＩＶＦ行くって決めちゃったら、いらないんですよね。結局あとは自分で決めるだけですからね、終わりを。

実は今、妊娠八週。二人目治療三回目のＩＶＦで

実は今八週目です。私は一人っ子なので、子どもにいとこがいないじゃないですか。自分も一人で寂しかったので。二人目の治療でも、三回やったうちの二回目がまた採卵できなくて、これが年齢的に最後だと思います。もう、無理ですね。三人ほしかったですけど。

また、いつまで治療しようかという話が、出てくるんですよ。うちの主人は二人はほしいと。やはり一人できると、じゃあ次。一人できて万々歳なのに、「一人じゃかわいそうだよな」みたいなことを。とくに共働きだから、一人ポツンってなるのがかわいそうだし。

通っている病院は、研究を重ねていて、ＩＶＦ後の注射とか、安静とか、研究して差がないとわかったものは、どんどん省きます。割引制度もあって、その年に二回か三回行ったらもう割引があって、六回以上行ったら、消耗品代だけ四万円ぐらいで治療はただです。*

あくまで妊娠させるのが目的なので、妊娠後に転院させるのも早いし、出産後まで電話やアンケートがあって、フォローもしっかりしています。

＊治療はただ　成功報酬制度で、妊娠反応が出たら二〇万円増額で、妊娠反応が出なかったら一〇万円減額などの制度もとっている。

少子化で産科が儲からないから不妊を看板に掲げる産婦人科が多い。規制をしてほしい

今不妊治療は実績を上げることを優先しすぎていると思います。後遺症になったり、閉経が早くなったり、がんになったりしたらとんでもないと思うので、少子化で産科が儲からないから不妊に手を出すのではなくて、病院の規制をしてほしいと思います。

受ける患者側も、自分のことだし、もっと勉強してほしいと思います。妊娠してみんなと同じスタートラインなのに、スタート前に身体を壊したらどうしようもないですよね。そこから、長い子育てというのがあるのだから、とくに治療している人は高齢になるから、ただでさえリスクが高いのに、子どもが小さいうちに身体を壊したりしたらというのがありますね。

考察

インタビューの後半で告白くださったのだが、インタビュー時、妊娠八週だった。残念ながら、インタビュー後に自然流産が判明したとのこと。そういうことも想定して、もしかしたらインタビューで話すつもりは、初めはなかったのかもしれない。

インタビューの一年後に質問に答えていただいた際（二〇〇六年四月）、「二人目治療がんばってはいますが、結果が出ません」「今年で四四歳になるので、そろそろ見切りをつけて、子ども一人授かっただけでも幸運ということに感謝して生きていこうかなと思いはじめています」「子どもがいる今でも、簡単に授かる人に嫉妬してしまいます」とのことであった。

小田島さんが「骨をうずめよう」と信頼して通った病院を高く評価する一方で、決してこの病院に「お任せ」して委ねたり、信仰めいた思い入れをもつのでもなく、不妊治療は、合理的で主体的で科学的な手段であるという姿勢を貫いている。

小田島さんは、医療は道具的手段であると「割り切って」いる。インタビューでも、励ましより技術と結果だと語っていた。

以下のような考え方は、小田島さんの「科学的考え方」を表していると言えるだろう。一つ目に、子どもがもてなかったとして不妊治療をいつまで続けるかということだ。不妊治療という点から言えば高齢で治療し、妊娠・出産に至った著名人を参考に、四三〜四四歳という目処をあげていたが、より科学的に「卵の質を決定するFSHホルモンの値がもう下がりませんと言われたらやめよう」と答えている。だから、「流産したときよりも、採卵できなかったときのほうがショックだった」のだろう。「採れない身体になったの?・「このまま採れない」と、可能性が閉ざされたように感じたようだ。割り切って休みなく突き進んできた小田島さんだったが、採卵できなかったとき初めて「休んでいいですか」と聞いたそうだ。しかし医師のほうは機械的で、続けたほうが医学的見地から治療成績がよいことを説明し、その場から次の周期のための与薬が始まったそうだ。

小田島さんは、インタビュー時に子どもが一人いて、しかも妊娠中だった(初めに述べたように、不妊治療で妊娠した女性の多くにとっては、妊娠初期は「まだ流産していない」という認識であり、実際に流産したことがわかったのだが)。一人子どもをもって妊娠中でも、小田島さんは「子どもができたら不妊が終わると思っていたが、子どもができても妊婦を見たときのモヤモヤが消えなかった」という。「不妊というのは、自分がほしいときにほしい人数を作れないこと」であり、「医療の力を借りないと子どもを作れないのだったら、医療の力を借りて一〇人作っても、不妊は不妊」「つまり、自然妊娠が無理な人」だという。自分は「自然妊娠できるとはもう思えない」ので、「一生不妊」なのだ。「生理が終わったら少し解放されるかも」とのことだが、老化で妊娠の可能性が明確になくなれば、不妊ではなくなるのか、どうだろうか。

14章 谷口里美さん

夫の兄の精子で人工授精。夫に似た子がほしかった

◆プロフィール◆
三〇代半ば・女性・子はいない。主な不妊原因は無精子症。不妊治療歴二年、TESE・顕微授精・AID・非配偶者間体外受精・配偶者間体外受精。インタビュー当時夫と離別。

インタビューまでの記述

第一回調査では次のように回答していた。男性不妊について「夫に原因、治療を受けるのは主に私、ということで、治療がどんなにつらくても『つらい』という言葉を言えなかった（夫の原因を責めているように伝わっては申し訳ないと思って）。検査などで自分にも問題が見つかると（たとえば内膜が薄いとか、ホルモン値がいまいち……とか）なぜかほっとするときさえあった（私にも原因があるからフェアだと思えて）」と夫に対する遠慮を述べていた。

不妊と離婚の原因とのかかわりとして「『お互い思っていることはきちんと言おう』というのがお互いの決まりだったが、『治療をやめたい』と言い出した私に『続けてほしい』の一言が言えなかった夫がすべて

に本心を言えなくなり、二人の意思の疎通がはかれなくなったことが離別の一番の原因であったと思う」と言っていた。

養子縁組については「最初は『おなかを痛めた子……』という言葉にものすごく影響され、自分で産まなければ親としての責任が果たせないような気がして、選択肢になかったのだが、動物が苦手な私が犬を飼い、仕事や住まいなど日常生活のすべてを犬中心に考えるようになったころ、血ではなく、日々の生活から家族は作られていくものと思えるようになり、養子も考えられるようになった」と回答している。

生殖技術については第一回調査で「夫の兄の精子を使ってＡＩＤ*（非配偶者間人工授精）、非配偶者間ＩＶＦをおこなったが、夫の姉の子が、夫の子どものころにそっくりであったことがその選択の大きな理由である。夫の遺伝子を受け継がないからこそ、少しでも夫に似ていてほしいという理由からだった。そのときは考えられる将来的な問題をいろいろ考えて決断したが、もしそれで子どもが生まれ別離することになったら……という考えはまったくなく、そうなっていたらきっと養育費も払ってくれず（自分の子じゃないから）、仕事もろくにできず、最悪だっただろうなあと思う」と述べている。夫の兄の精子で人工授精をおこなった理由と経過について、インタビューではとくに詳しくお話しいただいた。

現在の考えについては「［自分を不妊だと思うかという問に関して］身体的には今は不妊ではないけれど、社会的には今も不妊です。子どもがいないことで、地域に参加しにくい。半人前と見られる。将来の不安など……ちっとも不妊治療していたころと状況は変わっていないです。仕事に打ち込むことができることで、『子どもがいないからこそ送れる人生』をエンジョイできていますが、今、再婚すれば妻そして母というまた別の喜びを味わうこともできるのかと思うと、ほんとうにこの選択でよいのか……と思うこともあります」と述べていた。

ＡＩＤ　三一頁参照。

インタビュー（二〇〇四年一一月）

夫は結婚前に脊髄損傷で勃起射精不全・造精機能障害

もともと結婚する前から不妊治療しなければ子どもはできないってわかった状況で結婚してます。主人が脊髄損傷だったんです。当然、勃起不全もあるし、射精もできない。最初は仕事もしていたし、いつかは治療しようかなぐらいに思ってましたが、結婚して一年経ってから、たまたま普通の女性誌に、顕微授精*（ICSI）で今まで子どもが望めなかった脊髄損傷の人にも光が差したような記事を読んで、記事を書いた先生のところにすぐ電話を入れて、相談に行ったところから治療が始まりました。ちょうど結婚して一年ちょっと過ぎたぐらいに行動を起こしました。

わかって結婚したが顕微授精にトライしたら精巣から精子が採れなかった

TESE*で精巣を切った段階で、精子が採れないことがわかって、今回できない、ということになりました。それから私が仕事を辞めて治療を本格的に始めました。

精子が採れなかったときは、子どもをもたない選択は考えなくて、もつ方法を考えました。インターネットで精子バンクがあるのを見つけて「精子って買えるんじゃん」みたいな軽いノリで見てたんです。ただ、費用がすごく高かったので、無理なんですが。お兄ちゃんの精子ってもらえないのかなって話で、すぐそこでＡＩＤに頭は切り替わっていました。

子どもがいないという選択肢は全然考えていなかった

そもそも結婚をするときも親にすごく反対をされて。「子どもどうするの」と子どものことを心配してま

顕微授精　二六頁参照。

TESE　二一二頁参照。

したね。「今の時代、治療で子どもはできるんだから大丈夫だよ」って言った建前もあり、私のきょうだいも、親に反対されて結婚しても孫が生まれて親が変わるのを見ているとよけいに。それに結婚して子どもがいるというのは自然な形だと思っていたんです。

夫の兄に精子提供を依頼「主人の直接の子どもではないからこそ、主人に似ていてほしかった」

どこで精子提供が受けられるかなんていう知識はなくて、女性誌で見つけた病院しか知りませんでした。それから二か月後に、義兄に話をしました。夫も積極的でした。AIDのその後のことを何も考えずに、自分たちはただ子どもがほしいってそれだけしか見ていなかった気がします。夫と義兄は仲がよくて、また義兄は独身、家族や親戚とのつきあいもあまりないし、親戚も集まらない。

義兄はあっさり「いいよ」って。主人のほうは、これはあくまで精子を提供するだけであって親子関係とかあとでがたがた言わないでくれと言ってました。兄もそんなつもりはないよと。私のなかでは、今はいいけれど、将来兄が歳をとって、たとえば寝たきりになったときにその子に「俺の子どもだろ」という話が出てきたら怖いなという気持ちはずっとありました。それぐらいは考えたけれど、絶対言わないと約束をしてもらったので、その言葉を信じようと思いました。この話は、私や主人の親を含め誰にも話しませんでした。

なんで兄の精子にこだわったか、選んだかというと、主人のきょうだいの子どもと主人の子どものころの写真が本人が見ても驚くくらいそっくりで。やっぱり血のつながり、遺伝子のつながりってこうなんだなとすごく感じた。子どもが生まれると、お父さん似、お母さん似という話になりますよね。主人の直接の子どもではないからこそ、主人に似ていてほしかった。周りから「ご主人に似てないね。奥さんに似てるね」と言われたくないし。子どもだってお父さんに似てないと思うだろうし。だから少しでも主人に似た子がほしかったんです。

最終的に主人の精子も使ってＩＶＦ（体外受精）にトライしてるんですが、結局ＩＶＦはできなかったけれど精子が採れるところまではいったですね。そのとき、主人が義兄に「俺の精子が使えたんだ」と話していた。だめだったけれど。

私に似てる似てないっていうのはそんなに意味はなかった。私は産みたかった

私の子どもがほしい、私に似てる似てないというのはそんなに意味はなかった。よく「お腹を痛めた子ども」って言うけれど、自分が子育てをしていくうえで自分がお腹を痛めて出産をしなければ、責任をもって子どもを育てられない気がしていました。だから、私は産みたかったんです。

周りに疑われることが怖かったから、似ていてほしかった

主人はよく「男なんて別に自分の精子だろうがなかろうが、自分のかみさんがお腹が大きくなっていくのを見て、俺は親父になっていくんだと思って、そのまま親父になっていくんだから、別にそこに入っている精子が俺のだろうがなかろうが、それは別に俺はかまわない。それがあなたのよって言われれば男なんてわかんないんだよ」と言ってました。その言葉を信じようという気持ちもあったけど、生まれてきた子どもには隠し通そう、二人の子ということで貫こうということもあったので、周りからの目が怖かった。周りに疑われることが怖かったから似ていてほしかったということが一番大きい。本人が傷ついたらかわいそうという気持ち。はっきり言うと夫はかっこいいわけでもなかったので、別に似ていなくても全然かまわなかったけれど。

窓口や診察室で「お兄さん」と言われた

病院では同意書も何もありませんでした。ＡＩＤ指定の病院ではなくて、*主人の精子がだめだった時期に

ＡＩＤ指定の病院ではなくて
正確に言えば、ＡＩＤ登録施設ではなくて、の意。
日本産科婦人科学会はＡＩＤの実施に病院登録義務を課している。登録にはいくつかの条件があり、審査により施設登録の可否が決定される。

病院に「精子をもってくればトライできるんですか」と聞いたら「自分で用意してくれればやりますよ」と言ってくれたので、義兄のをお願いしました。同意書とか何かっていうのはありません。ただ、義兄のカルテもあるんですね。診察室に入るときにカルテが出てくるんですが、私、主人、義兄のカルテ三枚セットになってるんです。周囲の目があって、外来、会計窓口に三冊束にして出すのがすごく嫌でした。

　義兄は精子を採ったときなど、何度か病院に一緒に来てもらいました。私と義兄の二人です。一回で三回分ぐらい凍結しました。プライバシーも何もなく、それこそ窓口とかで、何かの話をするとき、「お兄さんのほうはですね」と大きな声で言われるんです。診察室に入っていてもカーテンの向こうに人が並んで待っているのに、大きな声でお兄さんがどうのこうのって言われてすごく嫌で顔を上げられなかったです。病院だって違法なことをしてるわけだから*、自分たちが悪い事してるのによくそんな無神経にできるなと思いました。聞くところによると、オープンにしていなくても、他にも、もってきた精子でするところもあるみたいです。ＡＩＤは手技的にできるから、やっちゃう雰囲気はあるのかなという気はします。事実婚にもＡＩＤをしているとか。

　私は、ＡＩＤをすれば普通に妊娠できるものと思ってて。それこそ「ベビーベッドとかいろいろどこに置く?」とか、「服とか見にいかなきゃね」なんて。最初にだめだったときはびっくりして、ものすごいショックでした。それからはほとんど毎周期、半年しました。先生に「何で妊娠できないんですかね」って聞いたら「精子と卵子の相性が悪いんでしょうね」と言われて。それって喜んでいいのか悪いのか。相性がよくても困るけど。

　そのころ、不妊雑誌の読者サークルに入りました。周りからの情報を聞くようになって、自分のしている治療は、しちゃいけなかったんだと初めて知りました。すれば簡単にできると思ってたから、とくに勉強もしてなかったんです。そのころは、ＡＩＤは知っていても、体外受精の詳しい話は知らないぐらいでした。

〜違法なことをしてるわけだから
　正確に言えば、日本には生殖補助医療全般に関して法律はなく、日本産科婦人科学会でも匿名の第三者の精子を使用したＡＩＤを認めている。ここでは日本産科婦人科学会の登録義務に反している、匿名でない精子を使っている、の意。日本産科婦人科学会ではＡＩＤ実施に基準を設け、インフォームド・コンセントに基づいて同意書を作成することとしている（二〇〇八年一月時点の施設条件は、顕微授精による妊娠例をもつ施設、適用条件は、それ以外に妊娠出産する方法がないこと、法律婚をしている夫婦で妊娠出産育児が可能なこと、インフォームド・コンセントに基づく同意書を作成す

ＴＥＳＥで顕微授精にトライと非配偶者間ＩＶＦを同時に

白井：半年ぐらい経って非配偶者間ＩＶＦをしてみることになったんですね。

谷口：それでも妊娠しないので先生に「検査をしてほしい」と言ったら「まだ平気でしょう」「もう何回かやったら妊娠するでしょう」と検査もしてもらえず、不安でどうしようかと思っていたときに、先生に、学会で男性にホルモン注射を打ちつづける*ことで無精子症の人に精子が出てきたという症例があったが試してみる?と言われました。もちろんそれでできるんであれば、そっちのほうがいいと思って、「やってみます」と返事をしました。自分も治療に疲れていたこともあって、半年ぐらい注射を打ちつづけるらしいのですがそれをやって様子を見てみようかと。半年ぐらい主人が注射しました。最初に主人の精子があるか検査をしてほしいと言ったのですが、「どうせ最後に精巣を切るんだから」と言われて。「それで主人に注射を打って精子ができればいいけれど、またできなかったらどうするんですか」って聞いたけれど、検査はしてもらえず、その一発でいくって言われたんです。

　主人が先生に初めて会ったのは精巣を切られるとき。そのとき、私も排卵誘発して卵子を採り終わったあとに主人の精子を採るので手術室に入ったら、結局、精子が採れなかったのでそれで終わってしまったんです。私の卵はどうなるわけ?と思いました。痛い注射を打ち、治療費も何万も取られますよね。その卵子をどうしてくれるのという、怒りにも似た思いもありました。どうしようもないから、「残っている（兄の）凍結精子で受精してもらえますか。主人の精子が採れなかったらしてもらえますか」って言ったら「いいですよ」というので、非配偶者間ＩＶＦになったんです。結局、兄の精子での受精卵も着床しなくて、ものすごくショックでした。受精はしたけれど着床しなかったんです。一〇〇万円近くかかっている治療で、それでできないのかと思って。母に、不妊治療したことは言っていたので、妊娠判定のあと、母親の顔を見た瞬間、涙がばーっと出たのを覚えています。

ること、精子提供者には遺伝病や感染病がなく同一ドナーからの出生児は最大一〇名まで、依頼夫婦には匿名だが病院側は精子提供者の情報を長期的に保存すること、営利目的でないこと、日本産科婦人科学会にＡＩＤ施設として登録すること）。谷口さんは匿名精子でなく非配偶者の精子を「自分たちで準備した」わけである。なお、学会のガイドラインと谷口さんの経験はほぼ同時期である。

＊ホルモン注射を打ちつづける　ホルモン補充療法。下垂体・視床下部の障害による低ゴナドトロピン性低ゴナドトロピン症の場合には薬（ホルモン補充療法など）により精子形成が見られることがある。薬物

そのホルモン注射はそのまま打ちつづけて、最終的に一九九八年にTESEをもう一回やって、そのときは受精するところまではいかなかったけれど精子は採れました。このまま続ければいけるよとは言われたけれど、それが最後の治療になりました。

私の検査は何もありませんでした。結局、たとえ卵管がつまっていても体外受精するから関係ないと。治療が安定していなくて、何式がいいのかと騒がれていた時期だったので、移植したあとも内服や注射をしたりしなかったり。二回目をやったときに抗核抗体の値が高いと言われて、それが高いと受精卵を異物とみなして着床できないと言われた。ここまで治療してきてなんで今さらそんなこと言うのっていう怒り。

それともっと強烈なのが、夫が半年間打ちつづけた注射が、IVFをいざする一か月ぐらい前に電話がかかってきて「実はこの注射、保険がきかなかったんです」と言われて。保険適用はされているんですが、女性には適用されてても、男性はされてないんです。病気によって保険がきくかきかないかがあるみたい。一本一万円を週二回打っていて、そうすると莫大な金額で顕微授精と合わせて何百万って請求がきて。IVFをするためにお金を貯めるのが精一杯でそんなお金は払えないからと言ったら、向こうも「突然のことなので分割でもどういう形でもいいので、とりあえず今はいいですから。でも、払ってください」という話でした。病院に対して今までいっぱいあった不満、不信感が一気に爆発し、自分のなかでも体外受精をするために、これ以上はそんな高い注射を打ちつづけられないし、打っても受精までいかないなら、いつまでかかるかわからないし、可能性のないものにかけててもしようがないっていうのもあって、だったら純粋にAIDに戻そうと思ったんです。AIDを受けるなら、ちゃんと検査もしてもらい、違法なところではなく、ちゃんとした手段を取る、他の方法とか病院を変えようと思いました。自分が疲れきったのと経済的にも底をついたのでこれ以上は無理だと。とりあえずやめて、この先ゆっくり落ち着いたら考えようとそこでやめた。結局そのままになってしまいました。

刺激療法には性腺刺激ホルモン注射の他に、ビタミン、酵素活性剤、末梢循環増強剤、漢方薬などもある。

負い目をすごくもっていたみたい

夫は自分が原因で治療するのは私だから、すごく負い目をもっていたみたいで「疲れたから少し休もうよ」と言ってくれたし。趣味、旅行すべて制限されていたから、しばらく思う存分、自分たちの遊びたいこと好きなことしてゆっくりしようやと、そのときはやめることに対して積極的でした。休憩という感じだったので。

ちょっと休憩をしていたはずが、自分でまた治療に戻ろうっていう気持ちが起きなくなっていた。収入的にもしょせんパートの収入なので、まとまった仕事がしたいなという気持ちもありました。治療で自分の人生を無駄にしてしまう、自分の生活が制約されるのがすごく嫌だったの。お金もコツコツ貯めて、そのころは、毎周期やらないといけないという強迫観念があって、休んだら負けみたいのがあったので、趣味だったこともあきらめて、飲みにも行かず。

もしかして養子ってこういう感覚かな

それから、犬を飼いはじめたんですね。自分の子どもでもないけど犬のためにすべてを投げ出してもいいぐらいの生活をしていたんです。もしかして養子ってこういう感覚かなと思って。自分から生まれた、お腹を痛めたとかでなくても、一緒に共に生活をし、自分を慕い、頼ってくれる、そういうものに愛情を注ぐってできるのかなって思いもあって、養子という選択も考えはじめていたんです。ところが、いろいろ考えていたときに、ふっと旦那を考えたときに「この人と子育てしていけるのか」って感じて。「子どもができると変わるよ」と言われていたけれど、この人と子どもをもっても大丈夫かという不安が出てきたんです。私のなかでは子どもをもたないという選択が出てきたんですね。

子どもがいない選択が怖かった。子どもがいたらきっとできなかっただろうなという生活をしたい

でも子どもをもたないと思ったときに不安がいっぱい。子どもをもっていない夫婦が身近にいなかったので、子どもがいないってどんなものなのか不安がいっぱいありました。自分の勝手なイメージで日の当らないところでひっそりと暮らしていかないといけないような。治療はしたくないし、治療しないと子どもはできないけど子どもがいない選択が怖かった。そんなときに不妊当事者の会を知ったんですが、そこのスタッフの人たちがみんな生き生きして自分たちのライフスタイルをもち、かっこいいな、きらきらしてるなと思って。それで、子どもをもたないという選択肢が自分のなかではっきりと見えてきたんです。子どもがいないからこそ自分がこんなこと、あんなことができた。子どもがいたらきっとできなかっただろうなという生活をしたいと思い、いろんなものに目を向けはじめました。とにかく家にいなくなっていきました。

葛藤に苦しんでストレートに言えず、ひねくれた形でぶつかってきて悪循環になっていた

それが主人には自分独り取り残されているみたいで面白くなくて。お互いがすれ違っていくようになり、二人の関係が話し合いがもてない状況になってしまいました。夫が不満をもっているのはわかるけれど、何が不満なのかストレートに言わない。夜、出かけるのが気に入らないんだろうなっていうのがわかるけれど、はっきり言わないで、ひねくれたところで文句を言ってくる状況だった。それがほんとに嫌になってきて、挙げ句の果てに、暴力が出てきたので一緒にはいられないってことになりました。

別居していた時期があって、そのときに夫が帰ってきて、子どもを作ってほしいみたいなことをぽろっと言ったんですが、それが本音だったんですね。私が子どもをもたないという選択をして、「私もう子どもい

らないと思うけれど、それでもいい？」って主人にさんざん言っていたのに。「お前の好きなようにすればいい」と言ってたけれど、自分のせいで子どもができないというのが負い目だったけれど、それは口には出さないし、自分のせいで私が痛い思い、つらい思いをするのをやってくれとは言えなかったけれど、子どもがほしい気持ちはあった。その葛藤に苦しんでストレートに言えず、ひねくれた形でぶつかってきて悪循環になっていた気がします。

たぶん、主人にしてみたら自分が障がいを負い社会的ハンディがあり、そこに子どもがいないというのが自分のアイデンティティにかかわるんじゃないでしょうか。養子ではなく自分に近い形の子どもがほしかったのかな。私から養子の話はしませんでした。

不妊治療中何がつらかったかと言えば、ＡＩＤだと絶対言えないことが一番つらかった。治療の順序から考えても、体外受精をしたあとに人工授精をして、また体外受精をして。何でこんな変な順番なのと普通に考えればわかってしまう。後ろめたさというか、ものすごく自分がいけないことをしてるような負い目を感じていました。

最初にＡＩＤの話をしたのは、治療が終わるか終わらないころの新聞取材でした。匿名だけど、ありのままをしゃべったら、状況を見たらある程度わかっちゃう。友だちから「見たけど、あれあんた？　そうだったんだ」と言われました。治療の判定が出たころに新聞が出て、自分のなかでやめようって思ってたから、今さらばれてもいいやという開き直りもありました。それからは逆にしゃべっていくことで、今抱えて悶々としている人たちの何かのヒントになってくれればなと思っています。親にも過去のこととして話しました。

卵子提供しなくてよかったな。時間が経つと変わる

治療の真っ最中だと子どもを得ることだけに夢中になっていて、この先、長い将来的な視野をもつのはむずかしいと思います。私のきょうだいが卵巣をとらなければいけないかもしれないことがありました。いい

ところの跡取息子のところに嫁に行ってるので、子どもができない状況は許されないんですね。手術の前に、「万が一の場合は私の卵子をあげてもいいから今は自分の身体を治すことだけ考えて、子どものことは考えなくてもいいから」と伝えました。私は自分の治療はしたくないけど、きょうだいなら卵子の一個や二個あげるよと思いました。きょうだいはすごくうれしかったって。

あとできょうだいに子どもが生まれてから「今だから聞くけど、もしあのとき卵子を提供してこの子が生まれていたらどう思う？」と聞いたら、「もちろん自分の子としてかわいいと思うけど、里美ちゃんには会わせたくないと思う。顔が似てるとか気になることとか何かあるでしょう。里美ちゃんが子どもをとるとは思わないけれど、一生負い目を感じたりとか自分が複雑な思いになりたくないからこそ会わせない気がする」と言われたときに、卵子提供しなくてよかったなと思いました。

きょうだいがその状況のときには私の卵子を提供するのが一番だと思ったし、きょうだいもありがたいと思ったけれど、時間が経つと変わる。今ＡＩＤを考えても、そのときは自分で考えるだけ考えたつもりだけれど、ＡＩＤをして子どもが生まれていたら、そのときには考えられないいろんなことが出てくる。そのたびに考えればいいかもしれないが、いろんなケースを考えるだけ考えてから治療をしてほしいという気がする。妊娠がゴールではなくて、そういったいろんな情報を出していかなければいけないと思います。ＡＩＤをした人たちの体験談とかあったらいいなとか思います。

社会的には不妊である状況は変わらない

「健康とは身体的、精神的、社会的に快適な状態」と定義されますが、それに当てはめて考えると自分は精神的には不妊ではないと思います。不妊に対する大きな悩みもない。治療中の人が妊婦さん見るのがつらいとか子どもを産んだ話をされたくないとか言いますが、そういうのは全然ないし。身体的に不妊かと言われるととりあえず、ＡＩＤをしてもできなかったのは何らかの問題はある気がするけれど、それに対して治療しようとか病院に通っているわけでもないので身体的にも不妊ではないのかな。不妊と言えば子どもを望んでいた場合にもてないのを不妊って言うわけだから不妊ではない。ただ、社会的な不妊、自分の老後の問題とか子どものいるお母さんたちには入っていけないとか社会的な状況は何にも変わっていない。子どもがいないという状況が変わらない以上、その辺はクリアできないし。子どもがいるお母さんを避けたりはしないけれど、打ち解けたくても会話についていけない部分はあるし、社会的には不妊である状況は変わらないというのが私の不妊に対する考えです。

仕事で子どもにかかわっていて、子どもってかわいいな、育ててみたいなという気持ちはちょっとあって、自分の仕事が落ち着いて時間に余裕ができたら里親とかをやりたいなという気持ちはあります。子どもがいたからって成長しない人もいるけれど、自分の成長の糧にはなるかな。

考察

谷口さんがここに述べられているような精子の「持ち込み」でＡＩＤをしたのは、一九九七年ごろのことである。また、インタビューは二〇〇四年である。語りを位置づけるにあたって、この時代的背景に基づいて解釈することが非常に重要である。

人工授精の歴史については、白井（二〇〇四）でまとめた通り、もとは産業動物の交配に使われていた技術が、人間にも試行されたのが一八世紀と言われている。日本でも明治期に「人工妊娠術」として紹介されている。レントゲン、エコー、各種ホルモン剤が一般に普及したのは戦後のことであるから、技術的には男性不妊のほうが対応が容易だっただろう（そもそも、子どもがないときに、生殖医療に解決を求めなかっただろうけれども）。

（かつて生殖が一夫一婦制の婚姻内でおこなわれていたかは別にして）「非配偶者間」つまり夫ではない人の精

子で人工授精をおこなって児が誕生したことが確認されたのは、一八八四年のアメリカだと言われている。日本では、戦後一九四八年に試行され、一九四九年に慶應義塾大学病院で児が生まれたのが公式記録だと言われる。

その間、政府も学会も、容認も禁止もしないまま、慶應義塾大学病院を中心に、数万人が生まれたと言われている（記録が残っていないので、詳細は知るよしもない）。営利目的の精子バンクが新聞をにぎわせたのを期に、日本産科婦人科学会が見解（ガイドライン）を示したのが、谷口さんが実施していた一九九七年〜九八年のことであった。このガイドラインでは、精子は匿名に限ること、非営利であることなどが示された。

二〇〇二年五月にNHKスペシャルで放映された「『親』を知りたい　〜生殖医療・子どもからの問いかけ〜」が話題となり、子の苦悩、出自を知る権利が日本でも取りあげられるようになった。

インタビュー実施の前年二〇〇三年に厚生科学審議会生殖補助医療部会で、第三者がかかわる生殖医療で生まれた子の出自を知る権利を認める旨、報告書がまとめられた。インタビューが実施された直前の二〇〇四年九月には、新聞にＡＩＤで生まれた子の記事が掲載され、子の立場の当事者グループが設立されると報道された（のちのDonor Offspring Group）。

谷口さんは、そのような意味で、ＡＩＤをめぐる実施可能性、制度が大きく変わる時期に、誰にも相談できずに模索しながら、（今現在は学会や厚労省の報告書で否とされている）匿名でない精子を使ったＡＩＤを試みた。

谷口さん自身、さまざまな経験をするなかで、劇的に規範やロールモデルが変わっていった。当初は、結婚して、妊娠・出産して、子どものいる家庭を作るという強い規範があったという。ＡＩＤを選択したのも、お腹を痛めて産まなければ「責任をもって子どもが育てられない気がしていた」ことが一つの理由だ。それが、養子でも大丈夫かもしれないと思うようになり、子どものいない人生のロールモデルも見つかるようになる。離婚したので、一人で生きるという選択、結婚して子どもをもつという選択、結婚して子どもをもたないという選択ができるようになったが、年齢が上がっていくとほんとうにこれでよいのか焦りもあると、第一回調査では述べていた。

谷口さんが強調していたのは、人の気持ちは状況によって、時間の経過によって変わるということだ。AIDを考えたとき「夫と離別したときのことはまったく考えなかった」と言う。「自分の子じゃないから養育費も払ってくれず、子持ちで仕事もろくにできず、最悪だったろうなあ」と、離婚した今振り返っている。また、きょうだいが卵巣摘出になるかもしれない状況で手術室に入るとき、「万が一の場合は私の卵子をあげる」と言ったという。自分の不妊治療は嫌だが、きょうだいのためなら喜んでするという申し出に、きょうだいはうれしかったと言ったのだが、子どもが一歳の誕生日に、卵子を提供していたらとたずねると、谷口さんに「とられる」とは思わないが、負い目や、谷口さんと似ていることで複雑な気持ちになるのを避けるため、谷口さんには会わせなかっただろうと答えたそうだ。

特別養子縁組では、子どもの成長過程で感じるさまざまな感情や葛藤が事前に知らされる。医療機関を介したAIDでは、告知に対する態度が長期的に追跡調査されたりしている。「告知」にばかり焦点が当てられがちだが、それだけではない、経年変化や対峙する問題を社会的に考えていくことが必要だろう。

それから、筆者の二〇〇三年調査の回答者のなかには、AIDの経験がある回答者が複数いた。谷口さんは、「私に似てる・似てないは関係なかった」と語っていたが、回答者のなかには、「誰の精子でもいいから私の子どもが産みたい」と書いた人もある。

最後に、夫に似ていてほしい、子どもや周囲に疑われたくない、秘密にするつもりだ、ということから谷口さんは義兄に精子提供を依頼したのだが、親側に「告知の意思がない」ことがほとんどであることは、複数の調査で明らかになっている（告知の意思なし八一％＝久慈二〇〇〇年、八一％＝吉村・久慈二〇〇一年、九〇％＝清水二〇〇三）。

その表れとして、日本では長らく、匿名の精子の選択において、夫と血液型を合わせることのみ認められてきた。海外の有償の精子バンクで精子を選択するさいには（卵子を選択するさいも）、容貌が似ていることを条件にすることも少なくない（たとえば、babycom サイト〈http://www.babycom.gr.jp/〉に掲載されている白井実施の卵子提供経験者インタビュー記事を参照）。

ただし、二〇〇〇年代に入って、生まれた子の立場からの提起が、大きく方向を変えている。子の立場からの提起は、大きく分けて①出自を知る権利、②アイデンティティの問題＝告知の求め、に分けられるが、前者については、世界各国で生殖技術に関する法律や制度ができるときには多くの国が、子どもが出自を知る権利を優先している（たとえばスウェーデン、ノルウェー、フィンランド、ドイツ、スイス、イギリスなど）。サイトや当事者グループでは、ドナー探しや、異父・異母きょうだい（half sibling）探しのサイトもある。

後者については、告知（telling）に関する勉強会や当事者活動、絵本やテキストの発行などがおこなわれるようになった。こうした子どもの立場からの問い直しは、養子縁組や里親家庭、継家族（ステップファミリー）など、他の非血縁親子関係での問い直しによるところも大きい。

■参考文献

白井千晶、二〇〇四「男性不妊の歴史と文化」『不妊と男性』青弓社、一五一－一九二頁

久慈直昭他、二〇〇〇「非配偶者間人工授精により挙児に至った男性不妊患者の意識調査」『日本不妊学会雑誌』四五（三）、四一－四七頁

吉村泰典・久慈直昭、二〇〇一「精子提供により子どもを得た日本人夫婦の告知に関する考え方」平成一四年度厚生科学研究

清水清美、二〇〇三「ＡＩＤ（非配偶者間人工授精）を選択するカップルへの支援――サポートシステムへの一考察」トヨタ財団研究助成

15章 金沢里子さん

「原因を知りたくない」から「治療を進めたい」へ

◆プロフィール◆
三〇代後半・女性・子一人あり。主な不妊原因は不明だが「卵管のつまり」ではなかったかと思っている。不妊治療歴半年、子宮卵管造影検査・タイミング指導。二人目の不妊治療については未定。インタビュー当時実母の介護中。

インタビュー（二〇〇四年一二月）

友だちの妊娠と夫のきょうだいの妊娠は違った

それまで考えないようにしてたのかもしれませんけど、旦那のきょうだいの家で生まれるというのがわかったとき、そっか、この家は抱っこできるんだな、同じきょうだいでありながら、うちはだめかとは思いました。友だちだったら「よかったねー」って感じになるんだけど、夫のきょうだいの子どもとは、これから一生付き合わないわけにはいかないんだし、自分の甥姪になるんだしと思うと……。自分たちにはほんとうにこれから生まれてくるのかなと思いました。病院に通っているときだったので、ショックでした。

犬がいたので地域のつながりがあり、気が紛れた

うちに子どもは長い間生まれませんでしたが、里親は全然考えなかったです。犬がいたことが大きかったと思う。犬を飼いはじめてから知り合いができて、通る人が声をかけてくれるようになったり、そういうつながりができたので寂しくなくなった。びっくりしたのは、犬の世界って、なんとかちゃんのママ、パパなんですよ。それはそれで楽しいので気が紛れました。どこに行くにも連れていきました。

それまではどの犬を見ても同じような気がしてたけど、自分で飼うようになって、それぞれ顔や性格が違うとわかって。子どもが生まれたあと、犬がいたから子どもがかわいいのかなと旦那と話しました。犬を飼うまでは、旦那が子どもが好きかもわからなかったし。犬が来てからは、親のところにも連れていくようになって、旦那がやわらぐ感じになりました。

犬はもう家の子って感じなんで、犬で十分かなとたしかに思いました。うちでは、犬が長男で子どもが二番目という感じがします。

考察

結婚して五年、とくに不妊治療もしなくて、マンション購入を機に犬を飼いはじめた金沢さん。周囲には、犬を飼いはじめたことは子どもがいる生活をあきらめたと映ったようだが、焦ったことはなかったようだ。「犬がいたので気が紛れた」と説明するが、犬を通じて「○○ちゃんのママ」になり、地域とのつながりができた経験は大きかったようだ。「今でも犬が長男、子どもは次男」と笑う金沢さんだが、夫も、かわいがり方や愛情のかけ方を、犬を通じて知ったという。ただ、動物を飼ってかわいがって「気が紛れる」だ

けでなく、動物の擬制的な「親」役割によって、社会のなかでの役割を得たり、地域社会とつながるきっかけをもったりするということが、犬を飼うことによってかなりの程度、代替できるとも言えるだろう。筆者がおこなった因子分析の結果、不妊を構成する軸の一つは、「横のつながりがないこと」であった（白井二〇〇九）。犬を飼うという経験は、子どもが生まれなくとも、横のつながりをもつ経験になると言えるだろう。

■参考文献

白井千晶、二〇〇九「『不妊』とは何か――不妊当事者調査の因子分析にみる『不妊』構成次元」『大妻女子大学人間関係学部紀要　人間関係学研究』六七－七九頁

16章 小日向愛子さん

女でありたいという思いも。枯れるってむずかしい

◆プロフィール◆
四〇代後半・女性・子はいない。不妊原因はとくになし。不妊治療歴五年、人工授精。インタビュー当時不妊治療はしていない。更年期障害治療中。

インタビューまでの記述

小日向さんは、元学校教諭である。第一回調査時にすでに不妊治療をやめていた。インタビューでは、過労で倒れ、仕事と不妊治療を相次いでやめたことがわかった。四二歳で閉経を迎え、インタビュー当時は更年期障害治療中であった。

第一回調査では、夫への感謝と信頼が綴られていた。「終止を決めるまで二年くらいぐずぐずしていました。夫は、早くに『子どもはなくてもいいが、君の気がすむまでやれば』と言って、私が決めるまで採精などもつきあってくれた。自分が子どものない人生を受け入れるのはつらかった。子どもは大好きで、抱きしめたくなるが、時には子どもを見て涙が出そうになることもある。しかし、子どもがほしいとか治療を続け

る・やめるということで夫とずいぶん話ができた。治療中、この人と結婚してよかったと思えたことは、幸せだった。今は、夫に依存している」。そして「夫が私に『子どもはいらない。君がいればいいよ』と言ったことがうれしかった」と記述している。反対につらかった言動として「私の母親が『弟の嫁に子どもを産んでもらえ』と言ったときで、激しく母に怒った」とあったが、母親がなぜそのような言葉を言ったのかは、インタビューで詳しく語られる。また、第一回目の調査では、不妊が転機になったこととして、自身の価値観が揺さぶられたことをあげていた。「子どもがいるのが当たり前だと思っていた自分の価値観が自分を苦しめていたことに気づいたこと。自分で気づかないところでジェンダーにしっかり汚染されていました」

第二回調査では、子どもに対する態度が夫と異なることが述べられ、齟齬《そご》を不満に思うのではなく、揺れる自分に対し夫が一貫していることに安心することもあると述べられている。「私は、里親やフォスターペアレントに関心があり、フォスターペアレントは、実際に継続しています。自分の子どもはあきらめましたが、何か子どもたちの役に立ちたいと思っていますが、夫は関心がありません。夫には仕事がありますし、私が子育てするには、力が不足と考えているようです。里親は、夫の協力なしでは始められませんし、私自身の不安もあります。子どもはペットではありませんし、とても責任を感じます。また、子どもをいとおしく思う気持ちと、つらくて、避けたい気持ちと入り乱れ、間もなく五〇になろうとしている大人ながら、自分の感情が不安定で恥ずかしく思うこともあります。夫との会話は平行線ですが、子どもはいらない、里親はしないと常に一貫していることに安心することもあります」。自由記述でも、アンビバレントな心境が綴られている。「現実を受け入れ、自分のために生きてゆけるようになりたい。また子どもの話に集中して不快なときに、不快だと意志表示できるようになりたい。子どもがいなくとも女性として欠陥があるわけではないと心から思え、人間としての自分を愛し大切にして生きてゆけるようになりたい。治療中は、自分を見失いつらかったが、その経験があってこそ今の自分がある。子育てはできなかったけれど、子育てをささえるボランティアに参加できたらうれしい。でもまだ母親である女性に対しては、嫉妬や敵意があって、まだまだボランティアなどできないのかなあなんて、消極的。不妊で傷ついた自分を癒し十分休んでから、子どもにかかわりたいと希望しています」

また第二回調査では、「不妊治療はしていませんが、更年期の治療をしています。四〇代半ばには、体外受精*（ＩＶＦ）を考えることもありましたが、今はすっかりあきらめ、子どもなしの人生を受け入れています。元気な老後を送れるよう、自分の健康や夫の健康を考えるようになりました」とある。「親しい友人や、先生などに、不妊治療のことを話せるようになりましたが、夫の親族（私の不妊治療を知っています）には、話せません。過去には、そのことに触れると胸がいっぱいになり、泣いてしまうこともありましたが、最近は、ゆっくりと聞いてもらいたいとさえ思うこともあります。しかし、話し出すとちょっと気まずく（相手の顔を見て、私がそのように一方的に感じてしまうのかも）どうも重い話題のようで、話す場や人を考えないと自分が傷ついてしまいます」とあった。

＊体外受精　一五頁参照。

インタビュー（二〇〇五年一月）

仕事があって病院に行けず。結婚三年目の平日休みに産婦人科へ。妊娠検査と思われてショック

結婚が遅かったので結婚したらすぐ子どもがほしいと思っていたんですけれども、なかなか子どもができなくて、二年三年経つと、やっぱりちらっと不妊のこと考えますよね。でも仕事をしていたものですから、平日に休んで病院に行くということができなくて、結婚して三年目の平日休みにふらっと婦人科におうかがいしました。どのようなご用件でいらしたんですかと聞いてくださったと思うんですが、なんで来たんですか、と聞こえたものですからガッビーンって（笑）。妊娠検査かなと思われたのかなと思ってショックを受

けました。初めての産婦人科で緊張して行ったのに、その緊張を受け入れてもらえるという感じじゃなくて、失敗したような感じで私が落ち込んでしまったんですね。子どもができたかもしれないとウキウキして行く検査じゃなくて、「子どもができないんですけども」と検査に行くので、苦しくて思いのほか抵抗がありました。

病院に行く。本を買うということだけでもストレス

それと本屋さんで不妊の本を買うのも抵抗がありまして、不妊の本をレジにもっていくと、「あ、この人は不妊の本を買うんだ」と思われるんですよね。レジのみなさんの好奇の目を勝手に感じました。最初はすぐに病院に行けばと思っていましたが、普通に結婚した人が病院に行って不妊かもしれないかどうか調べてもらうまでに三年から四年かかってしまって、思いのほか敷居が高いということを初めて知りました。

夫にどうしても子どもがほしいと言われたら、つぶれちゃったと思うので、夫のスタンスに助かった

やっと日曜日にやっている病院を見つけて、仕事をしながらそこに通うようになったんですが、もうそのときには三〇を超えてしまいました。そのときは、調べていただいて治療を始めればすぐ妊娠できると錯覚しておりました。主人のほうは、もう検査には協力的で精子もすぐに採ってくれましたし、ただ、病院に行くということには抵抗が。だから夫と一緒に病院に行ったことはありません。私はとても子どもがほしかったんですが、夫は、子どもがいない身内もいましたので、どうしても子どもがほしいということもなかったようで、今もそうです。夫の態度は一貫していて、それはとっても楽で助かりました。

夫に子どもがどうしてもほしいと言われたら、もっと私はつぶれちゃったと思うんですけども。君がやりたいならやれば。でも僕はいらない、別にいいんじゃないと。

母の姉は、夫が本家の長男で、子どもがいないため養女をとって、実弟の次男と結婚させて子どもを産んでもらった

私は田舎の育ちなのですが、母の身内は養子をもらったんですね。結婚して子どもができないと離縁されても当然みたいな暗黙の了解があって、無言の圧力が地域的にもね。戦後民主憲法ができて平等だというふうになっていますけど、やっぱり憲法で認められているものがみんなの理解というわけでもないので。私の親はやっぱり昔の人なので子どもがいないと、老後、葬式のことを心配して、私のきょうだいにもう一人子どもを産んでもらって養子にもらったら、ということを考えていたみたいです。

母の姉妹は、みんな長男のところにお嫁に行っていて、本家の跡継ぎはいろいろとむずかしいんですよね。母の姉妹の一人は、夫が本家の長男なので、子どもがいないと弟たちの長男が相続したいとかいろいろ問題があるので、その伯母は養女をとって、自分の実弟の次男と結婚させて子どもを産んでもらったという形があります。

他にも、母の母親のきょうだいのところにも子どもがないので、母のきょうだいのところに子どもがいたらくれという話もあったんだけど、百姓に子どもやるのはむごいから百姓には子どもやれないね、なんていう話になって。ちょっと時代錯誤みたいな話なんですけど。

市内のすぐそばにある農家ですが、長男以外の次男三男は奉公に出すという形でした。専業農家やっていくにはある程度の土地がないと食べていけないので、娘はみんな嫁にやって次男三男は奉公に出すという地域社会のなかで母が育ってきたものですし、親戚もそういう形なので、夫は長男ではないんですが、私が離縁されるかもしれないし、やっぱり跡継ぎが心配ならば弟の子どもを養子にと。身内ならもし何かあっても母が牛耳るというか、弟夫婦の上に母がいるのでいろいろと援助もできるということがあったと思います。母のきょうだいは、ずいぶんたくさん女の子ばかりいたんですが、土地の分与がないように、親がちゃんと

長男のところにお嫁にやったんです。地域の農家の社会のなかでは、母の実家からお嫁がほしいというので、みんな長男のところにはけたんですね。私自身は次男のところにお嫁に行くというつもりで、夫が次男だというので安心して結婚しました（笑）。

教職は職場のストレスが大きく、不妊治療で休むとは言えない

教員の職場はストレスが多くて、管理職も学校の仕事で目一杯なのに、私のプライベートのことで寄りかかれないような気がしたので、職場には不妊のことは話せませんでした。職場には不妊の女性もいましたが、皆、仕事をとると言って不妊治療をやめてしまいました。

日曜日に産婦人科に通うことになるので、大きな病院や遠いところ、有名な病院にも通えません。だから働いて通える、身近なところに通うんですけど、そういうところはほとんど産科と婦人科で食べてらっしゃるようなところでした。行っても、妊婦の方の尿検査と間違えられたりして。

病院に通うこと自体がつらく、傷ついて落ち込んだ

当然カウンセリングもありませんでした。勝手に傷ついて落ち込んで。子どもがほしいからがんばって通ったんですが、ひどかったというより私が勝手にものすごくいっぱい傷つきました。

自助グループも行きましたが、すごく重いことを淡々と話す方がいて、私はちょっと違うなと思いました。自身がカウンセリングに通うようになりましたので、プライベートなことはカウンセリングの方にお話しして、病院は病院で治療のことをお話しして、夫は夫でまた考えがぜんぜん違いますので、話す場所を変えればいいやと思って。自助グループは会報の情報を読むだけでした。

不妊婦教室がほしい

妊婦のときは妊婦教室というのがあって、いろいろ教えていただけるけど、不妊婦教室というのはない。勇気をもって病院に通われた方が治療をやめてしまわないで継続して長続きするには不妊婦教室が必要だし、不妊婦教室で本が買えたらうれしいな。私は自分で不妊の本を買うのがこんなに恥ずかしいものかと初めて知りました。勝手に落ち込むんです。私は不妊の本買うんですよ、不妊かもしれないんですよ、ということをレジの若い見知らぬ方に公表したような感じがして、なんだかすごく勇気がいりました。お医者さんのところで買えれば恐怖感が違いますよね。厚生労働省も、経済的なサポートだけではなくて、精神的なサポート、健診の受けやすさを配慮していかないとむずかしいと思います。

義姉が妊娠して同じ病院に通ったので、転院をお願いした

妊娠したお義姉さんと同じ病院になってしまったことがあります。私は不妊治療で、義姉は妊婦健診。(私はその病院しか通えないので)「病院を変えていただけるとうれしいんですけど」とお願いしました。転院してくださったのですが、また戻ったようで。ある日、診察待ちに妊婦用の検尿コップを渡されて、どうしてだろうと思ったら、義姉と兄と鉢合わせでした。名字が同じなので間違えられたんですね。不妊治療で通っているから、この病院を避けてくださいとお願いしていたので、ダブルパンチでした。私のほうが遠い病院にしましたが、夫の身内に対しても憎しみと不信感が募りました。がまんしましたけど。義姉は平日だから来たのかもしれないけど、不妊治療って一週間に何回も注射打ちに行くんですよね。AIH(人工授精*)のときには朝夫から精子をもらって、時間的に決められていますから、行ける範囲も限られるんです。

* 人工授精 一四頁参照。

男女平等は絵に描いた餅

教員として、戦後民主主義のなかで男女平等、今は男女共同参画ですが、自分もそういうのがわかっているつもりで現場に立ったんですけど、子どもたちには男女平等を教えていながら、実際に結婚したら私と夫は共稼ぎなのに、私がご飯作っているんですよね。夫は妻に食事を作ってもらうことが当たり前だったので、私も結婚したときに甘やかしちゃって、自分も働いていたのに、一生懸命やってしまって、男女平等ってなんか違ったなあと思って。ほんとの男女平等って、もし私が仕事バリバリやっているんだったら、家事って男女平等だよなとかと思いながら。

教育現場でも男性が優先されたり、系列派閥がありますから、現場に立ってみて私が学んできた男女平等と、現実の男尊女卑の系列はなんなんだろうと思ってしまいました。結局男の先生は奥さんに支えられて仕事だけしていればいいけれど、女の先生はほんとうによっぽど理解のある男性と、恵まれた環境と、子育てを援助してくれるおじいちゃんおばあちゃんなど家庭に恵まれないと、男女平等の世界のなかで仕事できないとしみじみと思いました。弱い立場になってみて、絵に描いた餅だったと思いました。

自分が弱い立場になってジェンダーバイアスに気づく

性教育も、自分が結婚して子どもが産めなくて今振り返ってすべきだったなと思う性教育と、自分が見てきた性教育は違いました。当時の性教育の先生は、器械を使って過激な性教育をしていて、ショッキングでした。今の私なら、性教育をするぞ、平等教育をするぞという名目でするんじゃなくて、もっと男女平等の迷信みたいなものを解きほぐすこと、ジェンダーバイアスに気づくような授業がしたいです。根本的なことは、教員も自分自身にジェンダーバイアスかかっていると気づいていらっしゃらないの。私自身も気がつかなくて、それで子どもたちに教育していいと思って性教育をしたんですね。だけど、私自身もジェンダーバイアスがかかっていたのに気づくのに、自分が弱い立場になるまでわからなかったんです。だから、問題のない方は、ジェンダーバイアスがわかりません。ジェンダーバイアスがわからないで指導計画を立てて指導しているので、子どもたちもわからないんですよ。逆の意味で、現場に必要なのは健康じゃない方じゃないかなとか思ったりします。バリバリで成績優秀で教員やっている先生だとか、子どもを産んだ標準家庭の先生とかよりも、目の見えない先生だとか、子どもが産めなかった先生だとか、問題を抱えた先生のほうが、逆にジェンダーバイアスがないかもしれない。生の体験をした方の語る言葉が、子どもたちの新鮮な耳に、教員の口からじゃなくて入るような形がいいと思います。子どもはうわっつらの建前論と本音を見抜きますから。

勝ち組が教育したり法律を作ったりしている

管理職になる先生は、書類審査とか業績で通ってきた先生で、ある意味勝ち組ですよね。でもほんとうに子どもと向き合っている先生は書類書いている暇ありませんし、子どもの世話していますから、ある意味負け組の先生になりますよね。行政のなかで何かするときに困っている人というのは負け組なんですから、勝ち組の方が法律作ったりこんなものがいいだろうと企画するというのは、表向きの建前の法律だったり建前の支援ですよね。お金の援助すればいいみたいなどこかの議員みたいな話になりますよね。だけど負け組の困っている方の懸案だったり夢だったり願いだったり構想というのは、一番困っている人にとって一番必要なものですよね。だからそういうものを汲み取るようなポンプが必要かなと思います。でも優しい人は行政に吸い取られません。それは責めているんじゃなくて、向こうも人を税金で雇うわけですからいい人を雇いたいですよね。てきぱきと仕事をこなせて書類もすぐ書けて時間内にみっちりと仕事をしてくださる人がほしいので、そういう事務処理能力が卓越した、先を見通した計画的なある意味東大エリートコースみたいな方を。でも、仕事はできなくて、なんだかのほほんとした即戦力にはならないけど、身体が不自由で困ってますとか、そこからどうしたらいいかと具体的な提案ができるような弱い方。そういう方がシンクタンクのなかに入られたらいいんじゃないのかなと思います。

中間管理職になって激務で倒れ、夫が不妊治療か仕事か選ぶアドバイスをくれた

不妊治療をやめたのは、ちょうど私が中堅の管理職のころでした。不妊治療で週に何回か病院に行くということは職場で話せなかったので、サポートはいただけませんでした。一方中間管理職ですから、たとえば生徒指導主任ですとか生徒会指導とか部活指導とか学級運営のほかにいろんな仕事が入ってきますよね。教員って終わりのない仕事なんですよ。書類書いて終わりというものでもないし。夜中に電話がかかってくることもあるし、問題も起こしますし。進路指導も始まれば、むずかしいですよね。学校が荒れていたり。過労と気づかずに倒れてしまいました。休めるような現場じゃありませんでした。

夫が見るに見かねて、仕事を辞めるか不妊治療をやめるかと言ったときに、私は仕事を辞めるほうをとったんですけどね。仕事を辞めたら不妊治療もやめてしまいました。ほんとに夫のおかげです。重い決断をしたというよりも、私が決断ができなくて、両方突っ走ってしまったので身体が拒否して倒れたんです。私が決断できないので、身体が止めてくれて。

専業主婦になるという気持ちなら、大学には行かなかった

最後は、自分の希望の学年の担任を一年楽しくやろうと決めて、一年を担任して辞めました。なかなかやっぱり辞められませんでしたよね。専業主婦になるという気持ちで大学に行きませんでしたので、お仕事を続けたいというか、年金がつくまで働くつもりでいたんですよね。独身だったらきっと教職を続けたと思うんですけど、結婚して子どもがほしいと思ったとたんに倍苦しくなった感じです。結婚しなかったら自由だったと思います。寂しかったと思うけど、なんの気兼ねもないですから。ほんとうに奥さんがほしいと思いました。

結果的には、不妊治療を先にやめて、そのあと仕事を辞めました。ＡＩＨも十何回しましたが、毎回、妊

娠したかなと生理が遅れるとどきどきして、生理がくるとばーっと泣いてしまったり。夫はそういう私を見ているので、もうやめればとか、子どもはいらないよと言ってたんですけど、私が決められなかった。どうしたらいい？って。私は夫にきっと続ければと言ってほしかったんだろうと思うんです。でも夫は「僕はいらない。やめれば」って。私は泣いたり興奮したりいろいろありましたけど、夫はいつも私が今日は精子がほしいというとちゃんと採ってくれて、それが嫌だとかありませんでしたので、それに夫のポジションが変わらなかったので、大変恵まれていました。私だけが変わりました、ジェットコースターのようにね。最後は、私が決めたんじゃなくて、身体が決めました。

閉経が早めで更年期障害治療中。膣が潤んだときに、産めるかもしれないという思いがわいてきて、女が残っていたことにショック

更年期ってむずかしいです。

不妊でなくなった、卒業した気持ちがあるかは、微妙です。微妙というのは、たまたまもう自分は閉経しましたので、子どもは産めないし養子ももらわずに、夫婦二人で老後を送ろうと決めて、割り切って元気になったつもりなんですけど、たまたまいつも通り女性ホルモンを飲んでいたところに、大豆食品をたくさん食べたせいだと思うんですけど、膣が潤んだんですよね。久しぶりに。そのときに私ね、とても不思議な感覚におそわれました。頭ではわかっているんですよ。薬もそろそろもういらないし、大豆食品ですむならば、薬も飲まずに普通通りに老いていこうと思ったのに、たまたま大豆食品とお薬で膣がぬれた瞬間にね、子どもが産めるかもしれないなんて、思いがふっとわいてきて、もうあきらめて老後の生活を考えて、お墓をどうしようとか言っているのに、膣が潤んだ瞬間に、そういう気持ちがむらむらっと起こってくる自分って。女。女が残っていたということにびっくりしてしまって、ちょっとショックを受けました。

男の人はずっと男でいられるけど、女であることと人間であることは遠い

だから、更年期というのは、新しい女性として第二の人生が始まるつもりではいたんですが、女ということと人間ということの間にね、なんかすごく道が遠い。男の人ってずっと男でいられるけど、女であることと人間になること。女性として美しくて、子どもを産んで母のような、母性のような女と、産めなくなったただの女性。人間として生きていくことの、橋を渡ることがすごくむずかしい。不妊治療のときは産めないから産みたいということがあって、閉経してこれからは第二の人生で、母でもないし、ただの人間として何か生きがいを見つけていこうと思っているのに、揺さぶられる私。

揺さぶられる私　枯れるってむずかしい

生理もなくなって、毎日泳げるし、ラッキーと思っている、喜んでいる私と、やっぱり美しくありたいとか、男の人に愛されたいだとか、女ですよね、なまめかしい女だったり、子どもを産みたいというような母性だったり。やっぱりブスブスとある私があって、だから、枯れるってむずかしいなと思いました。

私のなかで整理できても周りが放っておかない。人間としての尊厳が傷つく

私は閉経したのが四二ですから、まだ若かったんですね。若いと更年期というのは受け入れられません。閉経したということは人には言えません。歳をとったら周りは子どもは?とは言わなくなりますが。もうすぐ五〇なので、今は更年期を受け入れられるし、閉経も受け入れられます。人にも言えます。でもやっぱり三〇代、四〇代で、生理が止まったということは人に言えないし、女性ホルモンも飲みたいし、なんというかな、年齢です。誰が見ても五〇になった女の人に、子どもはなんて聞かないでしょ。でも黙っていて若く見えたらお子さんは?って聞かれるから、その境目の年齢まではやっぱりむずかしいですよね。割

り切れないです。

自分が割り切ってるのと、外見から判断する世間の人の常識、期待は私のせいじゃないですよね。周りの人の思いや価値観だから、歳をとるまではそのなかに自分は放り出されるんですよ。私のなかでは整理できても周りが放っておきませんから、そういう価値観のなかに放っておかれるので、一人の問題ではないので、どんなにすばらしい人でも人間としての尊厳が傷つきます。

働いてもたいしたことない、ただの女。産まなかったら役立たず、人間として認められない

私って働いても、なんてことはない、子どもが産めないと、ただの女で、役立たず、人間として認められないのかと思います。年寄りとか田舎の人にはわからないし、健康な女性、意外と女性がわからないんですよ。産めちゃった女性にはわからないです。

私だって産むつもりでいたし、産みたかった。だから一生懸命傷つきながら耐えて病院に通った

産まないのはわがままみたいな言い方もされるけれど、こっちだって産むつもりでいたんです。産みたかったんです。だから一生懸命無理をして傷つきながらもがまんして耐えて働いて仕事もして病院に通ったんですよ。でも、傷つく一方で、自分だけ責めているんだけど、世の中のほうがおかしいじゃん、って感じですね。だからあとに続く女性にはね、つらい思いをしないでほしいし、早く楽な選択肢を見つけてほしいと思います。

インタビューから一年四か月後

歳を重ね、「子どもは？」と聞かれることはなくなりましたが、やがて「孫は？」と聞かれるようになります。寂しい気持ちはありますが、傷ついても前向きに生きていきたいものです。

自分が不妊であったとは、今もなお、思いたくありません。健康な身体であったが、たまたま、機能不全で、できなかったのだと思いたい自分がいます。具体的欠陥を医師から指摘されなかったからかもしれません。「できるかもしれない」という前提で治療が続きましたので。

夫は、自分に問題があるなんて、ゆめゆめ思っていません。そんなこと、問題外です。最初から、自分は問題がないが、妻ができないので、支えているのだという感じでした。精子もありましたから。

子どもの顔を見るのがつらいときもありますが、いとおしく眺めることができるときもあります。私が子どもを育てるのは、無理だったかもしれません。神様が私に、自分を育てなさいと、おっしゃっているのかもしれないと思えるようになりました。

更年期については、「不妊から卒業するために更年期になりたい」「産めなくなるから更年期が怖い」どちらも違和感があります。私の更年期は、さなぎです。貪欲に食べていた毛虫が十分休養し、変身（変心）するための時期と考えます。苦しい絶食状態・孤立無援を経て、蝶になるか、蛾になるか、はたまた、枝にしがみついたまま干からびるか、人生の中間点での人間試験のようなもの（偏差値時代の発想ですかね）。つらかったけれど、生まれ変わりたいです。

考察

養子のエピソードを日本の親族社会学や農村社会学の知見から長々と補足することはできないけれども、

避妊も人工妊娠中絶も今のような医療技術がなく、一方で不妊治療で子どもを得る医療技術もなかった時代には、家系の「正統性」を保ちながら、合理的にイエのライフサイクルを回転させるために、出所が明らかで正統性があるとみなされる養子縁組が一般的であった。

小日向さんは閉経や更年期障害についても語ってくださった。四二歳と相対的には早めに閉経を迎えたことについて、「生理が止まったということは人には言えない」「境目の年齢まではむずかしい」と答えている。来年五〇を迎える今は閉経は受け入れられるけれども、若く見えたら「お子さんは？」と聞かれる。自分で割り切っていても、外見から判断する世間の常識に自分は放り出されるから、「人間としての尊厳が傷つく」という。筆者が実施した郵送調査では、閉経することは、少なくとも自分の卵子では生殖できなくなるということだから、「閉経が怖い」という人と、可能性がゼロになればあきらめられるし不妊治療もやめられるから、「閉経してしまいたい」「卒業したい」という人に二分していた。小日向さんの心境は先に紹介した通りだが、「更年期は新しい女性として第二の人生が始まるつもりでいたんですが、男の人はずっと男でいられるけど、女と人間の間の道は遠い」「枯れるってむずかしい」という言葉が印象的だ。「子どもがいなくても女性として欠陥があるわけではないと心から思え、人間としての自分を愛し、大切にして生きてゆけるようになりたい」（第二回調査）、更年期は「さなぎ」だ、「つらかったけれど生まれ変わりたい」（インタビュー後）とも述べている。

第一回調査票ですでに小日向さんは「子どもがいるのが当たり前だと思っていた自分の価値観が自分を苦しめていたことに気づいた。自分が気がつかないところで、ジェンダーにしっかり汚染されていました」と述べている。職業キャリアがあっても、「子どもが産めないと、人間として認められない、役立たずと思われてしまう」と述べ、「こっちだって産むつもりでいた」「私だって産みたかった。だから傷ついてもがまんして耐えて仕事もして、病院に通った」「産めちゃった人にはわからない」と、女性に「産む」「女らしさ」がついて回ること、その規範の内面化で自分が苦しんできたことを述べている。

17章 北真紀子さん

不妊治療をやめたとはまだ言いたくない

◆プロフィール◆
四〇代半ば・女性・子はいない。主な不妊原因は男性不妊。不妊治療歴四年、排卵誘発・人工授精。インタビュー当時不妊治療はやめている。

インタビューまでの記述

不妊治療の休止について第一回調査では「①人工的な手段をとってでも子をもつべきか、②勤務を優先するか、③高額な治療費と成功率の低さ（適切な治療か私たちは確認できない）の三つが休止の主な理由。しかし、夫と十分話をして互いが納得する結論を出したわけではない。なんとなく休止したのが実態。今は子のいない人生設計を真剣に考えている（実行しはじめている）が、ほんとうにそれで満足なのか、老いてから後悔しないか、まだ迷っている」「信頼していた医師（女性）に治療中断後、会ったとき、女性は子を産まなければ一生半人前だとはっきり言われた（それ以降治療していない）」と述べている。第二回調査では「一年半前にはまだ不妊治療再開のことをたまに考えましたが、今は年齢（四〇代半ば）の面からのあきらめもあり、考えなくなりました」「同い歳の友人が今年出産したと知り、心が揺らぎました。不妊治療の中断は自分でしっかり踏ん切りをつけてしたわけでもなく、家族と十分話し合ったわけでもないので、今さらですが、もっと明確に自分（たち）の考え、行動を決めるべきだったと思っています」と、中断という表現で現況と経過を語っている。

夫婦関係については第一回調査で男性不妊について「①自分にも原因があるかもしれないのに心の底で相手を責めている自分を感じる。②夫婦関係がいつの間にか変わった。仲のよい夫婦であることに変わりはないが、夫婦としての満足感がないまま一生を終えるのかと寂しい気がする。③治療開始後、不妊の事実と自分の心ない言動で夫に取り返しのきかない傷を与えたと感じる」「治療開始後、夫の心の負担は増えていると思う。性生活は、なくなった（できなくなったし、したくなくなった。また話題をお互いに避けるようになった気がする）」と述べており、第二回調査では「一年半前にはたまに『子どもがほしい』と口に出すことがありましたが、今は口にしなくなりました（子どもや不妊治療について夫婦で話さなくなりました）」と夫婦の間で不妊が遠ざかっていることを述べている。

不妊治療の今後や、今後の人生について第一回調査では「子がいないとすると、このまま死んだら自分が生きた証が残らない。自分が、たしかにここにいたとわかる「何か」を成し遂げたいと強く思うようになった。しかし、むずかしい」、第二回調査では「将来一人ぼっちの生活になるのでは、と漠然とした不安があります」と述べていた。

北さんは、第一回調査では「不妊治療をやめた」と回答し、一年半後の第二回調査では「不妊調査を休んでいる」と回答していて、揺れや、選択肢にぴったり当てはまらない感覚をもっていることが予想された。インタビューでは「休止後再開していない」という表現をとっている。

インタビュー（二〇〇五年二月）

AIHを一〇回以上、「このまま子どもを産むまでがんばりますか、それとも別の生き方もありますよ」

結婚して数年は仕事に取り組んでいました。三五歳を過ぎてそろそろと思ったのですが、半年経っても何もないので、ちょっと焦ってしまって、それで病院に行ってみようと。調べたらちょっと精子の数が少ないということを言われて、私のほうはとくには、明らかな問題はないと言われました。しばらくはタイミング法*で、当然全然だめで、じゃあ人工授精*（AIH）にいきましょうということで、一〇回以上やりました。精子の運動率も低いことがわかって、AIHではむずかしいかもしれないということがわかってきました。先生はお人柄のいい先生が多くて、別にやめなさいという話ではなくて、このまま子どもを産むまでがんばりますか、それとも別の生き方もありますよということを示唆されました。

私もやっぱりそこであきらめるというんではなくて、転院して体外受精*（IVF）を受けることにしました。私も四〇歳に近くなってきたので、もう体外受精やりたいんだったらすぐやりましょうという感じだったんですが、わりとそっけない感じで、成功率の高い患者さんをたくさん獲得したいのかなと思いました。

次に探して不妊治療の女医さんを受診したのですが、ここではますます主人のほうの結果がひどくて、ほとんど精子の運動率がゼロに近いということがわかりました。主人も一緒に行って、何回か検査もついてきてくれてやったんですが、まさに主人と私が一緒に行って、先生が直接紙を見て、結果なんですけどって言って、主人の前でゼロっていう結果を見せられたとき、普通のやり方ではむずかしいですという話をいただきました。体外受精も顕微授精*（ICSI）じゃないとあなたたちの場合にはうまくいかないでしょうという話をいただいて。主人と説明会に行きました。

タイミング療法　一四頁参照。

人工授精　一四頁参照。

体外受精　一五頁参照。

顕微授精　二六頁参照。

「安心してください、私の成功率はすごいですから」

その個人クリニックは、当時で［顕微授精］一回あたり一〇〇万円ぐらいですと言われました。うちの経済力だと、一回一〇〇万円……。でも安心してください、私の成功率はすごいですから、って自信をすごいもっていらっしゃって。

会社がきっと自分を受け入れてくれるんじゃないか

説明会には行ったんですが、結局行かなくなっちゃいました。私のほうがそのあと専門的に学校で勉強したくなって。それは仕事上行き詰まって、あまりうまく仕事ができなくなったということもあって、ここで仕事にかかわる専門の勉強をし直そうと思ったんです。それをすれば会社がきっと自分を受け入れてくれるんじゃないかという妄想だったんですが。それで逃げというか、忙しくなったから不妊治療はできないわと自分で自分に言い聞かせて行かなくなって、それで学校がおもしろかったので突っ走ってしまって、結局二年間不妊治療はしませんでした。

「子どものいない人は半人前」

あるとき、別の用事があってその女医さんを訪れたのですが、不妊治療していたころ、先生は三〇代後半で子どもがいなかったのが、お腹が大きくて妊娠していたのです。患者さんたちに、私たちは子どもができないのに、あなたばっかり子どもができてずるいって泣かれているんですよっておっしゃったんですね。

診察でなく別の用事で行ったから気を許したのかもしれないけれど、あなたみたいなそんな子どものできない人が、勉強を重ねることは今の日本の世の中では受け入れられないから、そんなことをしていると会社から追い出されるのではないか、今勉強していることは会社の人には言わないほうがいいわよって。あなたのためを思って、自分の夫にも相談したけど、主人もそんなのとんでもないよって言っているよと私に言うんです。

それからもう一つ、あなたも自分の都合ばかり考えて、私のところに来たでしょうって。結局子どものいない人は考え方が半人前だから、一人前じゃないということを自分で認識して生きていかなければならないと言われて、すごくショックでした。それまでその先生を私は信頼していろんなことを話して、的確な答えを出して、適切な治療をして、適切なアドバイスをくださっていたのに。

もうすぐ臨月というところだったから感情的になられたのかもしれないですけど、けっこうショックで、悪いけれどもいくら安い費用でもこの先生のところには行けないなと思ってしまったんです。そのままなんとなく他の病院にも行く気にならなくなってしまって、それが最終的なきっかけかもしれません。

体外受精・顕微授精をしなかった理由

ＩＣＳＩ《イクシー》（顕微授精）をしなかった理由は、正直言って、よく考えてみるとすごく子どもが好きというわけじゃなくて、私自身が、ほんとうに子どもがほしいのかとか、自分の子どもがうまく育っていけるのかということが確実ではないということが一つです。あと一つは、主人とも話をしたんですけど、いろいろな人工的な手段を使ってまで子どもを授かるのは、自分たちにとって幸せなのかどうかはわからないよねと。普通の人工授精までは、言ってみれば自然じゃないですか。そこまでやってだめだったら、しようがないのかなと。あとは私の気持ちでは、主人のほうが運動率ゼロということだと、顕微授精をやっても確率は低いと思ったんですね。一方で、今の世の中、せっかく職場があるのなら、職場を続けたいと思うけど、先の手段に進む場合には、会社を休むか辞めるか。休むといってもせいぜい半年とか一年だと思ったのですが、そのうち落ち込んでうつになって、結局休んでいる間は先に進まないから上の治療に上がれないですよね。

今思うと、一年ぐらい休んでやってみればよかったと思いますけど。それまでも不妊治療をしていることを上司に話して通院していたんですが、上司もそれはわかったと、ただ、それによって、もしパフォーマンスが上がらなくて、遅れるとしたらそれはあなたの責任だよと言われて。

私も、子どももほしいし、仕事もやりたいしと迷っていたんですが、それまで一生懸命仕事ばかりやっていたときに比べると、前よりは横に目が向いているところもありました。上司との個人面談の席で、もっと先の治療手段にするかもしれないから、もう少し会社を休む回数が多くなるかもしれないということを言ったら、ちょっとそれは困るというニュアンスのことを言われたんです。今だってみんな周りの人はがまんしているんだよ、言わないけどあなたがときどき遅刻してくることだって、決して周りの人は何も言わないけど、やっぱり迷惑がかかっているんだという意味のことを言われました。そのとき、この会社にいるなら、この先不妊治療を続けるのは無理かもしれないと感じたんです。

上の学校に行ったこと、女医のこと、上司との感情的な確執、会社での立場、運動率0%じゃ無理というのが理由です。でもそれも、はっきりやめたと決断したというより、もうちょっと経ったら考えようかなみたいな感じで今に来ているという感じです。

でも学校に行っている間も、心の片隅では周期を無駄にしちゃっているという焦りはありました。日常生活が不妊治療に拘束されない感じも同時にありました。

結論とか、ここでやめましょうとか、どこまで治療やりましょうというのは、主人との間では結局、最終的なことは、今に至るまで何も言っていないです。

昨年体調を崩して半年休職したんですが、そのとき受診した病院の医師が不妊治療していたことを覚えていて、北さん、そろそろまた子どもに挑戦してみてもいいんじゃない?って。私がもう四四だということと知っていながら彼女は言うんです。今はもう六〇何歳でも大丈夫みたいよなんて、とんちんかんなことを言って。そのことを笑って主人に話したら、微妙な顔をしていたので、あんまりこの話を復活しちゃいけないのかなとちょっと思ったんです。

高齢出産で子に障がいがあったら夫の家族に申し訳ない

もう一つ、やめた理由の間接的な理由の一つは、高齢出産になるとダウン症の子が生まれる確率が高くなりますよね。私の親族には、生まれつきの相当重い知的障がい者がいるんです。母はやっぱり、私を嫁にやるときに気にしていました。私自身は、それは遺伝じゃないし関係ないと思っていたんですが、高齢出産をして万が一知的障がい者が生まれたら、うちはいいけど、相手のおうちや主人に申し訳ないという気持ちがけっこうありました。主人も主人の両親も全然差別的な目をもっていないし、むしろ元気にしている？と気にかけてかわいがってくれるんですが、でも私は自分の子どもにそういう子が生まれたらぎくしゃくするんじゃないかなと、変なこだわりをもってしまっていました。

「あなたが子どもほしいんなら、僕もほしいよ」

昔は家田荘子さんの『産めない女に価値はない？』（扶桑社、一九九九）などの本を読みながらぼろぼろ泣いちゃったり、生理がくると夫の前でも泣いちゃったりしたんですが、今は歳がいって感情が落ち着いちゃったかなという感じがします。

夫は聞いてくれる感じで、うるさいとかもう治療なんかやめればとも言わないし楽なんですが、ときどき、逆に不満になって、あなたはどう思っているの？　あなたは子どもほしいの？って問い詰めて聞いたことはあります。あなたが子どもほしいんなら、僕もほしいよ、みたいな感じなんですね。たぶん主人としては自分のほうの原因が七割方だから、どうしたもんかと思っていたんでしょうね。

数字見せられて、全部０、０、０って並んでいた

最初の検査は、結果を私が聞いて、数が少ないというのを伝えるのは嫌だったんですが、冷静に聞いてく

れました。私のほうがむしろ、こんなこと伝えちゃったらどう思うのかなと、相手に気を遣いすぎて嫌だったんですが、わりと平静に反応していたと思います。どういうふうに本心で感じたかはわかりません。

その後、0%というのを聞いたときにはさすがに顔色変えたような気がしますけど、先生の前だったから、よくわからないです。数字見せられて、全部0、0、0って並んでいたので、けっこうショックだったと思います。帰り道は何も話せないですね。客観的に、やっぱり顕微授精しかないんだろうね、ぐらいは話したと思いますけど。

「あなたのせいでしょ」「どうせだめなんじゃない」

それからは夫に対し、自分の気持ちは、遠慮というのか、言いにくいところがあります。それはやっぱり、むしろ自分だけの原因だったらもっと子どもがほしいとか、私が悪いから会社辞めてがんばっていこうとか言えたと思うんですけど、主人側の理由が大きいと思うとあまり言えないし、言うと責めているみたいだし、変な話、すごく率直に言うと、私が会社を辞めて休んだって、向こうに原因があるんなら無駄になるかもしれない、そういう気持ちがありました。あなたのせいでしょという言い方はしないけど、それに近い言い方はしたかもしれないです。それによってずいぶん主人に嫌な思いをさせていることもあるかもしれないです。

あと、こんな話もあれですけど、夫婦生活のときにも、どうせだめなんじゃない、ってつい言っちゃったり。主人は何も言わないけど、相当嫌な思いをさせているんじゃないかなと思います。向こうも自分のせいが大きいということがわかっているので、だからこそ、私がやりたいと言えば続けるし、やりたくないんだったら無理にしなくてもいいって。

夫婦生活がだんだんなくなって

たしかに毎日体温測って薬飲むのは女性側なんですが、口から出して言ってしまったものは戻せないという気持ちはありますね。治療する前は、それなりに普通の夫婦生活があったんですけど、治療始めてから、なんとなく治療の波に合わせてやらざるをえなくなって、それで、治療しているうちに、チューブにとればいいんでしょみたいな感じになっちゃって、そのうちだんだんなくなっちゃったんですね。ほんとうにお恥ずかしい話ですけど、その後治療をやめてしまってから、もう何年もスキンシップ以外ありません。私としては寂しいなという気持ちはあります。夫婦関係の変化というのは、私にとっては大きなことですね。

ほんとうはどう思っているの?

結局、排卵誘発剤とかいろんな治療をすればするほど身体を痛めつけるじゃないですか。そのあたりの知識は夫のほうがあって、治療を続けるとあなたの身体のほうがおかしくなるから、あまり無理にとは言えないって言ったんです。だから結局、私の意志を尊重して、それでも私がやりたいと言えば、もちろん全部協力するけれど、どうも今そうでもないみたいだからそっとしておきましょうというような感じですね。私はあんまり自分の身体がおかしくなるということは気にしてなかったんですけど、主人としては、子どもができなかったとしたら私しか家族がいないので、この人があまり早く婆さんになったら困るなというのがたぶんあると思います。

わりとなんでも客観的に見る人なので、この運動率の数値だと、ということは言うけど、主人の口から自分が原因で自分が悪かった、申し訳ないというのは聞いたことがないです。淡々としているんですが、気持ち的には(申し訳なさは)あると思う。ですから、かなり、大事にしてくれます。だから性的な変化のところが私にとっては一番大きい。あとは、変化というか最初からそうなんですけど、ほんとうはどう思っているの?と最後の最後のつっこんだ会話ができない、聞きづらいというところはあります。私に原因があったら聞けたと思います。かえって、聞いたあげくに、自分で自分を責めるというパターンになったと思いますけど、聞くことはできたと思います。

親の反応

私には知的障がいのある親族がいますから、母親は私に子どもを作れとか、いないと困るとは一切言いません。むしろ世の中何があるかわからないということはひしひしとわかっているから、子どもがいないこともあるんじゃないという感じで言ってくれてます。

義理の母には、不妊治療をしていることを私からは言わなかったんですね。主人の側の問題があったので。でも主人自身が不妊治療関連の手術で入院するときに、入院することを言わなくてはならないので、自分がこうこうこうで、ということをちゃんと話をしてくれたみたいで。そうしたら義理の母は育てる過程に原因があったのかもしれないと言って。私にとって幸運なのは、親四人とも、孫がほしいとか、孫の顔も見せられないのかということを全然言わない人たちなので、すごく助かっています。むしろ、私のほうの親戚が、母を気遣って、真紀ちゃんに早く子どもを生ませなさいとうるさく言う人がいたらしいですけど、私に伝わらないように母がシャットアウトしてくれていたようです。

すごくえらく見えちゃう

友人に対しては、私のほうで、子どものいる友人といない友人で色分けしちゃいますね。子どものいる友人は、子育てが仕上がってくるころなので、会いたいと声をかけてくれるんですが、感情的に私のほうがひいてしまって。

でも、ほんとうはそれこそ声をかけてくれる友だちと仲よくしてつきあいを深めていかないと、将来寂しくなっちゃうんだろうなと恐れていながら、ちょっとつきあいできないというのが今の状態ですね。やっぱり子どもが中学生とか高校生で、うらやましさが先に立ってしまって、すごく偉く見えちゃうんですね、子どもをちゃんと立派に育てて。まだ子育てばっかりしているときには、こっちは仕事しているのよ、あなたたちはただ子ども育てているだけじゃないって、むしろ私のほうが優位っていう感じがあったけれど、今になってみると別に私の仕事ってただ普通に仕事やっているだけだし、今や仕事も子育ても両方やっている人もいて、そろそろ子どもが中学校、高校になると、パートとはいえ仕事しはじめたり、あるいは独立して自分で何か始めたりしている人もいるので、偉いな、子育てしながらやってすごいなっていう劣等感を感じてしまっています。

子どもができる可能性に賭けることができなかった

不妊治療を休止後再開していないことについて。やはり先の治療（体外受精）をすると仕事との兼ね合いが非常にむずかしいと思って、それが休止につながっています。兼ね合いが普通の人工授精と同じぐらいの負担だったら、トライしていると思います。子どもをもてる可能性というのが五〇％を超えていたらやっていると思います。たぶん私たちぐらいの年齢で私たちの状況だとよくても二〇％くらいと思ったんですね。子どもができる可能性が低いので、それにかけることができなかったというところがあります。会社のほうも、もっと勤務条件が悪いとか、会社から非常に冷たくされているとか、不妊治療がしづらいというのであれば離職もしていたかもしれませんが、妙に理解があるので辞めづらい。それで会社にいます、今も。もし手に職があったり、何かのプロフェッショナルにすでになっているという努力をしていれば、不妊治療のために離職して再就職することも考えたと思いますが、今一般的な普通の仕事をしているので、このまま会社を辞めてしまったら、今と同じ条件での再就職は一二〇％無理だろうと思いまして。手に職をつける自覚がなかった、甘さが自分にあって、再就職もできないから、とにかくこの会社にいましょうという感じになりました。

私のほうも、ほんとうに心底子どもが絶対ほしいというのだったら、一回一〇〇万円でも何回か試したと思うんですけど、一〇〇〇万円かけたってパーセントが上がるわけではないしというところがありましたし、周囲からのプレッシャーも、悪い意味でなかったので。

モラトリアムみたいな感じで

今も休止状態と感じている理由は、顕微授精までやってしまって、それでもうまくいかなかったらどういう気持ちになるかなというのがあって、やらないでモラトリアムみたいな感じでいたら、もしかしたらうまくいくかもってまだ思っているところがあるかもしれないです。不妊治療をやめたか休んでいるのかと聞かれたら、もうやめたとはまだ言いたくない。

今生理不順なんですが、年齢からいって、もしかしてもう生理がなくなっちゃったのかわからない状態で、なんとなくこのままもう生理がなくなっていくんだったらちょっとショックだな。女性として見捨てられちゃっている感じがして、寂しいような気がしています。クロミッドを飲めばたぶんあるのかもしれないけど、なきゃないで楽なもんですから面倒くさいというか。

二〇年近く子どもがいなかった同い歳の友人が去年子どもを産んだんです。やっぱりすごくうらやましくて、四四歳でも産めるんなら、私ももしかしたらがんばれるかもしれないとそのときにちょっと思って、そのときは本気になりました。でも何もしませんでした。その子の写真付きの年賀状も、昔治療しているころは破り捨ててやりたいぐらい憎らしかったんですけど、今はかわいいねって受け入れられるようになりました。でも羨ましいし、たぶん四〇代の間はあきらめられないんじゃないかな。だから、ひょっとしたら不妊治療を再開するかもしれません。まだわかりません。

自分のなかでやめたんじゃなくて休止状態

四〇歳は一つの区切りだと思ってきたんですけれど、ちょうどそのとき、学校に行っていて休止していたんです。先ほどの女医さんに、あなたもう四一でしょ、学校なんかに行っている場合じゃない、大事なときなんだから、子どもがほしいならそんなのやめちゃって、早く子どものことやらないともう間に合わないわよ、あと一、二年よ、と言われたんですね。勉強なんかしていないで、早く産む努力しなさいって言われて。図星だったんですが、でもそのときもずるずると何もしなかった。だからやめるつもりはなくやめたという感じです。

そのときに、子どものいない人は半人前よ、一生そのつもりで生きていきなさいと言われたのが、医師として会っているときはそんなことを言わないのに、腹が見えたぞと思いました。親心のようなもので言ってくれたのでしょうけれど、不妊治療に携わっている人の意見なの？って。腹の中で思っていても言ってはいけないことでしょ。

将来不安で、友だち作らないと

普通に順調にいくと、家族はだんだん上から死んでいくから、残るのは私だけになっちゃうんです。今は楽しくやっているんですけど、主人や親きょうだいたちがいなくなってしまったときに、子どもがいる人は旦那さんがいなくなっても子どもがいるから、話を聞いてくれる人がいるけれど、私はどうやって生きていくんだろうというのが心配です。

カウンセラーの先生やお医者さんに、将来が不安で友だちを作らないとと言ったら、今はうつっぽいから、治れば作らなきゃと思わなくてもできるから楽観的に思っていればいいと言われましたが、強迫観念はあります。これから治療するかもしれないと申しましたけど、九割方、私は子どもがいない人生だと思っているんですね。だから強迫観念がすごくあって。人生設計というのも正直何もないので、それがよけい不安をかき立てていると思います。会社を休んでいる間も、せめて休んでいる間に友だち作らなきゃと思って、無理矢理昔の知人にメール出したりしたんですけど。会社の友だちはライバルになっちゃうし。私は競争社会に向かない人間なので。

「どうしたいかそろそろ考えてくださいね」

仕事に関しては、五年後ぐらいをめどに、違うプランを考えないといけないなとは思っています。それは私が思っているだけじゃなくて、もう会社でかなり長いので、上にステップアップする女性は管理職になっているんです。先日上司に、今からでは遅いけれどこれからがんばってその道を目指したいんですか、それとも目指さないでこの会社でずっと平社員でやっていきたいんですか、それとももうあなたの歳でそんなことをやるのは遅いから、はずれてレベル下の仕事で淡々と仕事をする道を選びますか。病気で休職していたから待ってあげていたけれど、そろそろ考えてくださいねってこの前言われたんですよ。まさか定年まで今の仕事をやっているつもりはないですよね、どうしたいかそろそろ考えてくださいって。そろそろいい歳なんです、自覚してくださいというプレッシャーが会社から。別の上司にも以前、あなたはマネージャーをするスキルはないから、ちょっとそろそろなんか考えてくださいと言われて。逃げ出すように、学校に行きました。会社に役立つ勉強なら、会社も私を使ってくれるかもしれないと勝手に思って。

会社でも学校に行ったことはあまり受け入れてもらえなくて

結局勉強したあと会社に戻ったら、会社でも学校に行ったことはあまり受け入れてもらえませんでした。転職しようと思ったんですが、普通のスタッフ職でいくら勉強はたくさんしましたと言っても、受け入れてくれるところがなくてだめだったんです。子どももできないし、仕事も中途半端だしということで、自分でもなんかだめだなって、私の人生どうなっちゃったの、なんて中途半端な人間なのって、どんどん自分を責めて、体調が悪くなって休職しました。

血のつながっていない子を面倒見つづける自信はまったくありません

昔だったら四〇歳ぐらいになれば周りももう無理でしょという目になるしあきらめがついたんですが、今はいくつになってもあきらめられないでいろんなことができるので、かえってぶり返して決断しにくい。

でも私は、里子や養子は考えたことは全然ないです。自分の血が大事というか、自分の血のつながった子だったらかわいがれると思いますけど、血のつながっていない子を面倒見つづける自信はまったくありません。勝手な言い方ですけど、やっぱり主人と私の子どもだから育てるし、かわいいんじゃないかと思うんです。だから里子とか養子で子どもを引き取る人の考え方がすごいなと思うし、逆に言うとそこまでして子どもってどうしてほしいの？とも思います。自信がないですね。他人の血の人は最初はかわいいかもしれないけど、どこで突き放したくなるかわからない。それに自分の血のつながった子だったら、変なふうに育ってしまっても面倒を見て責任をとれると思うんですけど、人の血だったら、これは私の子どもじゃないからこんなになっちゃうのよねと変なわがままが出ちゃうんじゃないかと思うんです。養親さんや里親さんのお話を聞いたことあるんですけど、ほんとうに偉いなと思ったし批判はしないけれど、私はそれをしたいとは思わなかったです。

私たちは、自分たちの後継者、自分たちの血がつながったものを将来に残したいというのがあって。私というものの残骸が残るんだとしたら、何か、なんでもいいから、何か形になったものを将来に残したいなというのが今の夢になっていますね。自分の血がつながった子でなければ、小説という形でも。なんかこのまま自分が消えてしまうのが寂しいなと思って。あと、主人の子どもが残せないというのは……自慢みたいな言い方になりますけど、私はかなり出来の悪い人間ですけど、主人は人柄としてもよくできた人だし、能力のある人なんですね。優生思想で嫌なんですけど、そういう人の子孫を残せないのは残念だなと、すごいエゴイスト的な言い方ですけど、思います。主人の子どもをどこかに残すということはありえるかなと思ったことはあります。もし私の側の原因だったら感情的に許せないかもしれないけど。

自分は不妊だと思うかというのは微妙。三分の二不妊

自分は不妊だと思うかというのは微妙。生理不順があるのは、不妊の人なのかなと思うこともあります。でも逆に違う旦那さんだったら不妊じゃないだろうなと思うから、そういう面で見ると不妊じゃないと思うし。私は不妊の患者です、一〇〇％不妊の患者ですというふうに思ったことはないです。というのは検査してもどこも悪いところはないから。三分の二ぐらい不妊なのかな。

技術の進歩が逆に私のような人を苦しめている

高度な治療ができるようになった進歩はすごくいいことだとは思うけれど、それが逆に私のような人を苦しめている結果になっていると思います。倫理的な面も整理されていなくて、高度なスキルはどんどん高まっているのに、高度な治療をどういうふうに受けていくのか考える力を身につけさせる機会というのが必要なのかな。不妊治療の場になっちゃうともう必死になって一つのことしか考えられないから遅くて、その前からそういうことを可能性として考えられる場、シミュレーションができればいいと思う。医療が進んで治療ができるのはありがたいけれど、それに振り回されちゃっている人が多いのかなと思います。

不妊治療が保険適用されたら、たしかに経済的に助かるけれども、それによってまた縛られる人が出てくるような気もします。私自身も保険治療になったら、またすごく気持ちが揺らいで、もしかして一〇〇万円が三〇万円になるんだったら、やると思うんですよね。

考察

北さんは、「不妊治療をやめた」「子どものいない人生を選択した」「不妊治療を休んでいる」といったカ

テゴリーにすっきり割り切れない、率直な心境をそのつど、ていねいに自分の言葉で語っている。

本記録の冒頭でも述べたように、第一回調査時は「不妊治療をやめた」状態であると回答し、第二回調査時は「休止中」と答えていた。同じ状態でも主観的評価が異なることがわかる。インタビューでより詳しく心境をたずねると「休止して再開していない」状態であると説明してくださった。実際、休止して具体的な再開の計画はないわけであるが、今後不妊治療をしないと決めたわけではない。不妊治療の再開に関する気持ちがあるのかないのか、どの程度具体的かによって、自己定義も変わってくるわけである。

第一回調査では、自由記述で「やめるつもりではなくやめた」と書いていた。そのときの心境についてたずねると、学校に行ったときの経緯が関係あるとのことだった。四〇歳という区切りが一応あって、三六歳から三九歳まで不妊治療をやってきたけれど、仕事でうまくいかないと感じることもあり、子どもがもてないこともあり、「別の道に逃げ込むような感じで」学校に行くことを決め、入学してすぐに四〇歳になった。楽しく学校に行った二年間は、忙しさを理由に不妊治療をしなかった。やめたのではなくて休止状態のつもりでいた。二年生になり時間的に行くこともできたけれど、「決断できず」にいて再開せず、学校が終わったら再開しようと先延ばしにした。それで「やめるつもりでなくやめた」と書いたのだそうだ。

同じインタビューでもさらに、表現が揺れていることがわかる。「九割方子どものいない人生だと思っている」と語りつつ、「はっきりやめたと決断したのではなく、何となく今は、もうちょっと経ったら考えようかなという感じできている」「ひょっとしたら再開するかもしれない」とも語っている。

その後筆者は二〇一〇年にフォローアップ調査をかつての方々に依頼して、不妊治療をやめた／休止中／治療中かどうかをたずね、やめたと答えた方には、その理由をたずねた。理由の一つに「子どものいない人生を選択した」という項目があったのだが、北さんは、「選択したのではなく、そうなった」という趣旨のことを書き添えていらっしゃった。北さんは、カテゴライズできない、ラベルを貼ることのできない心境や、アンビバレントな心境を教えてくださっているると思う。

18章 柏木敦子さん

田舎の旧家の長男。親族養子を考えつつ後悔しないため一度だけ体外受精

◆プロフィール◆
四〇代前半・女性・体外受精により子一人あり。主な不妊原因は乏精子症・頸管粘液欠乏症。不妊治療歴七年、人工授精・体外受精。インタビュー当時不妊治療はしていない。

インタビューまでの記述

柏木さんは、男性不妊で人工授精*（ＡＩＨ）を三〇回以上受けている。「田舎の旧家の長男」で、跡取りがいないことは許されない。柏木さん夫婦の場合は、夫の弟の次男が成人したら跡取り養子として迎えることを視野に入れつつ、七年間の不妊治療をした。しかし夫婦で決めた方針は、「体外受精*（ＩＶＦ）は一度だけ」ということ。第一回調査時点では、すでに体外受精で子をもっていた柏木さんはその経緯を次のように記述していた。

「不妊治療の現場では日常的にされているＡＩＨですが、とてもつらかったです。朝採精して持参し、施術（痛い）、安静、そしてそのあと精液の臭いをただよわせながら総合受付に行かなければならない。当た

人工授精　一四頁参照。
体外受精　一五頁参照。

り前の感情を押さえつけなければできないことです。私は三〇回以上しましたが（途中で数えるのをやめた）、なんとかしてほしい。また医師からは特別な説明もなくＩＶＦを勧められましたが、調べてみると、一回あたりの分娩までの成功率は一〇％ちょっと。ホルモン剤の副作用で半身不随になった人までいる。他の病気では、命がかかっていなければこんな手術を受ける人はまずいないでしょうに。五回くらいするのが普通だとか。私たちは一回だけ、と決めて受けました。採卵の全身麻酔から目がさめたとき、夫は『もうこんなことはやめよう』と泣きました。夫婦の心身の健康が第一でそのうえでの不妊治療ということを患者も医者も忘れがちではないでしょうか」

その間の夫婦関係について「不妊治療が、想像していたよりもつらいし、妊娠もしないしで、よく夫の前で泣きました。そのときに夫が言ってくれたのは『つらいのならもう病院に行かなくてもいい、と言ってあげたいけど、先祖への責任もあるし、年齢の問題もある。だから、四〇歳まで続けて、その後はもう一切やめよう。そのとき後悔しないために治療を受けよう』でした。ですから、私たちの不妊治療の目的は、妊娠から後悔しないために変わったのです。だから続けられたと思っています」と述べていた。妊娠するためというより、後悔しないための不妊治療だったと書かれているが、インタビューではより詳細に、養子を迎えるときに、やれることはやったがだめだったと申し訳ができるようにという理由だったと述べている。養子縁組についてたずねた質問では、「妊娠中絶の件数、できちゃった婚の割合、切実な不妊、特別養子の制度など考えると、もっと養子縁組が増えてもいいのにと思います。私が不妊だったころ、キリスト教圏の外国人にそのことを話すと、『どうして養子をもらわないの？』と遠慮がちに言われることが数回ありました。日本もそうなればいいと思いました」と述べられている。

不妊の原因が男性不妊であることについては、「私たち夫婦が大学病院で検査を受けたのは、もう一二年も前のことですが、夫の精液検査は、妻の検査が一通り終わったあとでした（通院開始一〇か月後）。検体を持参するのも検査結果を聞くのも妻のみで、夫の来院は促されませんでした。結果は、自然妊娠はむずかしいとのことで『ご主人を傷つけないように伝えてください』と主治医からの一言。〝男のプライド〟が医療現場で重視されていることに驚きました。セックスレスになっては元も子もないのでしょうか」と述べている。

第一回調査は「ほぼ初対面の人から『子どもを産まないってどういうつもり？』と罵倒されたことが二度ありましたっけ。相手は善意だし、誤解されたくないし、説明したら泣いてしまいそうだし、『ハア』とか言ってごまかしました」「妊娠・出産では一番頼りになる実家の母が理解してくれなかったのがつらかった。子どもは注意しないとできすぎてしまうものと信じているようだったし、嫁の母として肩身が狭い、何より自分の娘が不妊だなんて許せないという感じでした。信頼できる病院の治療以外、特殊な神頼みも民間治療もストレスになるからしない、と決めていた私たちでしたが、さまざまな漢方薬やらを勧められました」と無理解のつらさを述べていた。

今ある健康を当たり前だと思ってはいけない、という夫の考えに賛同して、体外受精は一回だけと決めていた柏木さんは、二人目をもつことについて、気持ちが揺れている。第一回調査では「長男が生まれ、もう子どもはこれで十分と思っていたのですが、四歳の長男は赤ちゃんが大好きで『赤ちゃんほしい』をくり返しています。『神様の啓示かもしれない。ＩＶＦでまた授かるのだったら、もう一度挑戦してみようか』と言う私に、夫はＮＯです。『ＩＶＦは危険な治療。今の幸せを当たり前と思ってはいけない』。次子を一〇〇％あきらめきれない私の『幸せな悩み』です」とあった。第二回調査でも、二人目治療について「夫婦関係」の項目で次のように述べられていた。「一年半前、四歳だった長男が『うちにも赤ちゃんがほしい』と言い出しました。『神様にお願いすればできるかも』と話しましたら、初詣で『赤ちゃんが授かりますように！　パンパン』とするのです。その神社は以前八年間、毎年子宝祈願を私たち夫婦がしていたところなので、つまり子宝が子宝祈願をしているわけです。ちょっとおかしくて悲しい出来事でした。でも、もう一度体外受精を受けて授かるのなら……と思いましたが、（心と身体の）負担とリスクを考えて、やめました。

子どもには『神様にもちょっとむずかしいことがあるし、赤ちゃんをもっと産みたいけれど、できないお母さんは悲しい』と話したら二度と言わなくなりました」とあった。

インタビュー（二〇〇四年一二月）

夫は長男で、夫の弟の次男を田舎の旧家で跡取りがいないという選択肢はない。養子に考えながら不妊治療

うちはいわゆる田舎の旧家なんですよ。なので「跡取りはいません」というのはかなりまずい状況なんですね。で、お墓もあるし、ご先祖さまもたくさんいるし、「はい、すみません、うち子どもができなかったので、柏木家はここまでです」って言うわけにはいかないんです。でも、幸い主人に弟が二人いて、男の子が二人ずついるんです。つまり次男が二人いるので、どっちかは養子に来てくれるだろうと。治療を始める前から主人の弟に次男が生まれていたんですが、でも、今どき養子に来たい子なんて誰もいないでしょ。だから、養子に来たいと思われる家にしておかなくちゃいけない。やっぱり経済がちゃんとしていなければ誰も来たがらないから、経済的なものはこれだけあるから来てくれと言える状態にしておかなくちゃいけない。そういうことをよく考えていましたが、私が四〇歳になるまでは不妊治療を続けようということで……。

結婚半年で病院に行ったんですが、医師にいくらなんでも早すぎるよ、そんなに焦らなくてもいいんじゃないのと言われました。結局一年目に大学病院へ行ったんです。お腹が大きい人がいるのがつらかったので、不妊外来のある大学病院にしたんです。うちから近すぎてちょっと嫌なんですけれど。

女性の検査が先に進んで、検査を一通りやると結局一年近くかかるんですよ。男性はあんな簡単な検査なのに一番最後なの。フーナーテスト*、ハムスターテスト*、卵管通水検査*全部やって一番最後に、あんな簡単

フーナーテスト　一三頁参照。

ハムスターテスト　三一頁参照。

卵管通水検査　通気検査はガスで卵管が通っているか調べる検査だが、通水検査は水を使う。副効果として、検査により卵管が通って妊娠しやすくなると言われている。

な検査を。最後の精液検査で「これじゃ無理です」って。「どうやって主人に言おうか」と思いました。

大学病院は倫理委員会の体外受精の基準が厳しく「下請け」の民間病院へ

精子の数が少ない、運動率が低いということと、私のほうの頸管粘液の量が足りないということで、たとえて言えば、涸れかかった川を元気のない魚が、上流に向かって泳ごうとしているんだけれども、みんな泳いでいけなくて、水は少ないし、魚は元気がなくて、みんな途中で死んじゃうっていうような状況だったみたい（笑）。それじゃ妊娠しないですよね。だから、先生は体外受精（ＩＶＦ）という手もありますから、それなら近くの民間病院を紹介しますよと言ってくださったの。大学病院でも体外受精をしてくれるんだけど、私たちの年齢や結婚年数からすると、体外受精をしなければ絶対に妊娠しないという状況ではないから、大学の倫理委員会の基準が厳しいんですって。それが民間のほうが倫理基準が低いので。私はそのとき三〇代半ばで、大学病院では三〇代後半にならないとさせてもらえないみたい［柏木さんの体外受精は一九九〇年代後半］。

ＡＩＨ（人工授精）も大学病院紹介で民間の病院でもしました。大学病院はすごく混みますから、治療方針がはっきりした患者はどんどん下請に出しちゃうんですよ。でも大学病院には六年ぐらい行きました。そのあと内視鏡検査もしました。子宮筋腫が見つかってそのまま摘出したんですが、そのあとＡＩＨを半年して体外受精して妊娠したんですが、近所の人とか親戚には公には言ってませんけれど、みんな、私が筋腫をとったから妊娠したと思っているんです。

採卵の全身麻酔から覚めたら夫が「もうこんなことやめよう」と

体外受精は一回だけと決めていました。健康な身体なのに、身体に負担をかけるのは。いつもは月に一個だけ大きくなる卵を薬でたくさん大きくさせて、なおかつ排卵しないようにしなくちゃいけない。相反する薬を一度に投与する。脳出血や卵巣過剰刺激症候群*で後遺症が残る人もいる。副作用もある。全身麻酔も怖い。夫婦とも健康な身体だから、治療を受けてでも子どもがほしいと思うわけじゃないですか。その健康を場合によっては犠牲にするかもしれない。するとしても一回だけと夫婦で決めていました。

転院先の総合病院で、一回目の採卵の全身麻酔から覚めたとき、主人が、「もうこんなことやめよう」って。

卵巣過剰刺激症候群　六八頁参照。

不妊治療は歯医者のセメントと同じで、身体に足りない部分を足すだけだとアメリカ人の知人が

私がどうしてあんなにたくさんＡＩＨができたかというと、ご主人がアメリカ人のカップルが友人にいて、そこも不妊治療で病院に行っていたんです。奥さんがつらくてこんなことしたくないと言ったら、ご主人が、でも人間の身体に足りない部分を医療で足す、補うんだから、歯医者のセメントと同じなんだって言ったんですって。私も「歯医者のセメント、歯医者のセメント」って呪文のように唱えていました。

私のきょうだいは、何人も子どもを産んで、子育てで死にそうな生活を送っていたり、うまく年数をあけて超計画出産だったりしたので、私も子どもっていうのはできちゃうものだと思ってたんですよ。ほんとうに気をつけないと、あわてるようなことになっちゃうものだと思っていたから、まさか自分がと思いました。主に主人のほうの原因だけれど、私のほうが完璧なわけではないし。ほんとうに人それぞれですよね。

後悔しない程度にやればご先祖様に言い訳できるし、養子を迎えるときにも説明できる

うちの主人はいろいろ乗り越えてきた人なので、強いです。不妊治療して、私の身体が心配だと言ってくれて、ただ気になるのは、私が四〇歳、五〇歳になったときに、私が後悔するのはつまらないよな、って。

だから後悔しない程度にはやろう、やるだけやったんだ、って。そうすればご先祖さまにも言い訳ができるし、養子を迎えるにあたっても、やるだけやったけれどだめだったからって言える、その程度には後悔しない程度にはやろうって。だから一応、四〇歳まで、体外受精は一回だけ。これだけやれば後悔しない、という考えでした。

不妊というと一〇〇％女性に原因があると思われるし、男性不妊というとみんなインポだと思うので、原因は言えない

周りには話していなかったんですが、不妊治療していることはばれちゃっていましたね。

私の両親も、不妊、子どもができないとなると一〇〇％女のほうに原因があると思っちゃうタイプなので、原因については言いませんでした。「私じゃなくて、ダンナが悪いんだから、できないんだからしようがないでしょ！」という言い方になっちゃいそうで。私だけが原因じゃないとは言ったけれど。男性不妊というと、みんなインポテンツだと思っているんですよ。ひどいでしょ。なんていう無知。だからわが親ながらがっかりしちゃって。でも、私のきょうだいのお嫁さんがそのあと同じように子どもができないので、私ができなくて大騒ぎしていてよかったなと思って。お嫁さん、かわいそうだもの。

子授けを祈願していた神社で、子宝が神様にきょうだいがほしいと祈願。「神様でもむずかしいと思うんだ」「お母さんちょっとつらい」と息子に

妊娠したときに「もう不妊は終わった」とは思わなかったです。やっぱり子を抱くまではわからないですよね。もしここで何かあってだめになっちゃったら、立ち直れないと思いました。出産してから母乳が出なかったんですが、全然気にならない。こんなに大きな子をちゃんと産んで、母乳が出なくたって子は育つわよ、って。母乳が出なくて悩んでいるお母さんが可哀想で。粉ミルクでちゃんと育つって。みんながみんな私みたいになっちゃったら、母乳育児が廃れちゃうからそれはそれで問題ですけど。

ただ、子どもがきょうだいがほしいと言うのがちょっとかわいそうで。うちにも赤ちゃんがほしいって。最初は軽く、神様にお願いすればできるんだよ、できるかもしれないからお願いしようねなんて言っていたんだけれど。うちの神棚にもぱんぱん柏手を打っているし、お墓にも行ってもぱんぱんやっているし。妊娠前から毎年主人と初詣に行って、今年こそ授かりますように祈願していたところへ子ども、賜《たまもの》が行って「本坪鈴《ほんつぼすず》を」振って、赤ちゃんできますようにってやっているの。これには参っちゃってね。正直に、「ちょっと神様でもむずかしいと思うんだ」って。あなたがそれをやっているのを見ると、お母さんちょっとつらいって言ったら、それからぴたっとやめちゃったんですが、それがまたちょっとかわいそうだなと思って。


二人目の不妊治療は夫が反対。「体外受精がつらかろうが、お産が苦しかろうが、あれだけのことで人間一人生まれてくるんだったらお安い御用だわ」と自分は思うのに

二人目の不妊治療をしたいと私は何度も思ったんですが、主人がストップをかけて。今のこの状態を当たり前だと思っちゃいけないよって。そういう危険性のある治療を受けるのはどうかと思うと。私にしてみれば、あんなにやりたくなかった体外受精も、それでもう一人授かるなら、私何回でもやるわよという気持ちが大きくなります。体外受精がつらかろうが、お産が苦しかろうが、あれだけのことで人間一人生まれてくるんだったら、お安い御用だわと思うじゃないですか。

でも主人からストップがかかって。そう言われてみればたしかにそうなので、これでもし、薬の副作用で何かなっちゃったりしたら、とんでもないことですからね。もう考えないことにして。自然妊娠したら一番いいよなと思っていますけれど、ちょっと無理だろうな……。

養子に迎えるとしたら、親同士の話し合いで決めちゃいけないから成人養子

妊娠前は養子のことを考えていましたが、その場合、来てもらうとしても、親同士の話し合いで決めちゃいけないと思うから、その子が大人になってから。知り合いに、夫が子どもがいない家の養子に入って育った人のところへお嫁に行った人がいるんですけど、「あなたがここに来てくれるまで、僕は一人ぼっちだった」って言うんですって。やっぱり自分の家に帰りたいと思っても帰れないし。

子育てがしたいと小さな子どもを養子や里子で迎えたい気持ちはありましたけど、血縁じゃない子を家に入れることが、田舎の家では選択肢として現実的に無理でした。近所親戚みんな家族みたいな環境ですから、周りの理解が得られなければ。

キリスト教圏では完璧な愛情は神様の愛、日本では母親の愛だから、日本の母親はストレスを感じる

海外の人に夫婦関係や養子の話を聞いているうちに気がついたのは、キリスト教圏の人にとっては完璧な愛情は神様の愛なんですね。だけど私たちにとって、何が完璧な愛情かというと、母親の愛情なんです。母親の愛情であってほしいというか、母親の愛情でなくてはならないというか。無償の愛とかね。だから日本のお母さんはすごいストレスを感じちゃうんですよ。キリスト教圏の人にとっては、子どもを産んで育てるというのは、神様からあずかっている。だからいずれみんな人間は、神様のもとから降りてきて、また神様のところに帰っていく。みんな神様の子だから養子でもかまわないし、自分の子どもを人にあずけて、その間に事故に遭ったとしても、それは仕方がないと割り切れるんですよね。

日本人は母親の愛情が一〇〇％でなければならないって、子どものころから刷り込まれているんですよ。だから結婚したら、女として生まれたからには、子どもを産まなくちゃならない、いいお母さんになるんだ

と刷り込まれている。だからあんなに不妊症がつらいんですよね。何人もの外国人に、どうして養子をもらわないのと言われました。遠慮がちにですよ。日本はブラッド（血）が大事なんだよ、って説明しました。わからないだろうけれど。だって外国に行くと白人のご両親が黒人の赤ちゃん連れていたりするから。家制度というのは法律上はなくなったけれど、現実として残っているから、血縁じゃない養子を迎えるのは、周囲が遺産相続に納得するかも含めて、現実的に無理ですね。私は嫁だから、ついていけなくなっちゃったら、出ていくしかない。私はこれじゃ嫌なの！と言っても、ああそうですか、じゃあ出ていってくださいと言われるだけ。

不妊症は病気ではなく確率の問題だと思っているけれど、病院では病気だから治療しましょうと

私は不妊は病気だと思っていないです。私が行っていた病院では、初診で不妊症は病気だから治療しましょうというパンフレットをくれるんです。でも私は、一定の割合でダウン症のお子さんが生まれてくるのと同じで、一〇組に一組はできないのだから、病気という意識はありません。だからアメリカへ行ってドナーから精子や卵子をもらったり、不妊症の治療に助成金を出すのは、とっても不自然なことだと思うんです。お金を出すから治療を受けなさいでは、選択の自由がなくなっちゃうじゃないですか。普通のセックス以外は、不妊治療はやらない、ＡＩＨもやらないと夫婦で決めた芸能人の本を読みました。自由がないと、当然病院に行って作るものだと思うようになってしまいます。不妊治療で妊娠しましたみたいなニュースが流れるから、私も、一か月もがまんして病院に通って、あなたにはここが足りませんから、これをちょっと足しましょうみたいなお薬飲んだりとか、お腹の中をちょっちょっとつついてみたりとか、それくらいのことをすればすぐ妊娠できると思っていました。世間では不妊治療というとすぐに体外受精をするものだと思っているみたいですし。心配して言っているということを盾にして、超プライベートなことにズカズカ入

り込んでくる人のなんと多いこと。近所に「私はお宅を心配してやっているんだから」ということで「子どもできなくて、あなたどうするつもりよ‼」って言う人もいました。結婚や子どものことになると、放っておいてくれない。周りもなんでも言っていいと思っているところもありますよね。いざ自分に子どもが生まれてみると、たしかにそうやってうるさく言っていた人ほど、子どもをかわいがってくれるし、いろいろ気にかけてくれているのは事実なんですよ。だけどやっぱり許せない。私許せなかったですね。妊娠して無事に子どもが生まれれば、あの人も、あの人も、あの人も許せるんじゃないか、許せる自分になりたいと思っていたんですが、やっぱり妊娠・出産しただけでは、許せないんですよね。消えないです。本人たちはまったく善意だから、悪意の善意です。それは私も気をつけなくちゃいけないなと思いました。こっちはいいと思っているつもりが、相手にとっては一生消えない心の傷になっちゃうことがありますから。

夫も、地域でのお酒の集まりで「種が悪いんだろう」ってずいぶん言われたぞ、って。女性ならセクハラですが、主人は平気で、切れちゃうこともなく、へらへらと「そうなんですよ」って聞き流していたみたいです。強いですね。主人がそういうふうでいられたので、私も耐えられたかな。

周囲が不妊治療を知っているから、子には親から言わないとかわいそう

将来、不妊治療していたことは子どもに話すと思います。周りの人もみんな知っているから、まったくの内緒にはできませんから、親からはっきり言ってやらないと、本人がかわいそうかなと思って。

不妊治療は、しなければならないものではないけれど、まず病院に行って、どこまで治療するかしないか選択肢をもつといいと思います。お任せではなくて、自分たちでも調べる。病院に行くのが怖いのもわかります。無精子、無卵子などで、もう妊娠できないと烙印を押されるのが怖いというのもあるから。でもそれは、今日交通事故に遭うかもと思っているのと同じことでしょう。まずは夫婦で話し合って、夫婦で行くといいと思う。子どもがいないときは、夫婦で話し合う時間もあるし。私のように、ＩＶＦは一回だけと決め

るのもいいことだと思います。

考察

柏木さんは、不妊治療に邁進するのに懐疑的だ。それは身体的侵襲のためだけではない。「歯医者のセメント」のように、柏木さんは、医療は私たちが取捨選択するものであって、それにすがったり、追い込まれたりするのはおかしいと思っている。「病気ではない」と思っているのに、病院では「病気だから治しましょう」というパンフレットが配布されていて、疑問に思う。ドナーから精子や卵子を提供してもらうのも、不妊治療に助成金が出されるのも、治療するのが当然だという流れになってしまう、「選択の自由がなくなってしまう」と危機感をもっている。

身近な人にアドバイスするのは、せっかく医者に行くなら、基礎体温をつけていくとか、きちんと準備をしていくようにということだ。そうすると、あしらったりされずに、それなりの情報をもらえる。だからいわば自衛をして行きなさい、とアドバイスしている。

柏木さんは、知人の外国人に、遠慮がちに「どうして養子をもらわないの」と言われたことが何度もあるという。そのたびに日本ではblood（血）が大事だからだと説明するが、よく理解されない。いろいろな会話を重ねて、柏木さんが気づいたことがある。キリスト教圏の人にとって、完璧な愛情は神の愛。子どもは神様からあずかっていて、いつか人間は神様のところに帰っていく。日本人にとっては、完璧な愛は母の愛。だから女性は自分で産まなければならないし、不妊症がつらい。養子縁組は制度的にあるし、家制度は法律上はなくなったけれど、田舎の旧家の跡継ぎという柏木さんの家では、非血縁の子どもを養子として迎えるということができないのだ。

家を継承するという夫婦の立場と、不妊治療の経過から、養子縁組について深く考える機会が多々あったのだろう。柏木さんは養子縁組、「血のつながり」、さらに母子関係に関して、明確な考えをもっていた。外国人になぜ養子縁組しないかと遠慮がちに問われたことが何度もあること。「blood（血）」と答えたこと。日本では神様の子ではなく母親の子だから、女性は産まなくてはならないとプレッシャーを感じるのだと述べている。子をもたなくてはならない、もてなくてもベストを尽くさなければならない、という立場に置かれてきたからこそ、不妊治療は、ただ流されて進めるのではなく選ぶものだ、不妊治療助成などで社会的に不妊治療を推進するのではなく、養子縁組など非血縁的な親子関係に目を向けられるようにするべきだ、と強く思うのであろう。

19章 唐沢志保さん

セックスレスは不妊にも属さない気がして疎外感

◆プロフィール◆
四〇代前半・女性・子はいない。主な不妊原因はセックスレス。不妊治療歴二年、インタビュー時点で初めての人工授精。

インタビューまでの記述

唐沢さんは、セックスレスで子どもがいないとのことであった。第一回調査で次のように書いていた。「多忙すぎて眠ることさえ短い（四時間くらい）夫、生活のすれ違い、性の不一致問題には答えが出ない。今の社会が夫を帰してくれるような社会にならないかぎり、少子化は進むと思う。義父母は『子を産まない嫁』という目で見ていた。最近やっとセックスレスであることを私は義母に打ち明けた」「独身のとき、『婚前のセックス』『できちゃった婚』など、とんでもないという考え方だった。結婚を前提としてのおつきあいをした恋人と、何人かとのセックスはあったが、のめりこむことはなかった。主人と知り合って婚約後に一度だけ、セックスがあった。普通にできたので障碍《しょうがい》はないと思った。しかし、ひどいカンジダになった。

結婚後、主人の多忙からセックスレスに、私も主人の経験のなさから苦痛に。最後まで至らなくてもカンジダにかかることをくり返し、セックスそのものが嫌になる。夫から菌は出ず、私の体調不良が原因なのか、よくわからない」

そして不妊治療の休止・終止について次のように述べていた。「もうすぐ四〇歳になる。『三五歳には出産しなければ』と思い正社員での仕事を辞め、一年家にいたが、主人が多忙すぎ、何も変わらなかった。寂しさと不安から、比較的自由な立場でいられる派遣で仕事に復帰。三八歳には『もうラストチャンス』という気持ちだったが、やはりセックスレスは続き『もうだめだろう』と今は、現実をつきつけられている気がする。しかし、芸能人の例などが出てしまうと、夫は『人工授精*（ＡＩＨ）でもいいから子どもがほしい』などと平気で言う。たとえ出産したとしても子育ては一人である。主人に対する愛情はあるが、考え方の違いでぶつかる。でも今後の孤独を思うと二人きりは耐えられない気もする」。唐沢さんはそれまで不妊治療をしたことがなかったが、当事者の会を通じて本調査に回答してくれた。調査では「この一年が限界という気がする」と書いていたが、このあと紹介するように、インタビュー直前に人工授精をおこなっている。

また唐沢さんは第一回調査の最後に、「セックスレスはどこにも属さないような気がする」と書いていた。「一般的にはセックスレスは不妊と言っていいのかどうかわかりません。私のような者は、どこにも属さないような気がして、自分の存在すら否定したくなります。幸か不幸か技術は発展？しつづけていますが、それがほんとうに幸せなことなんでしょうか。精子提供・卵子提供・受精卵提供・代理出産など第三者が介在する生殖技術のような形で生まれてきた子どもは、親はうれしくても、アイデンティティに苦しむと思います。私は生命だけは操作すべきでないという考えにどうしても行き着いてしまうのです」

唐沢さんは、面倒なので「子どもができない」と伝えた職場もあったという。退職のときに、「辞めて子作りには励むんだ。あーいやらしい」と言ってくる女性がいて、「セックスレスの私にはとてもこたえた言葉」で女のいやらしさ、女の敵は女と感じたそうだ。「子どもがいないからわからないでしょうけれど」「お

人工授精
一四頁参照。

金が貯まっていいわね」「あなたのように子どもを産まない人まで、うちの子たちが面倒見なくちゃいけなくなるのよね」と言われたこともあるというが、働いてきた唐沢さんは、「独身勤め人がいかにたくさんの税金を払っているか教えてやりたかった」と書いていた。

インタビュー(二〇〇五年二月)

セックスレスは人に伝えられなかったが、私ばかり責められるのはおかしいと親きょうだいにはそれとなく伝える。が、申し訳ない

セックスレスについては、初めの一〇年は私のほうが女として躊躇とか恥じらいがあって、人に言えなかったんです。どうして子どもができないんだと言われても。主人も社会人として仕事をしているわけだし、主人の親も立派な息子だと思っているわけですから、あれこれ伝えるのは悪口にもなってしまって、ほんとうに伝えるとしたら離婚するときだと思っていました。夫は私に甘えたくて私が第二のお母さんみたいになってしまってセックスにならないのですが、そのまま伝えたら、義父母はショックで寝込んじゃうだろうから、忙しくて二人の時間がないんですとか、そういうことを言うしかなくて。

ただ、一〇年を超してから、これは私だけの問題じゃなくて、二人の相性とか、彼が忙しすぎたりということもあるわけだから、私ばっかり責められるのはおかしいって。それでなんとなく彼の親きょうだいに伝えてからは、あまり言わなくなりました。顔を合わせるたびに申し訳ないなという気持ちはあるんですけど、昔ほどは苦しまなくなりました。客観的には申し訳ないと思うのは変だと思うんですが、申し訳ないという気持ちになってしまいます。

主人の親が亡くなったら、孫を見せられなかったという気持ちが増大しちゃうし、親族が亡くなって家族

が減っていってしまうと、孫の顔を見せられなかったねと外からも言われます。主人もそう思うでしょうし、結局産むのは私なので、悪いのは私なのかなと思います。そういう社会というのはおかしいとも思うんですが。

セックスレスは結婚直後から。セックスを知らない夫で、彼とのセックス自体が苦痛

セックスレスは、結婚後すぐからでした。夫は寝に帰ってくるだけでしたから、性生活の気力はなかったですし、一応夫婦だけど私は家政婦みたいな。私も性の不一致を感じたので、嫌になってしまいました。肉体的に痛みもありますし。私にとって彼とのセックス自体が苦痛なんです。相手が彼である場合ですけど。それを言ってしまうと、彼はものすごくショックで立ち直れないと思うから言えないんですけどね。主人は忙しすぎて、セックスがなくてもわからない、悩むことはないみたいです。子どもがほしいとは言っていましたが。二〇代後半で結婚して、三五歳で第一の限界がくると思ったので言いましたが、相変わらず忙しすぎて帰れなくて、家庭を省みる時間がないという感じでした。私もそういう生活がむなしくて、自分でも働いて、自分のために生きていかないとつらすぎると思って三〇歳過ぎに就職しました。

子どもをもつことを考えて退職したが、あいかわらずセックスレス、一年してまた働きに外に出る

そこも三五歳で子どもをもつことを考えようと思って退職したんですけど、やっぱり全然帰ってこないんですね。会話もない状態で、いきなりセックスという状況にもなりませんから。一年経ってから、耐えられなくなって、また働きに出てしまいました。そのときは、もう産めないだろうと思いました。三五歳までに一人は産まないとあとにもたぶん産めないだろうし、子どもに異常が出てくるだろうと主人に説明もしたんですけど、女の人はいつでも子どもが産めると思っているようで、よく聞いていなかったみたいです。

家を建てる前に、ほんとうは別れたほうがいいのではないかと

私のほうはきつい仕事を何年間もしてきたのをここで辞めようと思って辞めるのに、この人は目の前の仕事のことしか考えてないから、やっぱり別れたほうがいいんじゃないか、今だったらやり直しがきくと思うと言ったこともあります。あなたはそれなりの仕事に就いているし、別に相手はいくらでもいると思うから、若い人と結婚して早く子ども作ったらって言ったんです。私は女だから可能性がどんどん低くなるばかりだから、別れるんだったら今別れてほしいと。そうしたら泣いて引き留められてしまって。離婚の条件で親族も絡んで揉めたということもありますが、もう一回やり直すことになって、離婚はやめました。離婚をやめるということは、私のなかでは子どもをあきらめるということですから、向こうもあきらめてくれたと思ったんですが、状況は変わらないのに、また子どもがほしいと言いだして。

やることやってないんだからしようがないじゃないみたいな感情的なことは、言いたいけど言えなかったです。私としては、男の人を立てて、尽くしてあげたいというのがあるので、あからさまにののしったり、自分の感情をはきだしちゃったりすることに嫌悪感がありました。セックスは一年中なくても私はいいほうだし、尊敬できる部分があって結婚したはずだから、そのことで責めたくもないという気持ちもありました。

不妊自助グループに行くと、セックスレス自体が女じゃない、不妊以前の問題と言われそうでつらくなりそう

不妊の自助グループに入ったんですが、自分はセックスレスだから、普通に努力、セックスがあって妊娠できない人とはやっぱり違うなというのがあって、会って話すと逆につらいんじゃないかと思いました。最初はあたりさわりのない話から始まるでしょうけど、結局私はこういう治療をしていますとか、こういう状況なんですという話になっていくと思うんです。そういうときに自分のことも話したときに、それをどういうふうに受け止められるか。不妊治療を、ちゃんとセックスをしている人たちから見て、セックスレス自体が女じゃないという表現をする人もいるんですね。子どもを産まないと女じゃないと言う人もいれば、セックスがないと女じゃないと言う人もいて、過去に言われて傷ついたことがあるので。

不妊以前の問題じゃないかと受け止められて、セックスレス自体が理解できないと受け止められるんだろうなと思うんです。人並みのことができてないんだから、妊娠できなくて当たり前じゃない、私たちみたいに、毎月ちゃんと排卵日とか計算して努力しているのに、セックスもしてないならできなくて当たり前よってシャットアウトされる気がするんです。

だからほんとうのことはなかなか言えない。実はこれは自分にとってはつらいことなんだということは話せない。食欲があるのと一緒で普通は性欲もあるだろうし、こういう問題はいやらしいととらえる人もいて、からかいの対象、好奇の対象になる気がします。それだったら相手が誰であっても言わないでいて、子どもがいないことは寂しいですよね、ぐらいの話までにしておいたほうがいいかなという気がしちゃうんです。具体的に治療のこととかをオープンに話し合う場には行けない。

三八歳で病院に行こうと思って行ったが協力がなくて、三か月で「悪いけど行かない」

男の人も、つらい部分はあるのかもしれないと思います。それが頻繁じゃないだけで。まともな家庭生活を築けていないという評価で、昇進にもかかわることがあるとも聞きます。男の人も組織のなかでは孤独なんだろうと思うと、私だけ全部ぶちまけられない部分がありました。ただ、三八歳を目の前にいろんな本を読んだときに、卵子の老化や異常のことを知って、また病院に行こうと思って行きました。行ったら主人は喜ぶんですが、全然協力がないので、この人はどういうつもりなんだろうってわからなかったんです。三か月であきらめちゃって、悪いけど行かない、あなたも変わらないんだし行かないわよって言ったら、仕事のことしか考えられなかった時期みたいで、えーやめちゃうの？ぐらいの反応だったので、やめてしまいました。

私自身、三〇代で人工授精（ＡＩＨ）という発想には到達しなかったです。よっぽど不能とかじゃなければ、そこに行き着かないだろうという勝手な判断があったので。実際は皆さん若いうちからするんですが、そのときは考えてなかったです。

老支度をすれば子どもは必ずしも必要ではないけれど、愛情を注ぐ対象、生きがいという点ではいたほうがいい

子どもがいないと、将来歳をとったときにどうなるだろうということが一番不安ではあるんですけど、ただ、そのための子どもではないと思うんですね。だからお金を貯めてそれなりの老支度をするということをしておけば、必ずしも子どもが必要というわけではない。愛情をそそぐ対象とか生きがいということでは、やっぱりいたほうがいいという思いはします。ただ、子どもがあんまり高齢な親から産まれて幸せかと考えると、すごく迷いは大きいです。

二年前に一度、産婦人科に行くことにしました。いろいろな本を読んで、三八歳までに産まないとだめだろうと思っていましたので。印象がよかった有名なレディースクリニックに行ったんですが、三時間待ちの五分診療みたいな感じで、あっさりした会話しかなくて、ほとんど検査なんです。大丈夫でしょう、歳のわりにはよかったですねと言われて。漢方薬出しておきましょうと言われて、ずっと飲んでいたんですが、信頼感が薄れてしまって。そのときも主人の仕事の状況はまるっきり変わらなくて、帰れないような日ばっかりしかないので、普通に妊娠するのはもう無理だと思って、気持ちが冷めてしまって、私のほうでもう一方的に気持ちは閉じてしまったんです。自分のなかで疲れてしまって、やめました。

主人のほうは買い物で子ども用品を見ると、子どもができたらどれにする？という話をするので、よく喧嘩になりました。今のこの状況じゃ無理じゃない？と話しました。

それから健康診断で異常が見つかるまで、病院には行っていません。

子どもを作る気はあるかと聞かれ、可能性があるのかと聞いたら、同病院の生殖医療の医師を紹介される

健康診断で子宮に異常が見つかって受診したときに「お子さんを作る気はあるんですか」と聞かれて。私としては、四〇過ぎて聞かれる質問じゃないと思っていたので、びっくりしてしまって、「この歳じゃ無理だと思いますけど」って言ったら、先生が、「いや、四五歳までは可能ですよ」って簡単におっしゃったんですね。私としては自分はもうあきらめているし、体力的に無理だと思うけれど、主人はほしがっている。主人の家族もかかわることなので、私一人では決められませんとお答えしたんです。先生はそれを子どもはいらないという意味でとったみたいで、後日「先日子どもはいらないとおっしゃっていたじゃないですか」と言われましたが、生殖医療の先生を紹介してくれました。可能性がゼロになる前に、もう一度だけ考えようと思ったんです。

初診の日の午後に子宮卵管造影検査

受診して、無理だったら無理であきらめもつくしっていうことで、初診のその日に子宮卵管造影までしました。先延ばししてもしようがないしと思って。結果は、妊娠できないほどではないという話だったんですが、「お話聞いているとセックスレスということでむずかしいだろうから、年齢のこともあるし、もう人工授精でどうですか」と。

こうすればこうなるという公式。コマの一つみたい

ほんとうは主人と二人で一緒に先生からの説明を聞いて治療に向かいたかったんですけど、もう私一人でドクターと進んでいったという感じで。子どもを授かることなのにコマの一つみたいにいろいろ進められていくことが非常に嫌だったんですが、医師も忙しいし夫も待っていることもできないので、人工授精の日を決めて、人工授精の朝に一緒に病院に行って、精子だけ採って、主人はまた会議に行ってしまいました。

子どもができるという幸福感がゼロでAIHの日に落ち込む

ＡＩＨ（人工授精）はほんとうに人工的な行為という感じで、「じゃあこれから人工授精します」と男性医師に大声で一声かけられて、それをされて、その日はおしまいだったんですけど、なんか気持ちが落ち込んでしまって。うまくいったら子どもができるんじゃないかという幸福感がゼロだったんですね。むしろマイナスに気持ちが流れてしまって、がっくりきてしまいました。看護師さんも次から次に機械的で。

この数か月は少なくとも主人が忙しくて帰ってこれないので不妊治療は無理ですが、そのあと私のほうも気持ちが変わっているかもしれません。今は最初に人工授精を受けてみようと思ったときほどの気持ちの強さがなくなった、まではいかないんですけど、がっかりしちゃったので。気持ちとしては半分ぐらいです。管で注入されて一人で帰っていくというのが、ひどいと思いましたので。

人工授精は自分の一線を越えていて、理解できない

生理がきたときよりも、人工授精を受けた日のほうが気持ちは落ち込みました。私の基本的な考えのなかに普通の営みで子どもを授かるという普通のことしか考えてなかったんです。それは宗教的な理由とか何も関係なくて。人工的になにか加えてどうするというのは、繁殖のむずかしいトキとかの話であって、人間が

それをするのって、一線を越えていることだというのがとてもあったんです。卵管がつまっていてそれを通しましょうとか、タイミング*の指示に従ってとか、ホルモンを少し加える、注射してもらうぐらいは納得できるんですけど、人工授精とか体外受精*（ＩＶＦ）の直接的な行為というのに及んでしまうと、自分の気持ちのなかで理解できないというか、自分とは無縁の世界と思っているので、違和感があります。

違和感と罪悪感

いつ授かるかわからない、いつのことが原因としてあって子どもができたかわからないけど、計画して作るというのでなく、二人の気持ちがあって、楽しくしていて子どもを授かったというのが私としては普通だと思っていたんです。そういう形を取れないというのは、負担というか違和感、罪悪感があって、そこまでして子どもを作る必要があるんだろうかとどうしても思ってしまうんです。

人工授精した日は、これで妊娠したかもしれないという期待する気持ちもありますし、それまでは健康に気も遣いました。子どものお祝いを買いに行ってベビー服を見ていると、こういう世界も自分のなかに普通にあるべきだよな、子ども服を選ぶ幸せな経験を自分もできたらいいなと素直に思いました。

生理がきたときは、もともと確率が低いだろうし、自分の歳だと可能性は低いだろうし、そんなに一回でうまくいくわけないと思っていたので、それほどショックではなかったです。でも主人は一回したらできると思っていたみたいで、子どもできた？子どもできた？と聞くので、生理がきちゃったからと言ったらすごくがっかりしてました。普段何も協力しないわりには、結果だけ。

数か月前初めての人工授精で夫は「どんな形でも子どもができるならうれしい」
採精は屈辱的

初めての人工授精は、主人は「僕はどんな形でも子どもができるんだったらうれしい」って言っていまし

タイミング療法　一四頁参照。

体外受精　一五頁参照。

たが、自分で精子を出さなきゃいけないというのは、屈辱的には感じていたみたいです。採精室は二畳ぐらいでちょっと広いトイレぐらいしかないんですけど、防音になっていて、外に声はもれませんし、奥さまが一緒にいてもかまわないですと言われたんです。いわゆる雑誌とかは置いてないので、必要だったらもってきてくださいという感じでした。ただ入り口が見えるので、その男性が特定されてしまう。施設はきれいで、スタッフも表面的な言葉遣いはていねいなんだけど、人柄のいやらしさがわかるので、六五点といったところです。主人としては子どもができるまで、毎月人工授精をしてほしいと思っているんだと思います。男の人は、世界が狭いので、若いきれいなお母さんたちに囲まれちゃう私がどういう立場でいるのかとか、子どもが学校に行ったらどうなるのかとか、そこまでは考えませんから。

人に聞かれたら、自分を守るために、不妊症で治療していると答える。自分も不妊だと思えば楽になれるが、セックスレスは不妊ではないと思う

たとえば近所の人に、どうして子どもができないのと聞かれたら、シャットアウトするために、不妊症なんですと答えます。自分を守るために、話をそこで終わらせることができる。だけど、不妊かどうかと自分で考えた場合には、違うなと思います。他の人と結婚していたら子どもができていたかもしれないと思います。調べてもらっても、年齢のわりには状態がよいと言われますし。私も夫も不妊ではない。いわゆるセックスがあってできないのが不妊だと思っているので。セックスレスの人は不妊とは言えないと自分では感じちゃうんです。不妊は、何か障がいがあって、お互い不能ではなくて、それさえうまくいけばどうにかなるのが不妊だと思うので、セックスレスはちょっと違うのかなと思います。

そういう考えがまた、自分のなかであえて差別意識を生んじゃっているのかもしれない。自分も不妊なんだと思えば、逆にもっと楽になれると思うんです。やっぱり交わりがないというのは大きく違う。

可能性があるのに何もしないと責められると思う。だめならだめで楽になりたかった

今回検査をして、あなたはもうホルモンのバランスもメタメタだし卵管も通っていませんと言われたら、ああもうこれは不妊なんだからってはっきり言える。みんなにも、もう私はできません、ごめんなさいと終わらせることができますよね。可能性があるのに何もしないのと言われたり、この人はわかってくれるだろうと思ってセックスレスなのと話したときに、セックスレスなんてやろうと思えばできるのにできないなんておかしいって、またそこで責められるだろうなと思うんです。だったらもう医学的にだめですと証明もらったんだからわかってくださいと言えちゃったほうが楽です。主人に対しても。

なぜ積極的に検査を受けて、その日のうちに子宮卵管造影まで受けたかというと、早く結果を出したかったんです。だめならだめで。ところが、まあまあOKだったものですから。

能力が残っているほうがうれしいが、産まなきゃいけない

唐沢：女としては、もうそこであなたの身体はおしまいですと言われるよりは、能力が残っていると言われたほうがうれしくはありますけど、これから産まなきゃいけないというのを背負うのはつらいです。

白井：早く閉経したいという方と、閉経するのが怖いという方と、けっこう分かれますね。

唐沢：早く閉経してしまえば、子どもができないのが当たり前ですから自分としても区切りがつけられるし、周りにも説明がつくと思うんです。ただ、生理がなくなってしまうこと自体は寂しいと思います。女性としての身体がもう機能してなくなってしまうということですから、そうなるともうどんどん老人になっていくのが迫ってくるようで。

医師にセックスレスと言いにくい。精神的な問題、検査に来る以前の問題、二人の問題と言われそうで

セックスレスはお医者様にも言いにくいです。言葉にするのに躊躇があります。検査に来る以前のことですよね、精神的な問題じゃないですかと言われそうな気がするんですね。今回も、それはもうお二人の間のことですからと言われましたので。

仕事ではまず歳を聞かれて、次に子どもはいくつかと聞かれる。あいさつですませるので人間関係が薄れる

仕事では、まず歳を聞かれて、次に「じゃあ、お子さんいくつなの?」と聞かれます。だからあいさつぐらいですませちゃうんですけど、人との関係が薄れていっちゃう部分もありますね。根ほり葉ほり聞いてくる人に限って、ほんとうに心配して言ってくれているわけじゃないんですよね。プライベートなことを聞くときは聞くほうも覚悟がいると思うんです。でも覚悟をもたない人が多すぎるんです。

地震が怖くて一軒家にしたんですが、庭仕事をしていたら、近所の人がこのうちは子どもがいないから庭仕事なんかやっていられるのよって聞こえよがしに通り過ぎていったんです。都会で人のプライバシーにあまり口をつっこまないような人たちが集まっているエリアにすればよかったなと。今は、夫婦二人でも一人になっても寂しすぎるから、都心に住みたいと思っています。程々の距離感があって、息苦しくならない程度のお友だちを、趣味か何か通して作るというのが、これからの目標ですね。信頼して努力して話したつもりが、すれ違いや誤解にならないよう、深追いしないでディープなつきあいは求めない。子どもがいるとかいないとかで人を判断する人とは最初から近づかないほうがいいんですよね。

一人になったときの心構えをしていかなきゃ。子どもがいないから小綺麗にしないといという強迫観念

これから歳をとっていって、もし一人になっちゃったらというときの心構えをしていかなきゃいけないなと今からすごく思っています。子どもがいたらたぶん子どものために尽くして自分のことはあきらめるということができると思うんですが、私は努力をしてきたものが実際ないので。自分自身ぐらいは小綺麗にしていなきゃいけないという強迫観念があります。かといって度を超してしまって若作りしていると思われたら嫌ですし。

何にも自信がもてないんですよ。私はこの子を育てましたっていうのがないから。

自分の子どもがいることによって自分の若さとかはあきらめていけるんだと思うんです。私にはそれがないので、そのバランスをとるのがむずかしいように思うんです。今より六〇歳になったときのほうがもっとつらいような気がします。

四〇歳を過ぎてから病気が見つかったということで、肉体が衰えていることは実感しました。これから治療は、今年いっぱいとか、期間限定にしたいんです。いつまでもいつまでも追い求めていくというのはつらいことだし、それでもやっぱり、もしするとしても、四五歳がほんとうに最後じゃないかとは思います。

夫が自分の血を分けた子どもじゃないと嫌だと。私は暴力してきた親の血が自分の子に入るからセックスに積極的になれない

養子縁組や里親や、体外受精で子どもをもつことについては……。三〇歳後半ぐらいのときにセックスレスで悩んだときに、主人がそれでも子どもがほしいと言ったときに、じゃあ恵まれない子どもを養子としてひきとって育てるというのはどう?と言ったことがあるんです。そうしたら、自分の血を分けた子どもじゃ

ないと嫌だって言うんですね。私は、子どもを作るのも人間として普通の欲求かもしれないけど、愛情をもらえない子どももいっぱいいて、そういう子どもを育てるということも別に悪いことじゃない、というかその子どもたちはどうなっちゃうんだろうと思って。自分の血を分けてない分、冷静に対応できて、私はそのほうが向いていると思うんですけど。どうしても、自分で子どもを産むと、私に暴力をしてきた自分の親の血も入っているわけだから、それをまた悩んじゃうかもしれないんですよ。それが嫌でセックスに積極的になれない部分がありました。

体外受精は人間が置いてきぼりにされる科学の出来事

体外受精はまるっきり科学のなかの出来事のようで、人間が置いてきぼりにされているような気がして、とても考えられないです。金銭的にも続かないだろうし、なかなか納得がいかないです。それでもほしいという方を否定しないし責められるべきではないと思いますが、自分はその気はないです。

主人が頼んできたとしても、断ります。人間にはなんでも限界があるから。人工授精までです。元気なもの同士を人工的に組み合わせるのは、精神的に今の自分では無理だと思います。ものすごく不自然だと思うのにやるのは、やっぱり身体が拒否しちゃうと思うんですね。幸福感がもてない気がするし、自分のなかでは理解ができません。

この本を読まないならあなたは私にどうこうしろと言う資格はない。心構えもないのに私だけ病院に行って嫌な思いをしなきゃいけないのはおかしい

今、主人に不妊の体験記の本を読んでもらっています。これだけ大変なんだということをわからせるために。これ読まないんだったら、あなたは私にどうこうしろと言う資格はないと言ったんです。そんな心構えもないくせに、私だけ病院に行って嫌な思いもしなきゃいけないのはおかしいと。全然進んでないみたいですが、突き返すこともなく、多少は読んでいるみたいです。一番最小単位の結婚相手が自分のことをこれぐらいしかわかってくれていないと思うのはつらいです。ずっと一緒にいるのに、何でなの？と思うし。

この国では女の人が産む道具、遊ばれる道具みたい

日本では、一方では性情報が氾濫してて、平気で若い人の性がもてあそばれちゃったり、お金で買われちゃったりしているのに、たとえば不妊の問題は置き去りにされていて、犯罪によって傷つけられる女の人の心身も置き去りにされているので、この国では女の人は産む道具とか、遊ばれる道具みたいです。男の人も経済だけじゃなくてもっと大事なことを考えてほしいと思います。

インタビュー後

一年三か月後に再度質問をさせていただいた。

あのあと退職して家にいてうつ状態になり、身体もつらくなって中断。転院して二回人工授精を受けた。ドクターハラスメントも経験した。

不妊治療は今後も予定していない。インタビューのときは、かすかに希望のようなものを抱いていた。ただ、夫の生活が変わらず、私もふたたび外の世界に救いを求めて就職した。

夫の就寝が午前三時ごろなのですが、風呂で寝てしまうので心配で先に眠れません。仮眠をとるとよけいにだるくなるので、結果三〜四時間しか休めず、だんだん疲れがたまって仕事もギリギリになってしまいます。今のパートは主婦ばかりなので、子どもと孫の話ばかりで、気が滅入ります。自分の孤独を嫌でも感じるので転職する予定です。

なんで私は生まれてきたんだろうと考え、その答えを探す日々です。もうそろそろ定期検査なので新たに婦人科を探します。

考察

全体を通して、唐沢さんの語りでは、セックスレスや不妊が、自己のアイデンティティや存在意義と深くかかわることが再確認できると言えるだろう。

第一回調査で、不妊原因としてセックスレスを揚げた人（複数回答）は六・三％あった。女性側の性交障害（性交痛など）は二・四％、男性側の性交障害（勃起障害、射精障害など）は四・六％の人があげていた。複数回答ではなく、主な不妊原因がセックスレス、性交障害であると回答した人も三・三％ある。セックスレスで子どもがもてないことは、唐沢さんが特異なわけではない。第一回調査では、次のような回答があった。「セックスレスの原因はすべて私にあると夫の両親に言われた（色気がない、体形が変化した。事故に遭ったなど）」「義姉に『うちは男の子二人だからあなた（私）に女の子がんばってもらわなくちゃ』。しかし主人がEDとかセックスレスとか言えないし、主人も言わず、だまってる以外にない」「友人や夫の友人（不妊治療を受けていることを知らせるほどの関係にはない人）は皆、私（妻）側に不妊の原因があると思っている（女性側に原因があるという先入観をもつ人がとても多い）。そのため私に体質改善などの治療をすすめてくる。私にも問題があるかもしれないが、夫が気にするのでセックスレスだとも言えず、気まずい思いをしている」などである。

不妊原因ではなくても、不妊治療の経過でセックスレスになったり、セックスの問題が生じることは少なくない。この点については、拙著「不妊当事者が抱えるセクシュアリティの問題」『ジェンダー研究』一〇号（二〇〇七年）ですでに検討している。手短に三点だけ紹介すると、（1）不妊当事者が認知するセクシュアリティおよびセックスの問題は、①セックスの他律性、②セックスが生殖のための義務的なものになること、③セックスと生殖が切り離されることである。(2)その背景にあるのは、夫婦・家族制度および規範から逸脱しているという自己認識である。性=愛=結婚=生殖は一体であるべきだという、近代のパラダイムから逸脱しているという感覚である。(3)一方で、生殖技術は、セックスのない妊娠を可能にする。マスメディアや医療専門家の言説には、生殖技術によって愛あるセックスと生殖(子作り)が分離してしまったことに対し、これを再統合しようとする言説が見られる。ということである。唐沢さんが、セックスレスであることで疎外感や自責感を感じることは、個人的な問題ではなく、こうした文脈に位置づけられると言えるだろう。インタビューでは、不妊やセックスレスに対する、唐沢さんの交錯した感情を聞かせていただいたと思う。

人生の見通しとのかかわり

唐沢さんの語りでは、子どもをもつ・もたない、不妊治療をする・しない、セックスをする・しないという問題が、ライフコースの見通し・心づもりと大きくかかわっていることが、再確認された。三五歳、三八歳、四〇歳で転機が訪れ、病院に通ったり、退職したり、夫に別れを切り出したり、人工授精を試みたりしている。それらはいわゆる「生殖年齢」の見通しとかかわっていた。

友だち作り

唐沢さんは「歳をとっていって、一人になったときの心構えをしていかなきゃ」「ほどほどの距離感があって、息苦しくならない程度のお友だちを作るのがこれからの目標」だと言う。「友だちを作らなければ」というのは、子どもがいない今後の人生を思い描くときの共通した回答だ。「定年退職に備えて趣味をもたなくては」という強迫めいたプレッシャーと同じように、次の段階に予測されるハードルなのである。

医療とセックスレス

人工授精などの生殖技術によって、セックスをしなければ子どもがもてないということはなくなった。しかし、一方で、子どもがもてない原因がセックスレスだと伝えると、「お二人の問題」と言われてしまうのである。

セックスレスと不妊——不妊とは何か

不妊の自助グループに出かけていったとしたら、皆は努力し苦労しながらセックスしているのに、唐沢さんはその努力をしていない、不妊以前の問題と言われるのではないか、行くと逆につらくなるのではないかと考えると語っていた。唐沢さん自身、身体的に不妊原因がなければ不妊とは言えない、ちゃんとセックスがあってそれでも子どもができないのが不妊であるという考えがあって、自分は不妊ではないと思っている。一方で、周囲にはセックスレスで子どもができないと説明する代わりに、不妊症で子どもができないと説明するという。4章の幸野さんが、流産したと説明したほうが通りがよいというように、セックスレスより不妊のほうが、不妊より流産のほうが、子どもがもてない原因として「正当性がある」と認識されるのが現状だと言えるだろう。

「四〇歳を超えるのは、すごくつらかった」と唐沢さんは言う。子どもがないと、「小綺麗にしていなくてはいけないという強迫観念」があるそうだ。子どもを産まないで加齢するモデルが日本には乏しいことがよくわかる。

おわりに――ライフストーリー研究という観点から

読後の感想はいかがだろうか。ここではあえて、本書の語りを概括したり分析したりすることはやめておきたい。語りは、インタビュイー（語り手）が自身の「物語」を朗読するような語りもありうるが、語り手と聞き手（インタビュアー）の間で相互作用して紡ぎだされている。読者もそれぞれ語り手と相互作用しているような感覚をもったのではないだろうか。

不妊治療情報、生殖医療情報が断片的、あるいは横断的に飛びかう現代だからこそ、「ライフストーリー」として語りを聞き、その語りを読むという機会を設けたいと考えたことは、冒頭で述べた。ここで少し専門家向けにライフストーリーという物語（あるいはデータないしテクスト）について振り返っておきたい。

語り手（対象者）が自らの人生や経緯を語ったデータは、「ライフヒストリー」「ライフ・ヒストリー」（中黒あり）「ライフストーリー」「オーラル・ヒストリー」「ナラティブ」「深いインタビュー」「ヒアリング」「物語」「語り」「生活史」「聞き書き」など、多様な呼称で呼ばれている。それぞれ独自のアプローチをもつが、本書では「ライフストーリー」という用語を主に使用している。

それらの系譜や認識論的な立場については、さまざまなテキストに述べられている。江頭説子（二〇〇七）は、「ライフ・ヒストリー」は一九二〇年代のシカゴ学派に始まった生活史研究で、①実証主義（谷富夫）、②解釈的客観主義（ベルトー）、③対話的構築主義（桜井厚）に分けられると整理している。③は、問いへの回答という形で、回答者は人生を「語り」、人生を「構成」（あるいは再構成）する（中野・桜井一九九五）。やまだようこ（二〇〇六）によれば、「ナラティブ」（物語、語り）は、生成と修正をくり返しながら、組織化され、語り手によって編集されるものである。その語りは、語り手と聞き手の相互行為によって構築されるもので、「その背後にあると想定される客観的な社会構造や歴史的事実と照らして真偽をチェックしたりする必要はない」という（山田二〇〇五）。Atkinson（一九九五＝二〇〇六）は、私たちが語るストーリーは、「始まり」「葛藤」「解決」の段階を踏み、そのパターンがしばしばくり返されると提起した。「ライフストーリー」は、①飽和のプロセスやパターン構造、典型的なストーリーに着目する構造主義（エスノ社会学的パースペクティブ）（ベルトー）と、②社会構築主義に分けられる。

「オーラル・ヒストリー」は、第一人者ポール・トンプソンによれば「記憶を歴史にすること」で、フィールドワークとして歴史を再構成することに目的がある。

こうした主観的、自己評価的に構成して語られた自分史（パーソナル・ライフ・ヒストリー）に基づいて不妊を扱った研究が、近年日本でも蓄積されてきた（たとえば安田二〇〇五・二〇〇六、安田・やまだ二〇〇八、竹家二〇〇八・二〇〇九、やまだ二〇〇七）。

本調査のインタビューではまず冒頭で不妊について継起順に語ってもらった。その語りでは、竹家（二〇〇九）が指摘したように、「成長の物語」と言えるパターンが見られた。キューブラー・ロスは①否認→②怒り→③取引→④抑うつ→⑤受容の五段階を示したが、不妊治療をしている者も、出産によって終えた者も、出産に至らずにやめた者も、多くは**①不妊の自覚→②治療の開始→③模索→④ジレンマ・ストレス・怒り→⑤転機→⑥気づき→⑦受容・成長**というプロセスを語っていた。たとえば4章の幸野さんは、不妊にまつわる自分の半生を「治療を始めて期待が膨らむ分、結果が出ないと精神的にきつい」時期、「妊娠まで行けた」とテンションが高くなっていった時期、「同期でトップだったのにキャリアダウンにも見える選択をした」挫折の時期、仕事での挫折や卵巣出血の恐怖がフラッシュバックしつつも、自分だけではないと受容するようになり、もう少しこのまま体外受精を続けようとフラットになった現在、というストーリーを語っている。インタビューの書き起こしを何度も読み返すと、「体外受精を始めたころが一番つらかった」と怒りやジレンマの時期を回顧的に定め位置づける語り、「不妊はすばらしい当たりのくじではないけれど、はずれでもない」と「運を受容する」語り、「不妊治療をしなければ、他の人の気持ちがわからなかったと思う」という「成長の契機」ととらえる語りなどが典型的に見出せる。

竹家（二〇〇九）が喪失から受容に至る成長の物語という多数派に恣意的に押し込めようとする可能性があると内省的に述べたが、インタビュイー（語り手）もまた、そうした物語として語ろうという意思が働いている面もあるかもしれない。つまり、人は因果的連関を備えた起承転結のある物語として、一貫したプロットを組み立てようとするということだ。

こうしたプロットは、ライフヒストリー法では「ストーリー性」と呼ばれ、ナラティヴでは「物語」と言われる。桜井（二〇〇五）は次のように述べる。

> 民話や昔話などの口承文芸の構造分析の伝統では、きわめて単純化した言い方をすれば、ストーリーのプロットは、まずは緊張をもたらす苦難があり、つづいて危機（転機、エピファニー）が訪れ、解決（変身、克服）がはかられるといった三要素が基本となっている。また、近代小説には基本的なプロットはわずか五つしかないという指摘もある。旅の出発、苦難の忍耐、争いへの参加、目的の達成、安住の地の建設、である。（桜井二〇〇五、四二頁）

そして桜井は、このようなプロットで構成される部分を「フレーム内の語り」「物語世界」（出来事が筋によって構成されている）と呼び、フレーム外の評価や態度を表す語りを「ストーリー領域」（メタ・コミュニケーションの次元で語り手と聞き手の社会関係を表す）と呼んだ。プラマー（一九九八）は、こうした筋（プロット）はレイプ・ストーリー、回復のストーリー、カミングアウト・ストーリーなどセクシュアル・ストーリーでも見られることを指摘している。

取捨選択され意味付与されて語られる「物語世界」は、その獲得された意味体系から自己の過去に遡及し、さまざまな出来事や体験を取捨選択し、修正し、配列し直すことによって新たに組織化される（桜井二〇〇五、一六八頁)。人びとはさまざまなリアリティ間の断絶を埋め、自己の生活史にある程度の一貫性を与えようとしているのだ。

不妊当事者の語りは、このようなコンテクストのなかにあることに留意しなければならないし、その他の語りやインタビュー――たとえば、がん体験、事故の経験、障がい、育児についての語りなど――もそうであろう。

(1) 語りで現れること/語りで現れないこと

ライフストーリー、ライフヒストリー、オーラルヒストリー、生活史調査、インタビュー調査にたずさわる人が誰でも言うように、語りはとても豊か(リッチ)で、「厚い記述」(ギルバート・ライル、クリフォード・ギアーツ)を可能にしてくれる。「ライフヒストリーを語るということは、自らを取り巻く時代的・社会的状況との関連性のなかに自己を位置づけること」であるから、「個人の主観的な意味づけ」が明らかになると同時に、「個人の語りから社会を読み解いていく」ことも可能だ(石井二〇〇五、一八四頁)。

本書でも、インタビューだからこそ得られたデータの「豊かさ」が確認された。16章の小日向さんを例に述べてみよう。小日向さんは、第一回調査時も、第二回調査時も、インタビュー時も、不妊治療をやめたと答えていた。郵送調査の自由記述では、子どもは愛しく、子育て支援ボランティアをしたい気持ちと、母親となった女性に嫉妬や敵意があってまだできない気持ちの両義的な感情があることが述べられつつも、「終止を決めるまで二年くらいぐずぐずしていました」「自分が子どものない人生を受け入れるのはつらかった」と過去形で語られ、「不妊治療はしていませんが、更年期の治療をしています。四〇代半ばには、体外受精を考えることもありましたが、今はすっかりあきらめ、子どもなしの人生を受け入れています」とあった。しかしインタビューでは、不妊治療の終止という転機によって新たな段階を迎えたとは言い切れないような、混在した気持ちが語られている。「閉経しましたので(略)夫婦二人で老後を送ろうと決めて、割り切って元気になったつもりでいたんですけど、たまたま（略）久しぶりに膣が潤んだんです。そのときに不思議な感覚に襲われました。頭では普段通りに老いていこうと思ったのに、膣が濡れた瞬間に、子どもが産めるかもしれないという思いが（略）むらむらっとわいてきて、自分に女が残っていたことに驚きショックを受けました」「なまめかしい女、子どもを産みたいという、母性のある女を望む気持ちがぶすぶすとあって揺さぶられる」「枯れるってむずかしい」と語っている。インタビューだからこそ、この「微妙な心境」や「エピソード」が現れたのだと言えるだろう。

このように語りは、自記式の調査票調査には現れないこともある豊かなテキストを提供してくれる。しかし逆に、語りでは現れにくいこともあることがわかった。

典型的には、セクシュアリティに関する事柄は、事前におこなわれた調査票調査では多くの記述が見られたけれども、インタビューという場面ではなかなか語られない（まして夫婦同伴のインタビューでは）。

全体として見れば、意図したことではないのだが、本調査のインタビューはセクシュアリティに関する語りの分量が多いほうではないかと思う。それは不妊治療という状況において夫婦の性関係が危機にさらされることを「声を大にして言いたい」決意があったからだろうか、インタビュアーである私が同世代の既婚女性だからだろうか、あるいは夫婦の性関係を語らずには不妊治療を語れないという了解があるのだろうか。たとえば、性関係がなくなったことが寂しい、男性不妊で子どもができないのでセックスのときにわざと「どうせできない」「満足していない」と言ってしまう、セックスレスなのは夫とのセックスが苦痛だから、など、セクシュアリティに関する事柄も語りのなかに含まれている。

しかし、たとえば本書中のある女性は、調査票調査では「性生活が義務のようになり、妊娠しない時期には疎遠になってしまう」「不妊ストレスで追い詰められたとき、自爆的になり、好き勝手に生きてやろうと思った。子どもをもてないのなら……という投げやりな気持ちから、他の男性との関係をもったが罪悪感はなかった」と綴っていたが、インタビューではセクシュアリティに関する語りは一切なかった。面と向かうと語れないこともあるのだろう。夫の不妊治療参加に関する語りはセクシュアリティに話が及んでも不自然ではないと思われるが、夫に不妊原因がないので申し訳ない気持ちになったと語り、性生活や婚姻外性関係の話は登場しなかった。このように、語りは、豊かなテキストを提供してくれるが、語りでは現れないこともあることを調査者（や読み手）は自覚しておかなくてはならない。

ライフヒストリー研究の先鞭をつけた中野卓はサーベイ調査とライフヒストリー調査を組み合わせた。桜井（二〇〇五）はこれをトライアンギュレーション（三角測量法）やマルチメソッド（多元的手法）と呼んでいる。本調査で調査票調査とインタビューの両方を同じ対象者に協力していただいて、改めて語りで語られることと語られないことがあること、したがってできるかぎりマルチメソッドで調査すべきであることが確認できたと言えるだろう。

（2）縦断調査の意義

本書の冒頭でも述べたように、本調査は同じ対象者に数時点にわたって調査に協力していただいた縦断調査である。同じ対象者であっても、時間の経過のなかで、ライフコースの途上で、過去の受け止め方が変わったり、現在の評価の仕方が違ったり、将来の展望が変わったりするだろう。それはライフコース論やライフヒストリー法で強調されているように、社会的位置やコンテクストが変わったり、当人の属性が変わったり、人生経験のなかでとらえ方が変わったり、調査時点における社会が変わったりするからである。

本調査でも縦断調査の意義が看取された。何時点かにわたって、そのつどの自己評価を答えてもらうと、一時点でそれまでの人生を回顧的に語ったのとは異なる、齟齬《そご》や揺れをはらんだ経路が明らかになる。

たとえば17章の北さんを例に見てみよう。北さんは、第一回調査のさい、「不妊治療をやめた」というカテゴリーにあてはまると回答した。自由記述では「やめるつもりではなくやめた」と書いていた。それが第二回調査では「不妊治療休止中」というカテゴリーだと回答している。つまりやめたのではなく休んでいるのだと答えているのである。これは一回目にはやめたと答えていることと矛盾する。事実、いくつかの出来事をきっかけに北さんは不妊治療のために病院に行くことをしていないのだが、第一回調査のさいはそれをきっかけに不妊治療をやめたと答え、二回目の調査時には、それをきっかけに休んでいると認識していたのだ。この回答はもちろん、調査時点で将来の不妊治療の意思や予想があるかどうかに依存する。

やめたのか休んでいるのかという点について、三時点目に当たるインタビューでは、どちらとも言いがたい、微妙で揺れている心境であることがわかった。「休止して再開していない」状態だと語っているのが状況を端的に表している。「ひょっとしたら再開するかもしれない、わからない」「はっきりとやめたと決断したのではなく、何となく今は、もうちょっと経ったら考えようかなという感じで今に来ている」と、先の展望が明確に見えていないことがわかる。ならば「休止して再開していない」安定した状態、「もう少し経ったら考える」と不透明なままフラットでいる状態なのかというと、そうでもない。「今いくつになっても（略）いろんなことができるので（略）決断しにくい、気持ちがぶり返す」と語り、同級生が四四歳で出産したとき、芸能人の高齢出産のニュースを聞いたときなどは本気で治療再開を考えたという。

不妊治療をやめたのか、休んでいるのかという所与のカテゴリーに押し込めることができない気持ちは、北さんのこれまでのライフヒストリーからも見てとれる。出産退職しないで三九歳を迎え、管理職ではないために「会社に大事にされなくなり」、身の振り方を考えるように人事や上司に言われる。会社が受け入れてくれるのではないかと、専門の勉強をするために休職、勉学に励む。不妊治療の女医には「勉強している場合ではない。不妊治療するリミット」と言われるが、卒業したら考えようと先送りに。それ以来不妊治療をしていないのは、不妊治療のために仕事を手放すリスクを認識しているからだが、顕微授精をして子どもができなかったら、もうできる不妊治療がなくなってしまうという恐怖感も一因である。子どもという分身を残せずに自分の残骸がなくなってしまうのは苦しいが、不妊原因は主に夫にあるので自分は三分の二だけ不妊だとも思う。

このように複数時点で縦断的にそのつどの自己評価をたずねたことによって、時間の経過に伴う心境の変化をとらえることができ、不妊は人生経験、加齢、ライフコースの構築や展望、時代・社会の変化によって変容することがわかった。さまざまな状況、さまざまな年齢の対象者に一時点で調査をおこなうと、概要をとらえることはできるが、スナップショットをつないで一人の人生であるかのように擬似的データを作ることは危険だから、縦断データを再評価すべきである。また、本調査に関して言えば、調査票調査による回答とインタビューでの語りというマルチメソッドによってとらえられた面もあろう。

縦断調査によって、もう一点、「強固なエピソード」があることも確かめられた。調査の時点ごとに変容する事柄（たとえば不妊とは何だと定義しているか、自分にとって不妊とは何か、これまでの経験をどのように評価するか、今後どのようにするつもりかといった、評価や位置づけ）があるのに対して、この「強固なエピソード」は、どの時点でもくり返し同じように語られるもので、ずれ、思い違い、齟齬《そご》、矛盾、変化がない。ぶれのない「固い」エピソードである。調査票調査で記述を求めても、インタビューで語りを求めても、必ず登場するエピソードがある。それはおそらく自己のなかで何度もくり返し反芻され、かみしめられ、確かめられた出来事なのだろう。たとえば、先ほど紹介した17章の北さんは、不妊治療を休んでいるのか、やめたのかという点については、調査時点によって回答が異なっていたが、信頼していた不妊治療専門の女医に半人前だと言われたショックと憤りで不妊治療から遠ざかったエピソードは、なぞったように同じプロットでくり返し語られている。第一回調査では「信頼していた医師（女性）に治療中断後、会ったとき、女性は子を産まなければ一生半人前だとはっきり言われた。（それ以降治療していない）」と「やめるつもりでなくやめた」理由が記述され、三時点目に当たるインタビューで「結局子どもがいない女性は半人前なんだから、それをよく認識して生きていきなさい」と言われ、ショックだったことが、他の病院にも行かなくなり、不妊治療から遠ざかったきっかけだと語っていた。このように判で押したように何度も語られるエピソードは、先行研究で論じられた「決定的な経験」「エピファニー」と似てはいるが、後者が「新しい意味体系を獲得した転機」であるのに対して、前者は鮮明に反芻されるエピソードであるという点で異なっている。

ライフヒストリー法では評価や態度を表す語りを「ストーリー領域」、プロットで構成される部分を「物語世界」と呼ぶが、不妊経験の経過を語るプロットもまた、強固なエピソードを紡ぎ合わせた因果関係のある物語である一方で、現在をどのように評価するかというストーリー領域の影響を受けながら展開されてもいると言えるだろう。

本書は、「不妊」を中心において語っていただいた。「不妊」は、身体、役割地位達成、医療上の経験、などの側面もあるが、「家族を作ろうとすること」あるいはライフサイクル論的に言えば、「次の家族段階に移行しようとすること」という側面から見ると、「不妊」を通過して、次のような道に進むことが考えられる。①（不妊治療により／あるいはよらず）妊娠・出産する、②里親になって社会的養護という制度のなかで養育者になる、③特別養子縁組をして非血縁的親子関係を構築する、④結婚相手に継子があって継親子関係を構築する、⑤夫婦二人の人生を歩む、⑥夫と離別する、⑦卵子提供や精子提供などを他の第三者から提供してもらって妊娠・出産する、⑧（日本では経験者は多くないと思われるが）夫婦の受精卵で第三者に妊娠・出産してもらってその子と養子縁組して親子になる（いわゆる代理出産）、⑨まだリスクの評価が未確立の超先端的な技術を試みる、⑩そのほかにも、ボランティアに関わったり、フォスターペアレントになったりして、子どもの養育に公共的に関わることもある。不妊を通過しなくても、これらの経験をする人もある。筆者は二〇〇四年のインタビュー以来、こうした方々の語りの聞き書きもおこなってきた。機会があれば、その方々の語りもぜひお読みいただきたいと思っている。

本書は、二〇〇四年に実施され、二〇〇九年に刊行された報告書『不妊当事者の経験と意識に関する調査２００４』のインタビュー部分を再編集したものです。改めて、率直に経験を語ってくださった協力者の皆さまに深く感謝申し上げます。自分の気持ちを整理したいだけではなく、社会に伝えたいのだとおっしゃって語ってくださったので、プライバシーに配慮しつつ、でも広く社会に伝える責務があると思ってきました。不妊を経験した方、家族や周囲の方、医療者や研究に携わる方にそれぞれの立場で読んでいただけるとうれしいです。海鳴社の神谷万喜子さんはその機会を与えてくださいました。感謝申し上げます。

■参考文献

石井良子、二〇〇五「キーワード14　マスター・ナラティヴ」『ライフヒストリー・インタビュー』せりか書房

江頭説子、二〇〇七「社会学とオーラル・ヒストリー」『大原社会問題研究所雑誌』五八五

小田博志、二〇〇六「ナラティヴの断層について」江口重幸他編『ナラティヴと医療』金剛出版

プラマー、ケン、一九九八『セクシュアル・ストーリーの時代――語りのポリティクス』桜井厚他訳、新曜社

桜井厚、二〇〇五「ライフストーリー・インタビューをはじめる」『ライフストーリー・インタビュー――質的研究入門』せりか書房

白井千晶、二〇〇九「5章　第1回インタビュー調査の予備的考察」『不妊当事者の経験と意識に関する調査２００４』報告書

中野卓・桜井厚編、一九九五『ライフヒストリーの社会学』弘文堂

竹家一美、二〇〇八「ある不妊女性のライフストーリーとその解釈」『京都大学大学院教育学研究科紀要』五四

デンジン、ノーマン、一九九二『エピファニーの社会学――解釈的相互作用の核心』片桐雅隆他訳、マグロウヒル

バーガー、ピーター、一九七七『日常世界の構成』山口節郎訳、新曜社

松木邦裕、二〇〇三「抑うつポジションと仏教の諦念」『現代のエスプリ』四三五、一四五–一五三頁

山田富秋編、二〇〇五『ライフストーリーの社会学』北樹出版

安田裕子、二〇〇五「不妊という経験を通じた自己の問い直し過程——治療では子どもが授からなかった当事者の選択岐路から」『質的心理学研究』四、二〇一–二二六頁

安田裕子、二〇〇六「血のつながりのない家族関係を築くということ——非配偶者間人工授精を試み、その後、養子縁組で子どもをもった女性の語りから」『立命館人間科学研究』一一、一〇七–一二三頁

安田裕子・やまだようこ、二〇〇八「不妊治療をやめる選択プロセスの語り：女性の生涯発達の観点から」『パーソナリティ研究（＜特集＞「語り」からみるパーソナリティの発達・変容）』一六（三）、二七九–二九四頁

やまだようこ、二〇〇六「質的心理学とナラティヴ研究の基礎概念」『心理学評論』四九（三）、四三六–四六三頁

レビンソン、D・J、一九八〇『人生の四季——中年をいかに生きるか』南博訳、講談社

Atkinson, R., 1995, *The gift of story*, Bergin & Garvey.（塚田守訳、二〇〇六『私たちの中にある物語——人生のストーリーを書く意義と方法』ミネルヴァ書房）

Bruner, J.B., *Actual mind, possible words*, Harvard University Press.（田中一彦訳、一九九八『可能世界の心理』みすず書房）

Flick, Uwe, 1995, *Qualitative Forschung*.（小田博志・山本則子・春日常・宮地尚子訳、二〇〇二『質的研究入門——〈人間の科学〉のための方法論』春秋社）

Frank, W.A., 1995, *The wonders storyteller*, The University of Chicago Press.（鈴木智之訳、二〇〇二『傷ついた物語の語り手——身体・病い・倫理』ゆるみ出版）

McAdams, D.P., 1993, "Agency and communion," D. P. McAdams ed., *The stories we live by: personal myths and the making of the self*, The Guilford Press.

Valsiner, J., 2001, *Comparative study of human cultural development*, Madrid: Fundacion Infancia y Aprendizaje.

著者紹介
白井千晶（しらい・ちあき）
日本学術振興会特別研究員、大学非常勤講師（首都大学東京、聖母大学、東洋大学、早稲田大学）。1970年愛知県生まれ。早稲田大学大学院文学研究科社会学専攻博士課程単位取得満期退学。専門は、家族社会学、リプロダクションの社会学。主要著書に、『テクノロジーとヘルスケア —— 女性身体へのポリティクス』（日比野由利・柳原良江編：生活書院、2011年）、『世界の出産』（松岡悦子・小浜正子編：勉誠出版、2011年）、『子育て支援 —— 制度と現場』（編著：新泉社、2009年）、『不妊と男性』（青弓社、2004年）、『変容する人生 —— ライフコースにおける出会いと別れ』（大久保孝治編：コロナ社、2001年）など。

不妊を語る —— 19人のライフストーリー

2012年3月8日　第1刷発行

発行所：㈱海 鳴 社　http://www.kaimeisha.com/
〒101-0065　東京都千代田区西神田2-4-6
電話：03-3262-1967　ファックス：03-3234-3643
Eメール：kaimei@d8.dion.ne.jp
振替口座：00190-3-31709

発 行 人：辻　信行
組　　版：海 鳴 社
印刷・製本：モリモト印刷

出版社コード：1097
ISBN 978-4-87525-287-0